Inhaltsverzeichnis

1	Pflege – verschiedene Grundhaltungen und Definitionen	1
2	Organisation und Planung der Pflege	3
3	Pflege als Interaktion	7
4	Ethisch entscheiden und handeln	11
5	Ambulante Pflege	12
6	Hygiene und Umweltschutz	14
7	Unterstützung bei den ATL	17
8	Allgemeine Krankheitslehre	40
9	Der Weg zur Diagnose und Mithilfe der Pflegenden be	43
10	Heilmethoden und Aufgaben der Pflegenden bei der T	47
11	Allgemeine Pflege vor, während und nach Operatione	57
12	Schwangerschaft, Geburt und Wochenbett	64
13	Pflege von Kindern	71
14	Pflege alter Menschen	77
15	Pflege in der Endphase des Lebens	81
16	Pflege von Schmerzpatienten	86
17	Pflege in Notfallsituationen	91
18	Pflege bei Herzerkrankungen	94
19	Pflege bei Kreislauf- und Gefäßerkrankungen	102
20	Pflege bei Lungenerkrankungen	108
21	Pflege bei Erkrankungen des Magen-Darm-Traktes	118
22	Pflege bei Erkrankungen der Leber, Gallenwegen, Pankreas und Milz	127
23	Pflege bei endokrinologischen, stoffwechsel- und ernährungsbedingten Erkrankungen	135
24	Pflege bei hämatologischen und onkologischen Erkrankungen	141
25	Pflege in der Rheumatologie	146
26	Pflege in der Orthopädie	150
27	Pflege in der Traumatologie	155
28	Pflege bei Infektionskrankheiten	161
29	Pflege bei Erkrankungen des Immunsystems	168
30	Pflege bei Haut- und Geschlechtskrankheiten	170
31	Pflege bei Erkrankungen der Niere und ableitenden Harnwege	174
32	Pflege in der Gynäkologie	183
33	Pflege bei Augenerkrankungen	189
34	Pflege in der Hals-Nasen-Ohrenheilkunde	192
35	Pflege in der Neurologie und Neurochirurgie	198
36	Pflege in der Psychiatrie	205
37	Grundlagen der Anästhesiepflege	209
38	Grundlagen der Intensivmedizin und Intensivpflege	216
	„Mind-Mapping" – eine kreative Lerntechnik	223
!	Lösungen	228
	Didaktische Anmerkungen zu einzelnen Aufgaben	253

Vorwort und wichtige Benutzerhinweise

Mit den Entwicklungen in der Pflege und in der Pädagogik Schritt halten – das ist ein Hauptziel der Neuauflage dieses Arbeitsbuches.
Die vielfältigen Hinweise und konstruktiven Kritiken haben auch in der dritten Auflage ihren Niederschlag gefunden, so dass kreatives Lernen auf vielfältige Art und Weise möglich wird.
Was ist neu oder anders in dieser Auflage? Wenngleich auch die Entwicklungen in der Medizin mit Riesenschritten voranschreiten, wurde versucht, den Fokus auf pflegerische Tätigkeiten zu legen und diesbezügliche Aufgaben in den Mittelpunkt zu stellen. Auch dem wachsenden Anteil an pflegerisch-beratenden Tätigkeiten wurde damit entsprochen.
Letztendlich wurde so ein ausgewogenes Maß an notwendigen Pflichtaufgaben und neuen Vertiefungsaufgaben gefunden.
Die Inhalte aus dem Standardwerk „Pflege heute" können Kapitel für Kapitel durchgearbeitet werden, es besteht aber auch die viel sinnvollere Möglichkeit, jedes spezielle Kapitel separat abzuarbeiten. Der Grund für die jeweilige Kapitelauswahl kann z.B. ein gerade im Unterricht angesprochenes Thema sein. Auch interessante Fragestellungen in der Pflegepraxis können dazu dienen, das entsprechende Kapitel im Arbeitsbuch zu bearbeiten.
Wenngleich das Lösungsregister die kompletten Antworten auf die gestellten Fragen beinhaltet, erscheint ein vorheriges oder paralleles Durcharbeiten des jeweiligen Kapitels in „Pflege heute" sinnvoll.
Aufgrund der großen Themenmenge konnten nicht alle Kapitel in aller Ausführlichkeit behandelt werden. Hier sind die vorhandenen Aufgabentypen als Anregung zu verstehen, die eine Weiterverarbeitung im Unterricht oder in Gruppen- bzw. Partnerarbeit ermöglichen.

Zur Benutzung:

Alle Kapitel sind wieder in thematische Einheiten gegliedert, die sich an der Reihenfolge von „Pflege heute" orientieren. Die entsprechenden Verweise finden sich unter der Aufgabennummerierung.
Weiterführende Fragestellungen, bei denen eine enge Lösungsvorgabe keinen Sinn macht, sind mit einem gekennzeichnet. Die schon bekannten didaktischen Hinweise lassen sich zu den jeweiligen Aufgaben anhand dieses Symbols finden: 🕮.
Die Lösungsvorgaben entsprechen dem aktuellen Stand der Pflegewissenschaft, jedoch sind je nach Ausbildungsstätte und klinikinternen Vorgaben auch Abweichungen und Ergänzungen bei den Lösungen möglich. In diesem Fall ist es wichtig, das die jeweils abweichende Lösung begründet wird.
Als Neuerung wurde am Ende des Buches noch ein Sonderkapitel „Mind-Mapping" eingeführt. Diese kreative Lehr- und Lernform wird in Bezug auf Pflege heute kurz vorgestellt und soll das Interesse an alternativen Lerntechniken fördern.
Letztendlich soll aber auch mit dieser Neuauflage wieder eines erreicht werden: dass die Neugierde geweckt und der Spaß am Lernen entdeckt wird.

Carsten Drude

Abbildungsnachweis

S. Adler, Lübeck:	S. 58
G. Raichle, Ulm:	S. 22, 130, 135, 138
H. Weimer, Aachen:	S. 31, 213
MEV Verlag GmbH, Augsburg	S. 1

Alle nicht gekennzeichneten Abbildungen sind dem im Impressum genannten Quellwerk entnommen.

1 Pflege – verschiedene Grundhaltungen und Definitionen

Pflege

Aufgabe 1
(PH 1)

Wie würden Sie den Begriff „Pflege" definieren, bzw. aus welchen Elementen setzt sich der Begriff „Pflege" zusammen?

____

____

____

____

Menschenbild

Aufgabe 2
(PH 1.1)

Versuchen Sie zunächst, eine Definition des Begriffs „Individuelles Menschenbild" aufzuschreiben. Tragen Sie anschließend die Faktoren, die das Menschenbild beeinflussen, in die Grafik ein.

Def.: ____

____

____

____

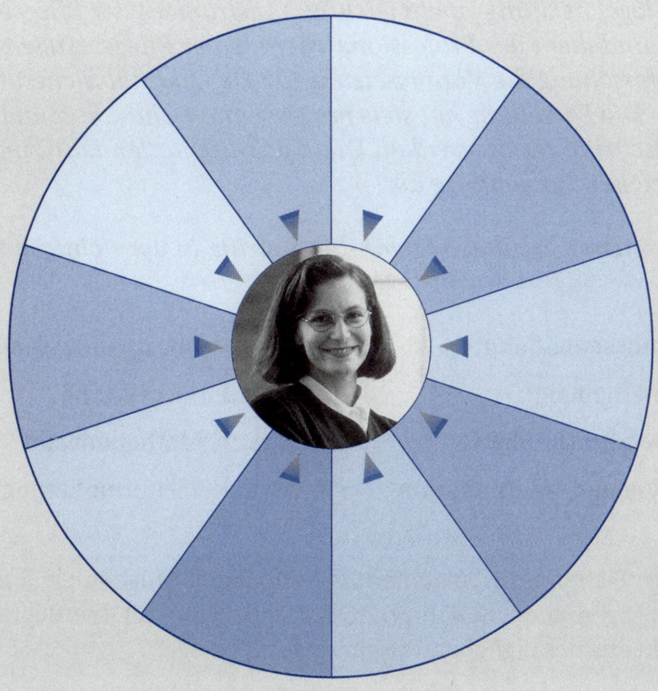

Aufgabe 3
(PH 1.3)

Selbst-, Laien- und professionelle Pflege

Ordnen Sie den Begriffen auf der linken Seite die jeweils korrekte Definition auf der rechten Seite zu. Begründen Sie Ihre Entscheidung.

1. Selbstpflege
2. Laienpflege
3. Professionelle Pflege

a) Übernahme von Tätigkeiten durch nicht professionell Pflegende. Eher pathogenetisch orientiert. Bereitschaft, ein Stück weit die Verantwortung für die Gesunderhaltung des Pflegebedürftigen zu übernehmen.

b) Übernahme von Tätigkeiten durch Pflegende mit Berufsausbildung, die der Pflegebedürftige allein nicht mehr ausüben kann und für die es professioneller Hilfe bedarf. Salutogenetisch orientiert.

c) Bereitschaft, Verantwortung für die eigene Gesunderhaltung zu übernehmen. Diese umfasst Maßnahmen zum Erhalt der eigenen körperlichen und psychischen Gesundheit.

Aufgabe 4
(PH 1.4.3)

Pflegeforschung

Die Pflegeforschung ist ein wichtiges Instrument der Pflegewissenschaft und dient der Professionalisierung der Pflege. Außerdem ist Pflegeforschung die Voraussetzung für die Qualitätssicherung in der Pflege. Die Forschung hat stets prozesshaften Charakter und kann in Einzelschritte zerlegt werden. Diese Schritte laufen i.d.R. immer in der gleichen Reihenfolge ab.

Nummerieren Sie die aufgeführten Schritte in der richtigen Reihenfolge:

- ☐ Hypothesenbildung
- ☐ Datenerhebung
- ☐ Problembeschreibung
- ☐ Analyse und Interpretation
- ☐ Informationssammlung
- ☐ Auswertung
- ☐ Methodenwahl
- ☐ Zielformulierung

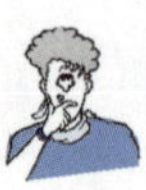

Versuchen Sie nun, die einzelnen Begriffe einem Mitschüler/einer Mitschülerin gegenüber zu erläutern. Es ist dabei sinnvoll, die Begriffe mit Beispielen aus der täglichen Pflegepraxis zu belegen.

2 Organisation und Planung der Pflege

Krankenhaus

Aufgabe 1
(PH 2.1)

In jedem Krankenhaus treffen die unterschiedlichsten Personen, Berufsgruppen und Abteilungen aufeinander und müssen miteinander kooperieren. Tragen Sie in die unten stehende Grafik alle Berufsgruppen/Personen ein, die in einem Krankenhaus miteinander zu tun haben. Versuchen Sie dabei auch die vorherrschende hierarchische Struktur zu berücksichtigen.

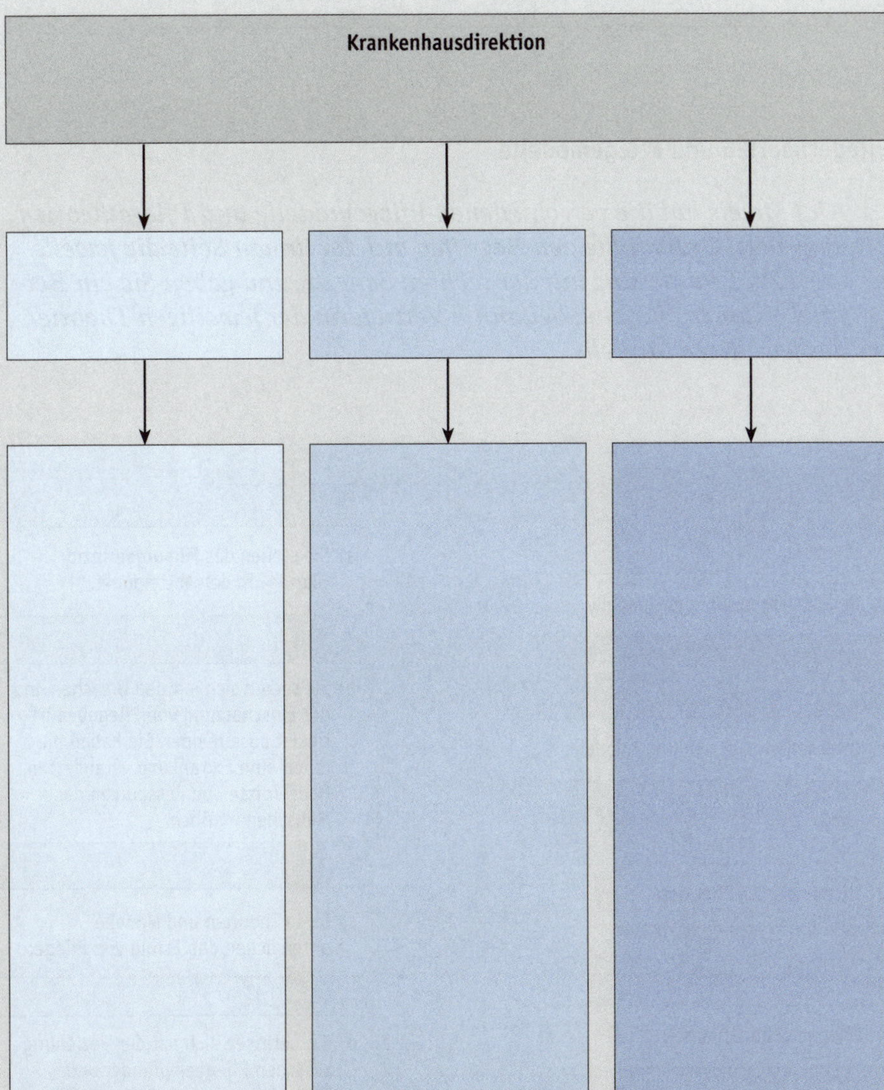

Aufgabe 2
(PH 2.3.1)

Informationssammlung

Im ersten Schritt des Pflegeprozesses ist es erforderlich, qualitativ hochwertige Informationen zu sammeln, um eine individuelle Pflege zu planen.
Welche pflegerisch relevanten Quellen können Sie für die Informationssammlung benutzen (mind. 5)?

1. ______________________________
2. ______________________________
3. ______________________________
4. ______________________________
5. ______________________________

Aufgabe 3
(PH 2.5)

Pflegetheorien und Pflegemodelle

🕮 *Afaf Meleis hat die verschiedenen Pflegemodelle und Pflegetheorien eingeteilt. Ordnen Sie den Begriffen auf der linken Seite die jeweils korrekte Erläuterung auf der rechten Seite zu und geben Sie ein Beispiel (Namen) für eine bekannte Vertreterin der jeweiligen Theorie/des jeweiligen Modells.*

1. Bedürfnistheorien und -modelle
2. Interaktionstheorien und -modelle
3. Humanistische Theorien
4. Pflegeergebnistheorien

a) Sie stellen das Fürsorgeprinzip (Caring) in den Mittelpunkt.

b) Sie setzen sich mit den Ursachen und der Einschätzung von Pflegebedürftigkeit auseinander. Sie haben die durch eine Erkrankung veränderten Bedürfnisse und Ressourcen des Menschen im Blick.

c) Diese Theorien und Modelle untersuchen den Erfolg von Pflege.

d) Sie befassen sich mit der Beziehung zwischen Pflegeempfänger und Pflegeleistenden.

Lösung:

1. ___ Vertreterinnen: ________________________________

2. ___ Vertreterinnen: ________________________________

3. ___ Vertreterinnen: ________________________________

4. ___ Vertreterinnen: ________________________________

Pflegedokumentation und Informationsmanagement

Aufgabe 4
(PH 2.6)

Bei der Pflegedokumentation sind mehrere grundlegende Prinzipien zu beachten. Lesen Sie die folgenden Aussagen durch und kreuzen Sie die korrekte Lösung im unteren Teil an.

Begründen Sie Ihre Wahl anschließend gegenüber einem Mitschüler/ einer Mitschülerin.

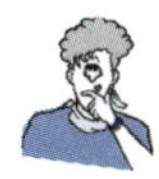

1. Es dürfen keine Eintragungen mit Bleistiften vorgenommen werden, da es sich beim Dokumentationssystem um eine Urkunde handelt.
2. Um vor allem im Notfall schnell und gezielt Informationen zu finden, müssen diese immer an der gleichen, allgemein bekannten Stelle stehen.
3. Doppelte Eintragungen sind zu vermeiden (z.B. Abzeichnen von Medikamenten in der entsprechenden Spalte und nochmalige Eintragung in den Pflegebericht).
4. Es soll möglichst zeitnah, d.h. unmittelbar nach dem jeweiligen Ereignis, dokumentiert werden.
5. Falls Angehörige und Freunde eines Patienten nach dem pflegerischen Verlauf fragen, darf Ihnen das Dokumentationssystem zur Einsicht ausgehändigt werden.

a) 1, 2, 3 und 5 sind richtig

b) 1, 2, 3 und 4 sind richtig

c) Alle Aussagen sind richtig

d) Alle Aussagen sind falsch

Aufgabe 5
(PH 2.7.4)

Pflegestandards

🕮 *Ordnen Sie den Begriffen auf der linken Seite die korrekte Definition auf der rechten Seite zu:*

1. Pflegestandards
2. Standardpflegeplan

a) Allgemein gültige und akzeptierte Normen, die den Aufgabenbereich und die Qualität der Pflege definieren. Es wird festgelegt, was die Pflegepersonen in einer konkreten Situation leisten sollen/wollen und wie diese Leistung auszusehen hat.

b) Zusammenstellung typischer Pflegemaßnahmen bei speziellen Krankheitsbildern oder Pflegeproblemen. Dient auch der vereinfachten Dokumentation.

Aufgabe 6
(PH 2.7.4)

Qualitätsmanagement

Nennen Sie mindestens fünf Instrumente zur Umsetzung von qualitätssichernden Prozessen!

1. ______________________________
2. ______________________________
3. ______________________________
4. ______________________________
5. ______________________________

3 Pflege als Interaktion

Veränderte Situation des Patienten durch die Krankenhausaufnahme

Aufgabe 1
(PH 3.1.2)

Bei der Krankenhausaufnahme treten für einen Patienten oft vielfältige Schwierigkeiten und Ängste auf. Versuchen Sie, die Faktoren, bzw. die möglichen Ängste eines Patienten bei der Krankenhausaufnahme in die Grafik einzutragen.

Diskutieren Sie anschließend mit einem Mitschüler/einer Mitschülerin, wie man diesen Ängsten mit geeigneten Maßnahmen begegnen kann.

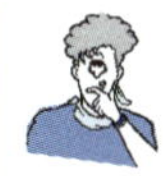

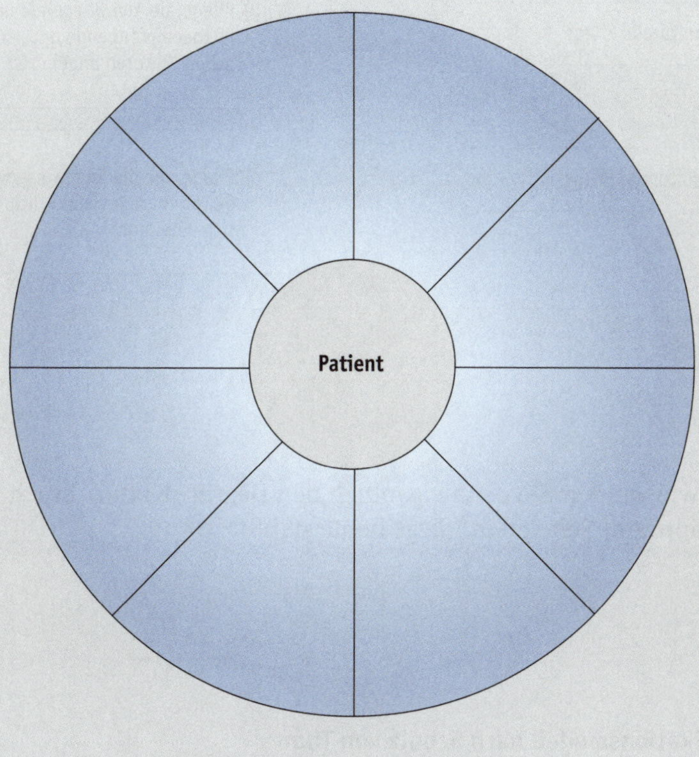

Kulturelle Bedürfnisse nach der Krankenhausaufnahme

Ordnen Sie den Begriffen auf der linken Seite die jeweils korrekte Definition auf der rechten Seite zu.

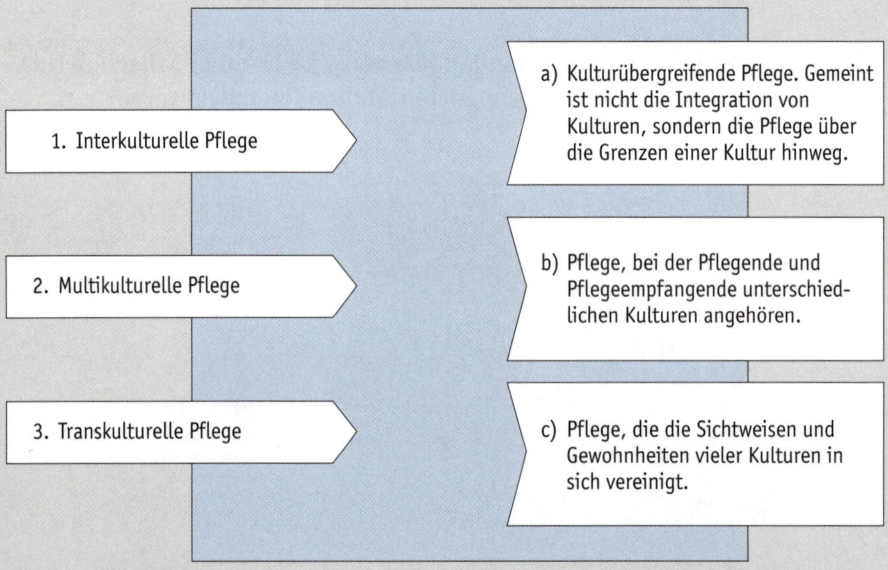

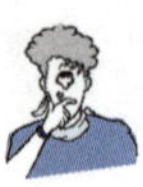

Ach ja: wie würden Sie denn eigentlich den Begriff „Kultur“ beschreiben? (Tipp: Auf Seite 66 in Pflege heute steht's)

Aufgabe 3
(PH 3.4.4)

Kommunikationsmodell nach Schulz von Thun

📖 *Der Psychologe Friedemann Schulz von Thun spricht in seinem Kommunikationsmodell von den vier Ebenen der Kommunikation, die er als das Quadrat der Nachricht bezeichnet hat. Wie lauten diese vier Ebenen (bzw. „Ohren“)? Tragen Sie die Begriffe in die Grafik ein und versuchen Sie, das Modell mit Beispielen aus dem (Pflege-)Alltag zu belegen.*

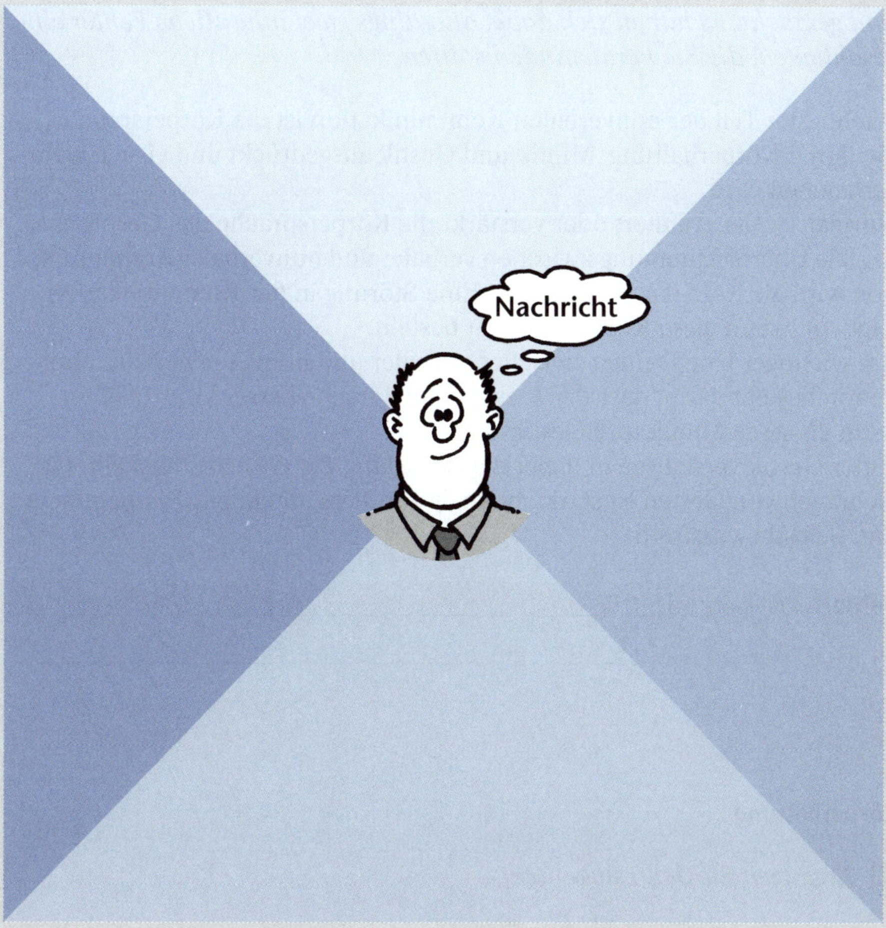

Literaturtipp

Alle Ebenen der Kommunikation werden von *Loriot* stets in vergnüglicher, aber ernst zu nehmender Art und Weise dargestellt. Ein Paradebeispiel dazu ist die Geschichte „Das Frühstücksei“
(Loriot-Menschen, Tiere, Katastrophen. Verlag Philipp Reclam jun., Stuttgart, 1992)

Aufgabe 4
(PH 3.4.2)

Nonverbale Kommunikation

Im Folgenden werden einige Aussagen zur nonverbalen Kommunikation gemacht. Es haben sich dabei allerdings zwei inhaltliche Fehler eingeschlichen, die Sie herausfinden sollten.

Wichtigster Teil der nonverbalen Kommunikation ist die Körpersprache, die durch Körperhaltung, Mimik und Gestik ausgedrückt und visuell wahrgenommen wird.
Normalerweise erläutert oder verstärkt die Körpersprache das Gesprochene. Die Übereinstimmung zwischen verbaler und nonverbaler Kommunikation wird als Kohärenz bezeichnet. Eine Störung in der Kommunikation liegt vor, wenn diese Kohärenz nicht besteht.
Ein wichtiger Unterschied zwischen verbaler und nonverbaler Kommunikation besteht darin, dass der Mensch die Sprache besser kontrollieren kann als seine Mimik und Gestik.
Unter Gestik versteht man dabei die Bewegung der Gesichtsmuskeln. Der Gebrauch von Gesten ist stark abhängig von Persönlichkeit, Temperament und Selbstbewusstsein.

Fehler: 1. ____________________

2. ____________________

Aufgabe 5
(PH 3.4.2)

Körperhaltung

Ergänzen Sie den Lückentext:

Körperhaltung bezeichnet die Art und Weise, wie der Mensch seinen Körper zeigt.
Wenn sich der Körper entspannt, die Beine locker und breit am Boden stehen spricht man von einer o . . . . . . K . . . . Wenn sich jedoch der Körper anspannt und sich die Arme zum Körper hin bewegen, spricht dieses eher für eine g . . . . K . . . .
Spannt sich der Körper an und sind die Beine breit, aber nicht locker aufgestellt, kann dieses ein Zeichen für A . . . . sein. Eine weitere Ausdrucksmöglichkeit ist die F . . . . . . Dabei ist längst nicht mehr nur das reine Davonlaufen eine mögliche Reaktion. Vielmehr tauchen Ersatzreaktionen, wie z.B. V . . . . (der Patient verkriecht sich in den hintersten Winkel), oder auch U . . . . (der Patient beugt sich seinem Schicksal, er erwartet und erhofft sich keine Hilfe mehr).

4 Ethisch entscheiden und handeln

Was ist Ethik?

Aufgabe 1
(PH 4.1)

Im Folgenden finden Sie einige Aussagen zum Begriff „Ethik“.
Finden Sie die falsche(n) Aussage(n) heraus.

1. Nach Aristoteles beinhaltet Ethik die Beleuchtung des eigenen Handelns und die Einstellung des Menschen zu seinen Mitmenschen
2. Heutzutage versteht man unter Ethik die Reflexion der Regeln und Normen für das Zusammenleben der Menschen und ein gerechtes, vernünftiges und sinnvolles Handeln.
3. Die von der Gesellschaft abhängige Moral nimmt gegenüber der Ethik einen übergeordneten und kritischen Standpunkt ein.
4. Ethisch handeln heißt, die Autonomie und Selbstbestimmung des Einzelnen zu respektieren.

Lösung: ______________________

Ethische Entscheidungen

Aufgabe 2
(PH 4.2.1)

In einigen Kliniken haben sich Ethikkomitees etabliert (diese Entwicklung stammt aus den USA). Welche Personen- bzw. Berufsgruppen sind in diesen Komitees vertreten? Versuchen Sie, die gesuchten Gruppen zu nennen und diskutieren Sie anschließend mit Ihren Mitschülerinnen/Mitschülern über die möglichen Aufgabengebiete der jeweiligen Personen.

1. ______________________
2. ______________________
3. ______________________
4. ______________________
5. ______________________

Ambulante Pflege

Gesetzliche Rahmenbedingungen

Aufgabe 1
(PH 5.1)

Der Gesetzgeber verteilt die Kosten für die ambulante Pflege auf verschiedene Leistungs- und Kostenträger. Nennen Sie in diesem Zusammenhang die Säulen der sozialen Sicherung in der BRD und tragen Sie die gesuchten Begriffe in die Grafik ein.

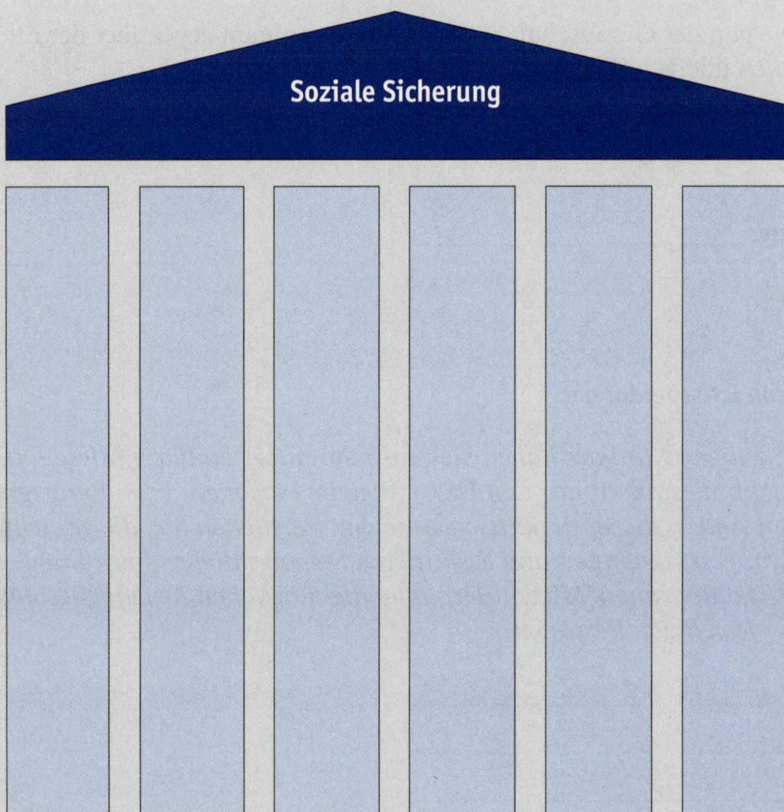

(Berufs-)Tätige in der ambulanten Pflege

Aufgabe 2
(PH 5.2)

In der ambulanten Pflege gehört es zu den Aufgaben der Pflegekräfte, mit anderen Berufsgruppen zusammenzuarbeiten. Schreiben Sie mindestens 5 beteiligte Berufsgruppen und/oder Institutionen auf.

____

____

____

____

____

Überleitungspflege

Aufgabe 3
(PH 5.6)

Ordnen Sie den Begriffen die korrekte Beschreibung zu.

1. Überleitungspflege
2. Pflegeüberleitung

a) Spezieller Aufgabenbereich der Pflege, der sich mit der Entlassung von Patienten befasst und dessen Schwerpunkt ursprünglich in der pflegerischen Betreuung des Patienten während des Übergangs von der Klinik in den häuslichen Bereich lag.

b) Spezieller Aufgabenbereich der Pflege, der sich mit der Entlassung der Patienten befasst und dessen Schwerpunkte auf Information, Beratung und Koordination aller notwendigen Maßnahmen liegen.

Hygiene und Umweltschutz

Aufgabe 1
(PH 6.3.2)

Isolierung

Um eine Infektionskette möglichst schon an der Infektionsquelle zu unterbrechen, kommen verschiedene Isolationsformen in Betracht. Ordnen Sie die Fachbegriffe den jeweiligen Beschreibungen korrekt zu.

1. Umkehrisolierung
2. Standardisolierung
3. Strikte Isolierung

a) Der Patient selbst ist infektionsgefährdet und wird vor Keimen seiner Umwelt geschützt. Pflegende und Ärzte schleusen sich ein und aus; sie tragen im Zimmer Schutzkittel und Mundschutz.

b) Betrifft Patienten mit übertragbaren Erkrankungen (z.B. Gelbfieber, Cholera, Tollwut, offene Tbc). Personen, die das Zimmer betreten, müssen Schutzkittel und oft auch Mundschutz tragen. Der Patient darf das Zimmer nicht verlassen.

c) Ist häufig auf chirurgischen Stationen, z.B. bei Patienten mit infizierten Wunden, erforderlich. Die betroffenen Patienten werden nach den anderen Patienten gepflegt; sie dürfen nur mit ärztlicher Genehmigung ihr Zimmer verlassen und kein anderes Patientenzimmer betreten.

Aufgabe 2
(PH 6.3.2)

Psychische Betreuung des isolierten Patienten

Ein isolierter Patient befindet sich in einer psychischen Ausnahmesituation. Wie können Sie ihn pflegerisch unterstützen? Überlegen Sie zu zweit oder in der Gruppe, welche aktuellen und welche potentiellen Pflegeprobleme auf den Patienten zukommen könnten und wie Sie Ihr pflegerisches Handeln daraufhin abstimmen.

Lesen Sie anschließend den folgenden Text durch. Hier sind zahlreiche Aussagen zur psychischen Betreuung eines isolierten Patienten vorgegeben. Es haben sich allerdings zwei inhaltliche Fehler eingeschlichen, die Sie herausfinden sollen.

Dem Patienten sollte stets der Sinn einer Pflegemaßnahme erklärt werden, damit er die ihm auferlegten Beschränkungen akzeptieren kann. Die notwendigen Maßnahmen müssen allerdings deutlich als Verbot oder Einschränkung ausgesprochen werden, damit sich der Patient auch daran hält. Der eingeschränkte Kontakt zur Außenwelt kann durch Zeitungen, Briefe, Telefonate etc. aufrechterhalten werden. Auch individuelle Besuchszeiten tragen zur Genesung des Patienten bei.
Persönliche Gegenstände dürfen aus hygienischen Gründen grundsätzlich nicht mit in das Patientenzimmer genommen, Beschäftigungsmöglichkeiten sollten dem Patienten aber angeboten werden.
Mit Einverständnis des Patienten werden die Angehörigen ebenfalls aufgeklärt, damit ein Gedankenaustausch auf einer gemeinsamen Grundlage stattfinden kann.

Inhaltliche Fehler:

1. ______________________________

2. ______________________________

Physikalische Sterilisationsverfahren

Aufgabe 3
(PH 6.5)

Die drei bekannten physikalischen Sterilisationsverfahren werden im Folgenden benannt. Tragen sie in die mittlere Spalte der Tabelle die Art und Weise der Sterilisationswirkung ein. In die rechte Spalte sollen Sie Anwendungsbeispiele für das jeweilige Sterilisationsverfahren geben (welche Materialien?).

Sterilisations-verfahren	Sterilisationswirkung durch	Anwendungsbeispiele
Dampfsterilisation		
Heißluftsterilisation		
Ionisierende Strahlen		

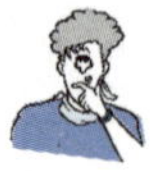

Kennen Sie weitere Verfahren und Möglichkeiten der Sterilisation?

Aufgabe 4
(PH 6.7)

Organisation der Krankenhaushygiene

Damit nicht jedes Krankenhaus eine eigene Organisationsform zur Krankenhaushygiene entwickeln muss, hat das Robert-Koch-Institut in seinen Richtlinien ein Organisationsschema vorgeschlagen. Darin wird beschrieben, wie sich die Hygienekommission zusammensetzt. Finden Sie die falsche(n) Aussage(n) heraus.

1. Mitglieder der Hygienekommission sind der Hygienebeauftragte und/ oder ein Hygiene beauftragter Arzt.
2. Pro 300 Krankenhausbetten ist eine Hygienefachkraft vorgeschrieben.
3. Eine Aufgabe der Hygienekommission ist die Analyse bestehender Hygienepläne.
4. Die Hygienekommission hat beratende Funktion bei baulichen Veränderungen.
5. Die Hygienekommission organisiert die Aus- und Fortbildung des Krankenhauspersonals in hygienischen Belangen.

Lösung: ____________________

Aufgabe 5
(PH 6.7)

Externe Kontrollen

Welche externen Einrichtungen überwachen die Sicherheit und den Schutz von Patienten und Personal?

Nennen sie drei!

1. ____________________________
2. ____________________________
3. ____________________________

7 Unterstützung bei den ATL

Patientenorientierung

Aufgabe 1 (PH 7)

Das ganzheitlich ausgerichtete Pflegemodell der ATL hilft dem Pflegenden, Pflegemaßnahmen patientenorientiert auszuüben. Dabei umfasst Patientenorientierung vier Bezugsebenen. Tragen Sie diese vier Bezugsebenen in die Grafik ein und erläutern Sie die Begriffe anschließend einem Mitschüler/einer Mitschülerin.

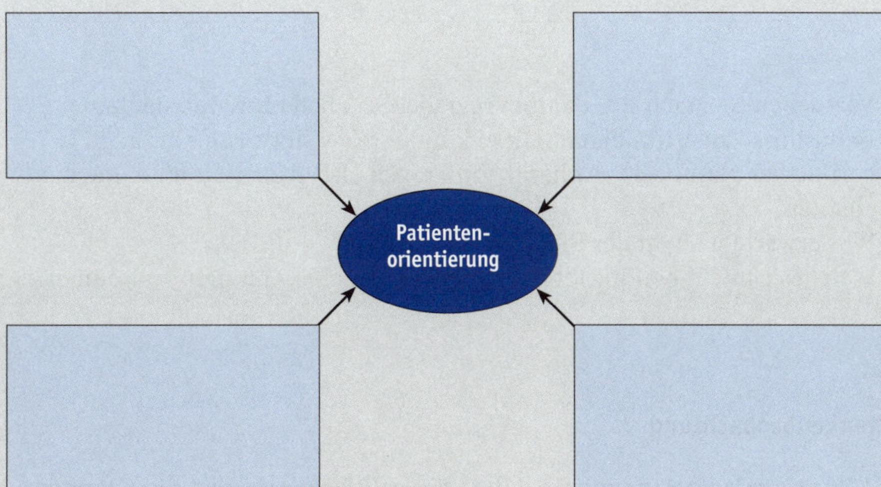

Was bedeutet diese ganzheitliche Sichtweise für Ihr tägliches pflegerisches Handeln?

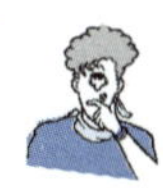

Sicherheitsbedürfnis und Lebensalter

Aufgabe 2 (PH 7.1)

Die Sicherheitsbedürfnisse eines Menschen haben in den verschiedenen Lebens- und Altersabschnitten eine unterschiedliche Bedeutung. Versuchen Sie, die im Vordergrund stehenden Bedürfnisse der aufgeführten Lebensabschnitte stichpunktartig einzutragen. Begründen Sie Ihre Entscheidung.

Kennen Sie persönliche Beispiele, die Ihre Auswahl belegen?

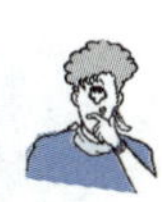

Lebens-/Altersabschnitt	Bedürfnisse
1. Neugeborenes	
2. Kleinkind	
3. Kind	
4. Jugendlicher	
5. Erwachsener	
6. Älterer Mensch	

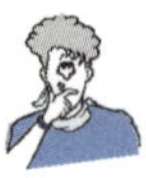

Versuchen Sie nach der Bearbeitung dieser Tabelle Ihre momentanen Bedürfnisse zu artikulieren. Diese können sowohl privater als auch beruflicher Natur sein. Anhand von Fragen lassen sie sich oft einfacher ableiten:
Was erwarte ich von der Pflegeausbildung?
Welches Umfeld benötige ich, um beruflich sicher Handeln zu können?

Aufgabe 3
(PH 7.1.1)

Krankenbeobachtung

Eine zentrale Aufgabe im Alltag einer Pflegeperson ist die Krankenbeobachtung. Tragen Sie 8 mögliche Bereiche, Funktionen und auch Aktivitäten in die Grafik ein, die Sie bei einem Patienten beobachten können.

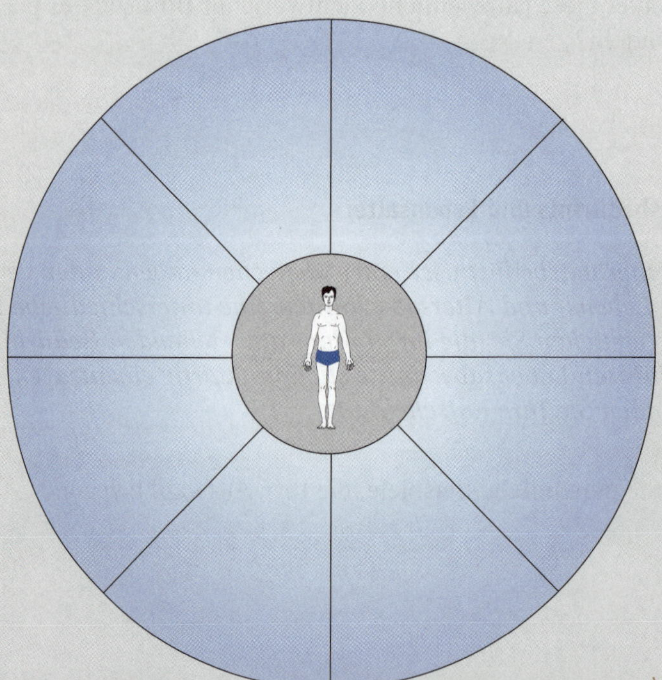

Sturzprophylaxe

Aufgabe 4
(PH 7.1.3)

Welchen Gegenstände in einem Krankenzimmer muss besondere Aufmerksamkeit geschenkt werden, um Stürze und/oder Verletzungen eines Patienten zu vermeiden?

1. ______________________________
2. ______________________________
3. ______________________________
4. ______________________________
5. ______________________________

Atemfrequenz

Aufgabe 5
(PH 7.2.2.1)

Ordnen Sie die Fachtermini korrekt zu.

1. Tachypnoe
2. Bradypnoe
3. Apnoe

a) Beschleunigte Atmung mit mehr als 20 Atemzügen pro Minute beim Erwachsenen.
b) Atemstillstand
c) Verlangsamte Atmung mit weniger als 12 Atemzügen pro Minute beim Erwachsenen.

Wie viel Atemzüge sind bei einem erwachsenen Menschen denn eigentlich normal?

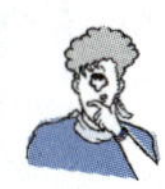

Aufgabe 6
(PH 7.2.2.1)

Lungenvolumina

Bei den folgenden drei Aussagen über die Atem- und Lungenvolumina sind die Fachtermini vertauscht worden. Ordnen Sie diese den korrekten Begleittexten zu.

a) Das **Atemzugvolumen**

b) Das **Atemminutenvolumen**

c) Das **Residualvolumen**

1. ist die Luftmenge, die nach jeder Ausatmung in den Lungen und in den Atemwegen zurückbleibt.
2. ist die Luftmenge, die bei jeder Einatmung eingesogen wird; im Durchschnitt ca. 500 ml Luft.
3. ist die Luftmenge, die in einer Minute ein- und ausgeatmet wird; rechnerisch Atemzugvolumen X Atemfrequenz.

Lösung: ____

Aufgabe 7
(PH 7.2.2.3)

Pathologische Atemmuster

In der folgenden Abbildung finden Sie die Bezeichnungen für diverse pathologische Atemmuster. Versuchen Sie, das jeweilige Atemmuster als Kurve in die rechte Seite der Abbildung einzutragen. Die normale Atmung dient dabei als Vorlage.

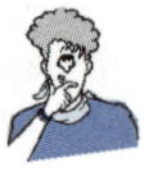

Erläutern Sie anschließend die verschiedenen pathologischen Atemmuster mündlich.

Bezeichnung	Atemmuster
Normale Ruheatmung	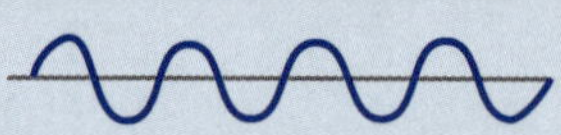
Kussmaul-Atmung	____________________
Cheyne-Stokes-Atmung	____________________
Schnappatmung	____________________
Biot-Atmung	____________________

Pneumonieprophylaxe

Aufgabe 8
(PH 7.2.5)

Sie haben mit der Atemskala bei einem Patienten ein erhöhtes Pneumonierisiko aufgrund einer unzureichenden Lungenbelüftung ermittelt. In der folgenden Aufgabe sollen Sie mögliche pflegerische Maßnahmen, die der Pneumonieprophylaxe dienen, aufschreiben.

1. ______________________________
2. ______________________________
3. ______________________________
4. ______________________________
5. ______________________________

Führen Sie diese Maßnahmen nun mit einem Mitschüler oder einer Mitschülerin durch (besser: im Rahmen eines Praxiseinsatzes am „echten" Patienten; natürlich nur nach vorheriger Planung und Absprache mit den examinierten Pflegepersonen).

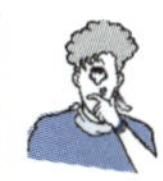

Atemwegssekret

Aufgabe 9
(PH 7.2.11)

Unten finden Sie eine durcheinander gewürfelte Handlungskette, die sich auf das orale oder nasale Absaugen bezieht. Bringen Sie diese Handlungskette in die richtige Reihenfolge und begründen Sie Ihre Entscheidung.

1. Handschuhe anziehen
2. Mund und Nase reinigen
3. Zwischenstück aufnehmen, Katheter aus der Hülle gleiten lassen
4. Ggf. Gleitmittel in das Nasenloch einbringen (bei nasalem Absaugen)
5. Katheter am Ansatzstück aufstecken (Katheter dabei in der Packung belassen)
6. Patienten in Oberkörperhochlage bringen
7. Katheter unter Sog mit leicht drehenden Bewegungen zurückziehen
8. Hände desinfizieren
9. Patienten informieren
10. Patienten anweisen, mehrmals tief einzuatmen
11. Absaugschlauch durchspülen
12. Sterilen Katheter ohne Sog in Nase oder Mund einführen (atraumatische Katheter mit Sog)

13. Atmung des Patienten während des Absaugens kontrollieren
14. Katheter um die behandschuhte Hand wickeln, Handschuh darüber stülpen

Lösung: ______________________________

Pulsmessung

Aufgabe 10
(PH 7.2.13)

🕮 *Zeichnen Sie in die unten stehende Grafik die häufigsten Taststellen ein, die sich zur Pulsmessung eignen. Nennen Sie dabei auch den lateinischen und/oder den deutschen Namen der jeweiligen Arterie.*

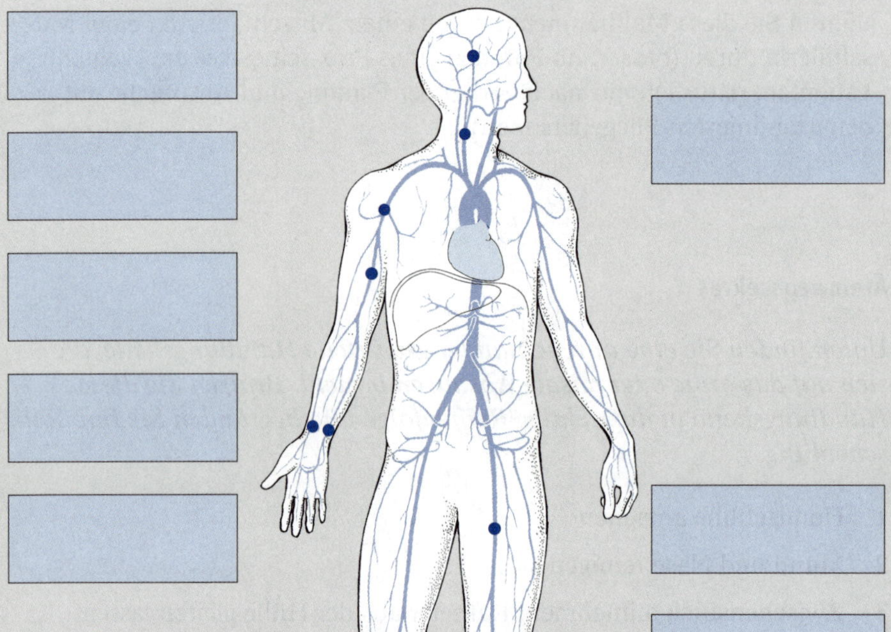

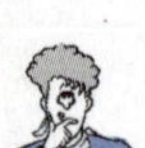

Versuchen Sie nun in Partnerarbeit, diese Taststellen bei Ihrem Mitschüler/Ihrer Mitschülerin zu finden und ermitteln Sie den Puls.

Normalwerte der Pulsfrequenz

Aufgabe 11
(PH 7.2.13)

Tragen Sie die Normalwerte für den Puls in die Tabelle ein. Beachten Sie unbedingt den jeweiligen Lebens- bzw. Altersabschnitt.

Wer?	Pulsfrequenz
1. Neugeborene	
2. Kindergartenkinder	
3. Jugendliche	
4. Erwachsene	

Methode der Blutdruckmessung

Aufgabe 12
(PH 7.2.14)

Unten finden Sie eine durcheinander gewürfelte Handlungskette, die sich auf die auskultatorische Blutdruckmessung bezieht. Bringen Sie diese Handlungskette in die richtige Reihenfolge und begründen Sie Ihre Entscheidung.

1. Ventil schließen
2. Membran des Stethoskops aufsetzen/unter die Manschette klemmen
3. Luft weiter ablassen und beim letzten Klopfton wieder ablesen
4. Druckwert am Manometer ablesen, sobald der erste Klopfton hörbar ist
5. Manschettendruck noch um ca. 30 mmHg erhöhen
6. Manschette aufpumpen (bis palpatorisch kein Puls mehr tastbar ist)
7. Luft vorsichtig entweichen lassen
8. Restluft aus der Manschette ablassen und Manschette entfernen
9. Beengende Kleidung vom Arm entfernen
10. Den Patienten eine Ruhepause von 15 min. einhalten lassen
11. Auf pulssynchrone Strömungsgeräusche achten (Korotkow-Töne)
12. Ohroliven des Stethoskops ins Ohr stecken
13. Blutdruckmanschette luftleer und straff anlegen (2 – 3 cm oberhalb der Ellenbeuge)
14. Manschette und Stethoskop desinfizieren

Lösung: ______________________________

Aufgabe 13
(PH 7.2.15)

Thromboseentstehung

Bei der Entstehung einer Thrombose treffen verschiedene Risikofaktoren aufeinander. Prinzipiell lassen sich diese Risikofaktoren zu drei Entstehungsmechanismen zusammenfassen, die auch als Virchow-Trias bekannt ist. Wie lauten diese drei pathologischen Mechanismen?

1. ______________________________
2. ______________________________
3. ______________________________

Aufgabe 14
(PH 7.2.15)

Maßnahmen zur Thromboseprophylaxe

Tragen Sie die sechs „Bausteine der Thromboseprophylaxe" in die Grafik ein.

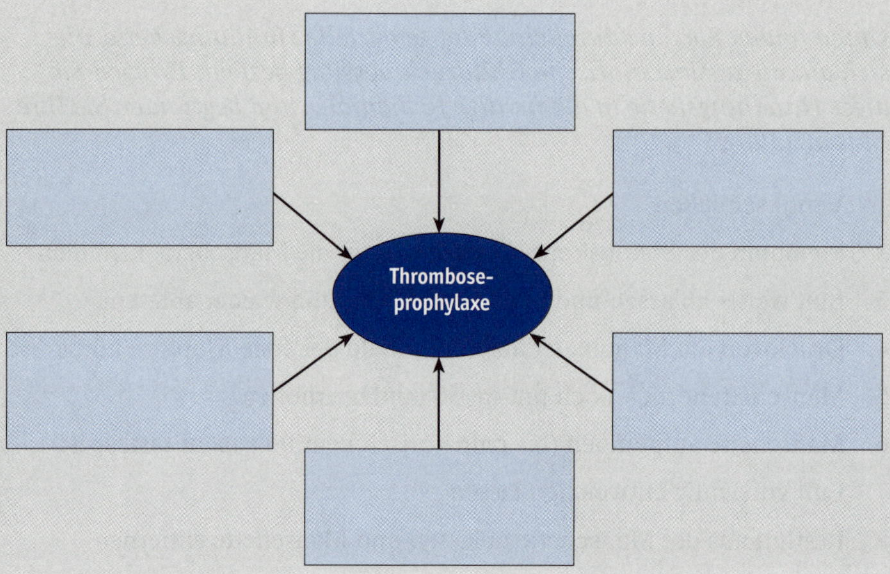

Prinzipien gesunder Schlafhygiene

Aufgabe 15
(PH 7.3.4)

Nennen Sie mindestens sechs Prinzipien, die dem Ein- und Durchschlafen und damit einer gesunden Schlafhygiene dienen (was können Sie bei einem Patienten mit Schlafstörungen tun?).

1. ______________________________
2. ______________________________
3. ______________________________
4. ______________________________
5. ______________________________
6. ______________________________

P.S.: Denken Sie einfach auch an Ihre eigenen Schlafrituale!

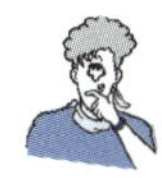

Funktionen der Haut

Aufgabe 16
(PH 7.4.1)

In der Abbildung werden die verschiedenen Funktionen der menschlichen Haut als Comic dargestellt. Versuchen Sie, die Hauptfunktionen der Haut anhand dieser Abbildung abzuleiten und korrekt zu beschriften.

Erläutern Sie anschließend einem Mitschüler/einer Mitschülerin gegenüber diese speziellen Funktionen (greifen Sie dabei auch auf Ihre persönliche Erfahrung zurück).

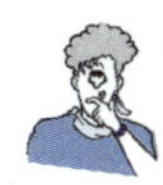

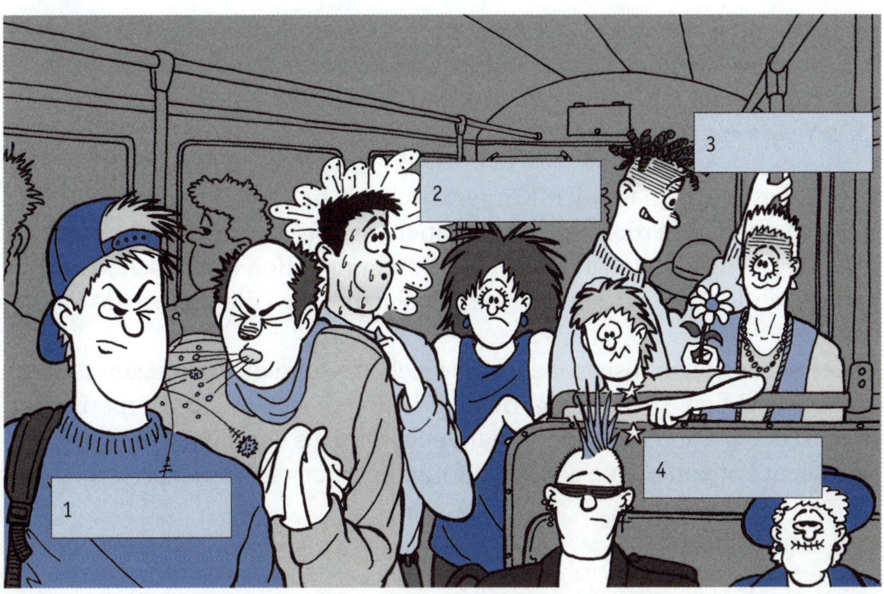

Ermittlung des Pflegebedarfs zur Körperpflege

Aufgabe 17
(PH 7.3.4)

Sie sollen einem teilweise immobilen Patienten, den Sie noch nicht kennen, pflegerische Unterstützung bei der morgendlichen Körperpflege anbieten. Welche Kriterien/Anhaltspunkte sollten Sie in Ihrer Infosammlung ermitteln? Tragen Sie Ihre Ergebnisse stichpunktartig in die unten stehende Grafik ein.

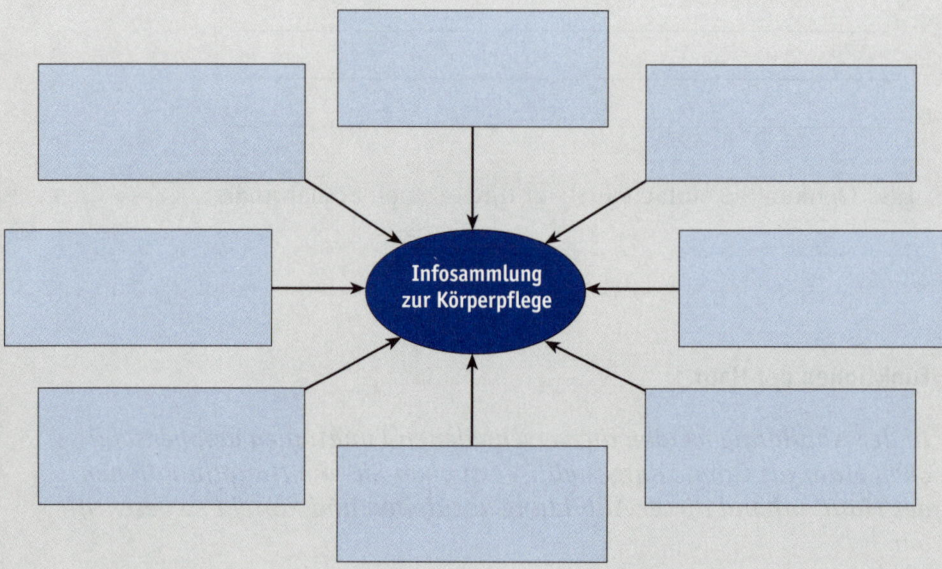

Basal stimulierende Körperwaschung

Aufgabe 18
(PH 7.4.3.1)

Im unten abgedruckten Text finden Sie Aussagen zur basal stimulierenden Körperwaschung. Leider haben sich dort inhaltliche Fehler eingeschlichen. Finden Sie diese heraus und begründen Sie Ihre Entscheidung.

Bei der basal stimulierenden Körperwaschung steht die Reinigung im Vordergrund. Außerdem wird dem Patienten über eine alltägliche, ihm bekannte Tätigkeit eine unmittelbare Kommunikation ermöglicht. Dabei berücksichtigen die Pflegenden das Erleben und die Fähigkeiten des Patienten.
In der Praxis finden insbesondere die belebende und die beruhigende Ganzkörperwaschung Anwendung. Beide orientieren sich an der Körperbehaarung. Das Waschen gegen den Haarwuchs wird als beruhigend empfunden, da es dem Patienten eine genaue Information über seine Körperform gibt.

Bei beiden Ganzkörperwaschungen kann der Intimbereich einbezogen werden, da er ein wichtiger Bestandteil der körperlichen Identität ist. An welcher Stelle mit der Waschung begonnen wird, hängt von den Gewohnheiten des Patienten ab.

Fehler: 1. ______________________________

2. ______________________________

3. ______________________________

Einrichtung des Badezimmers

Aufgabe 19 (PH 1.3)

Wie sollte ein Badezimmer im Krankenhaus sinnvoller Weise gestaltet sein? Welche Einrichtungsgegenstände sollte es zweckmäßigerweise enthalten?

1. ____________________
2. ____________________
3. ____________________
4. ____________________
5. ____________________
6. ____________________
7. ____________________
8. ____________________

Versuchen Sie im Anschluss daran, einen Grundriss für ein zweckmäßiges Krankenhausbadezimmer zu erstellen. Die Maßstäbe müssen nicht genau sein, sollten aber auch keine utopischen Vorstellungen beinhalten.

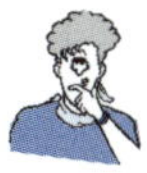

Augenpflege

Aufgabe 20 (PH 7.4.8)

Welche Aussagen zur Augenpflege sind richtig? Lesen Sie alle Aussagen durch und kreuzen Sie anschließend die richtige Antwortkombination an. Begründen Sie Ihre Entscheidung.

1. Ein Ziel der speziellen Augenpflege ist es, eine drohende Austrocknung der Hornhaut zu vermeiden.
2. Damit die Sekrete ihren natürlichen Abflussweg finden, sollte die Reinigung des Auges immer vom inneren zum äußeren Augenwinkel erfolgen.

3. Beim Lösen von Verklebungen und Verkrustungen sollte jeder Tupfer nur einmal benutzt werden, um Infektionen zu vermeiden.
4. Vor der Reinigung sollte der Patient informiert werden und mit erhöhtem Oberkörper oder sitzend gelagert werden. Der Kopf ist dabei nach hinten geneigt.
5. Vor und nach der Augenpflege sollte sich die Pflegeperson die Hände gut waschen und desinfizieren.

a) Nur 1 ist richtig
b) 1, 3, 4 und 5 sind richtig
c) 2, 3, 4 und 5 sind richtig
d) Alle Aussagen sind richtig
e) Alle Aussagen sind falsch

Aufgabe 21
(PH 7.5.2)

Bewegungseinschränkungen

Die ATL „Sich bewegen" stellt eine zentrale Funktion im Leben eines jeden Menschen dar. Bei einer massiven Bewegungseinschränkung mit einhergehender Immobilität können vielfältige pathologische Folgeerscheinungen auftreten. Versuchen Sie, für die aufgeführten Organsysteme mögliche Folgeerscheinungen zu finden. Begründen Sie Ihre Entscheidung.

Organsystem/Funktion	Folgen von Immobilität
1. Haut	
2. Herz-Kreislauf	
3. Atmung	
4. Verdauung	
5. Muskeln, Sehnen, Gelenke	
6. Wahrnehmung	
7. Schlaf-Wach-rhythmus	

Krankheitsbedingte Symptome bei Bewegungsmangel

Aufgabe 22
(PH 7.5.3)

Bei der Beobachtung und der Dokumentation von Bewegungsstörungen ist ein korrekter Umgang mit der Fachterminologie erforderlich. Übersetzen Sie die aufgeführten Begriffe ins Deutsche.

Fachbegriff	Übersetzung
1. Parese	
2. Plegie, Paralyse	
3. Tremor	
4. Akinese	
5. Ataxie	

Dekubitusentstehung

Aufgabe 23
(PH 7.5.4)

Welche drei Faktoren spielen bei der Entstehung eines Dekubitus eine entscheidende Rolle?

Wussten Sie schon, dass ... die Mehrzahl von Dekubitus korrekt „Dekubitus" (langes „U"; U-Deklination im Lateinischen) lautet und nicht „Dekubiti".

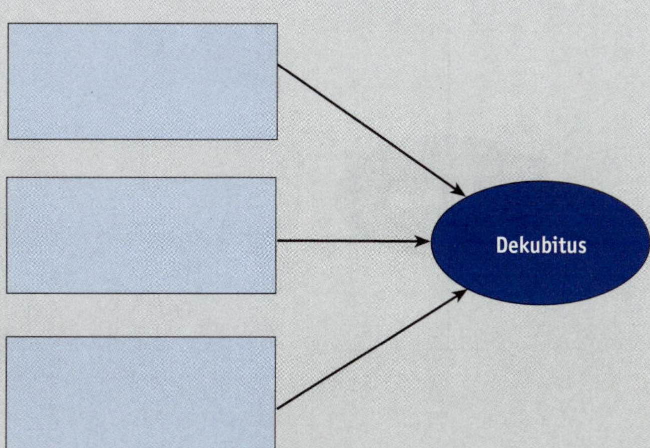

Hautpflege

Aufgabe 24
(PH 7.5.4)

Welche Aussage(n) ist (sind) falsch? Begründen Sie Ihre Entscheidung.

1. Die Hautpflege dient dem Schutz der Haut vor schädlichen Einflüssen wie bei inkontinenten Patienten vor Stuhl oder Urin.
2. Der Einsatz von Haut pflegenden Substanzen kann als Ersatz für das Umlagern eines Patienten dienen.
3. Die Hautpflege zählt zu den unterstützenden Maßnahmen der Dekubitusprophylaxe.
4. Zur Hautpflege geeignet sind Cremes und Lotionen auf Wasser-in-Öl oder Öl-in-Wasser-Basis.
5. In den Körperfalten ist es wichtig, die Haut trocken zu halten, um einem Intertrigo vorzubeugen.
6. Zur Durchblutungsförderung können Fettsalben (Melkfett etc.) verwendet werden. Auch regelmäßiges Eisen und Föhnen regt die Hautdurchblutung an.

Lösung: ______________________

Ursachen von Kontrakturen

Aufgabe 25
(PH 7.5.5)

📖 *Eine Kontraktur ist immer Folge mangelnder Bewegung des betroffenen Gelenks. Sie kann eine Sekundärerscheinung vieler Krankheiten sein. Tragen Sie mögliche Krankheiten, die eine Kontraktur nach sich ziehen können, in die Abbildung ein.*

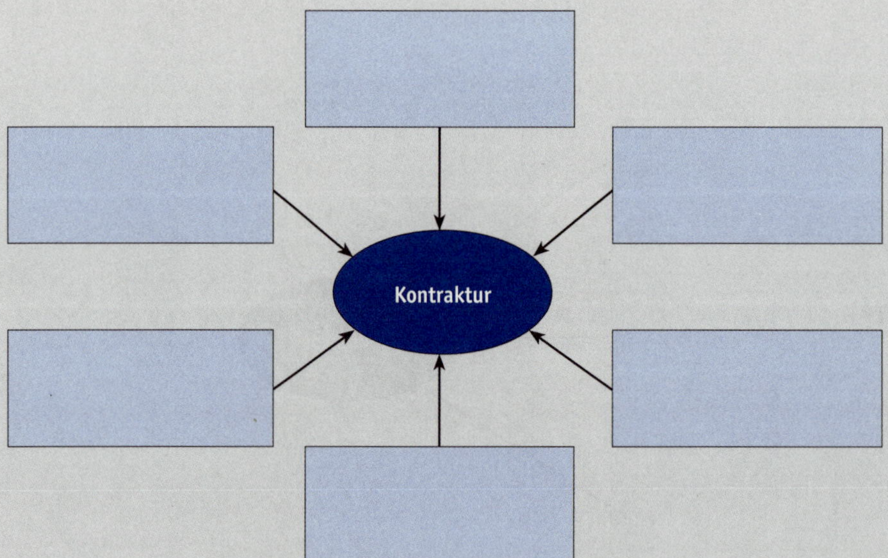

Ziele der Kinästhetik

Aufgabe 26
(PH 7.5.7)

Das Konzept der Kinästhetik kann folgendermaßen übersetzt werden: Bewegungslehre, die sich mit dem Ablauf der natürlichen menschlichen Bewegung beschäftigt.

Welche Ziele werden mit der Kinästhetik verfolgt?

1. ______________________________
2. ______________________________
3. ______________________________
4. ______________________________
5. ______________________________
6. ______________________________
7. ______________________________

Hilfsmittel zur Mobilisation

Aufgabe 27
(PH 7.5.8.4)

Tragen Sie die korrekte Bezeichnung der Gehhilfen unter der jeweiligen Abbildung ein.

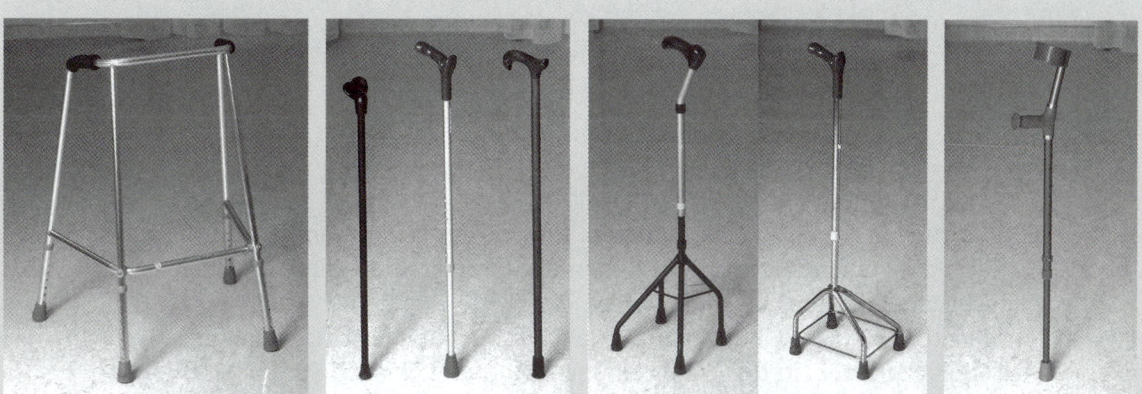

1	2	3	4

Bewegungsübungen

Aufgabe 28
(PH 7.5.10)

Abhängig vom Grad der Selbständigkeit und der Aktivität eines Patienten werden vier verschiedene Arten von Bewegungsübungen unterschieden. Benennen Sie diese und geben Sie eine kurze Definition.

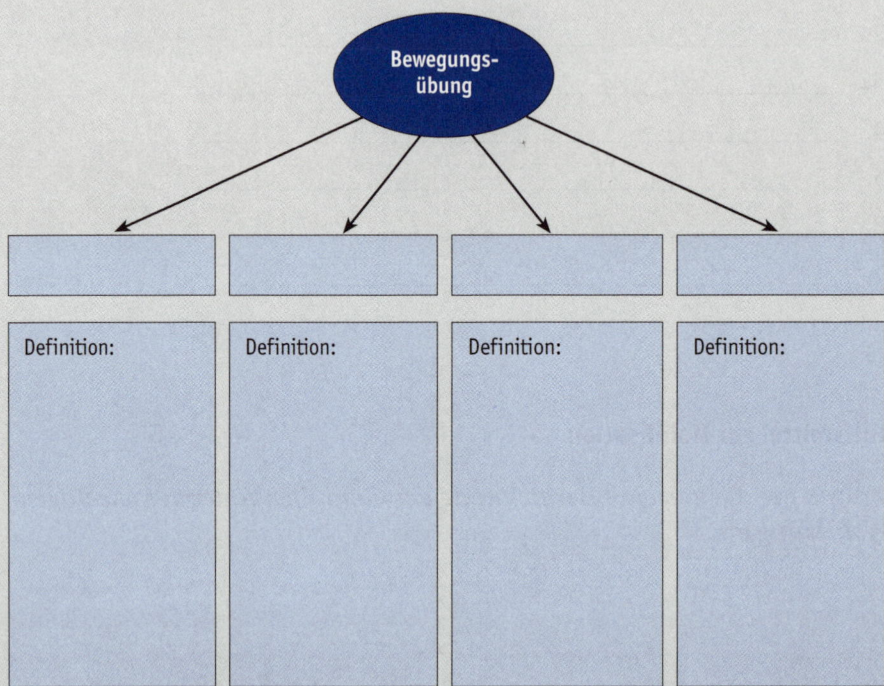

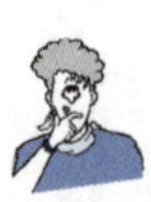

Versuchen Sie im Anschluss daran, für jede der genannten Varianten konkrete Übungsbeispiele zu finden und probieren Sie diese an einem Mitschüler/einer Mitschülerin aus.
Sie können diese Übungen auch, je nach individueller Pflegeanamnese eines Patienten, in der Praxis einüben (Achtung: je nach Patient sind genaue Absprachen mit dem Mentor, der physiotherapeutischen Abteilung und dem zuständigen Arzt erforderlich!).

Rücken schonende Arbeitsweise

Aufgabe 29
(PH 7.5.11)

Nennen Sie mindestens fünf Grundprinzipien der Rücken schonenden Arbeitsweise.

1. ______________________________
2. ______________________________
3. ______________________________
4. ______________________________
5. ______________________________

Temperaturmessung

Aufgabe 30
(PH 7.7.2)

Die Körpertemperatur eines Menschen kann an verschiedenen Messpunkten ermittelt werden. Übersetzen Sie den jeweiligen Fachterminus ins Deutsche und geben Sie dazu die korrekte Messzeit (in Minuten) an, wenn Sie ein Quecksilberthermometer benutzen.

Messpunkt	Übersetzung	Messdauer
1. Sublingual		
2. Axillar		
3. Inguinal		
4. Rektal		
5. Vaginal		

Welche alternativen Messmethoden kennen Sie, um die Gefahr von Gesundheitsschäden bei einem Zerbrechen des Quecksilberthermometers auszuschließen?

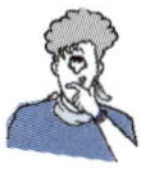

Aufgabe 31
(PH 7.6.2)

Durchschnittlicher Gesamtwasserbedarf

Der durchschnittliche Gesamtwasserbedarf eines Menschen hängt von seinem jeweiligen Lebensalter ab. Ordnen Sie korrekt zu.

1. Säuglinge	a) ca. 1000 – 2000 ml
2. Kinder (bis 10 Jahre)	b) ca. 1500 – 2000 ml
3. Jugendliche (bis 19 Jahre)	c) ca. 2500 ml
4. Erwachsene (bis 55 Jahre)	d) ca. 2700 ml
5. Ältere Menschen	e) ca. 1000 ml

Aufgabe 32
(PH 7.8.1)

Zusammensetzung des Urins

In der unten stehenden Tabelle sehen Sie in der linken Spalte die Parameter, die Sie bei der Beobachtung des Urins beurteilen können. Tragen Sie in die rechte Spalte jeweils den physiologischen Wert ein.

Beobachtungsparameter	Physiologischer Wert
a) Menge pro Tag	
b) Menge pro Miktion	
c) pH-Wert	
d) Farbe	
e) Geruch	
f) Beimengungen	

Fiebertypen

Aufgabe 33
(PH 7.7.3)

In der Abbildung unten sehen Sie verschiedene Fiebertypen mit ihrem recht eindeutigen Verlauf. Benennen Sie diese Fiebertypen und geben Sie Krankheitsbeispiele an, bei denen der jeweilige Fiebertyp vorkommt.

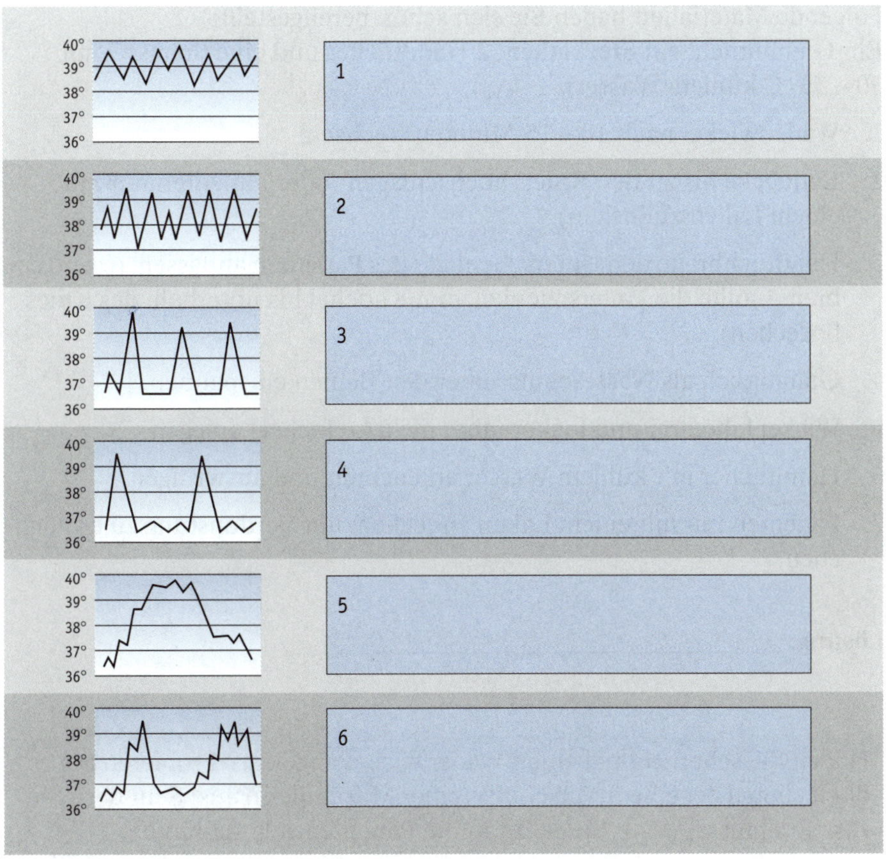

Energiegehalt von Nahrungsmitteln

Aufgabe 34
(PH 7.6.2)

Der Energiegehalt von Nahrungsmitteln wird üblicherweise in der Einheit (Kilo-)Kalorie (kcal) bzw. (Kilo-)Joule (kJ) ausgedrückt. Vervollständigen Sie die Definition.

1 Kilokalorie entspricht der Energie,

____

____

____

Dabei entspricht 1 kcal ___________ kJ.

Aufgabe 35
(PH 7.7.4.2)

Wadenwickel

Im folgenden finden Sie eine durcheinander gewürfelte Handlungskette zum Thema „Wadenwickel". Bringen Sie diese in die korrekte Reihenfolge.

Folgende Materialien haben Sie sich schon bereitgestellt:
Ein Gummituch, ein Stecklaken, 2 Handtücher und eine Schüssel mit 30 – 35 °C kühlem Wasser).

1. Wadenwickel nach 10 – 15 Minuten wechseln.
2. Bettdecke bis zu den Knien hochschlagen (oder Patienten nur mit einem Laken zudecken).
3. Handtuchbreite den Unterschenkeln des Patienten anpassen. (ca. 30 cm breit – sollte die Unterschenkel vom Knöchel bis unterhalb des Knies bedecken).
4. Gummituch als Nässeschutz unter den Beinen einspannen.
5. Wickel faltenfrei und locker (aber nicht zu locker) anlegen.
6. Handtücher mit kühlem Wasser anfeuchten und auswringen.
7. Patienten nur mit einem Laken zudecken, um Verdunstung zu ermöglichen.

Lösung: ______________________________

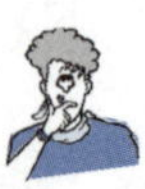

Haben Sie schon einmal einen Wadenwickel angelegt? Probieren Sie es doch einmal bei einem Mitschüler/einer Mitschülerin aus! Schildern Sie Ihre Erlebnisse, wenn Sie selbst in die Patientenrolle schlüpfen.

Beobachtung des Urins

Aufgabe 36
(PH 7.8.2)

Die normale Urinmenge pro Tag (siehe Aufgabe 7.35) hängt von verschiedenen Faktoren ab. Nennen Sie die drei Wichtigsten.

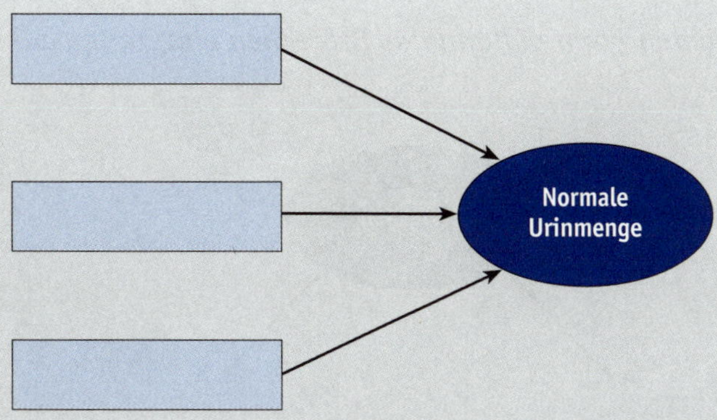

Obstipationsprophylaxe

Aufgabe 37
(PH 7.8.5)

Zur Vermeidung einer Obstipation kommen verschiedene pflegerische Maßnahmen in Betracht. Finden Sie die falsche(n) Aussage(n) heraus und begründen Sie Ihre Entscheidung.

1. Ausreichend trinken; mindestens 2 l pro Tag.
2. Frühzeitig und viel bewegen.
3. Verdauungsfördernde Nahrungsmittel bevorzugen (Joghurt, Vollkornprodukte, Salate und Gemüse).
4. Tagesrhythmus wechselhaft gestalten, um die Darmaktivität anzuregen.
5. Prophylaktische Gabe von Abführmitteln (Laxantien).
6. Darm massieren (z.B. im Rahmen der Körperpflege) um die Peristaltik anzuregen.

Falsche Aussage(n): ______________________________

Aufgabe 38
(PH 7.8.8)

Erbrechen

📖 *Beim Erbrechen (Emesis, Vomitus) handelt es sich nicht um eine Krankheit, sondern um ein Krankheitssymptom. Das Erbrechen ist demnach ein Schutzreflex, bei dem der Magen- und/oder Darminhalt entgegen der normalen Peristaltik entleert wird.*

In welche beiden Formen kann das Erbrechen eingeteilt werden?

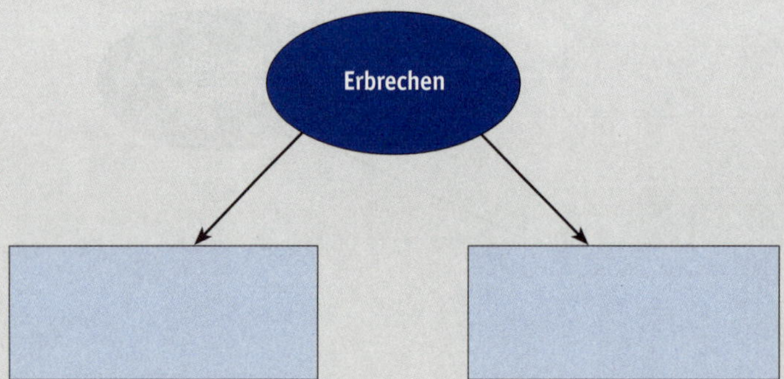

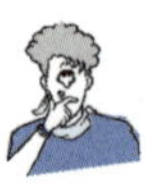

Können Sie die beiden Begriffe definieren?

Aufgabe 39
(PH 7.9.2.4)

Pflegevisite und Übergabe am Krankenbett

📖 *Ordnen Sie korrekt zu.*

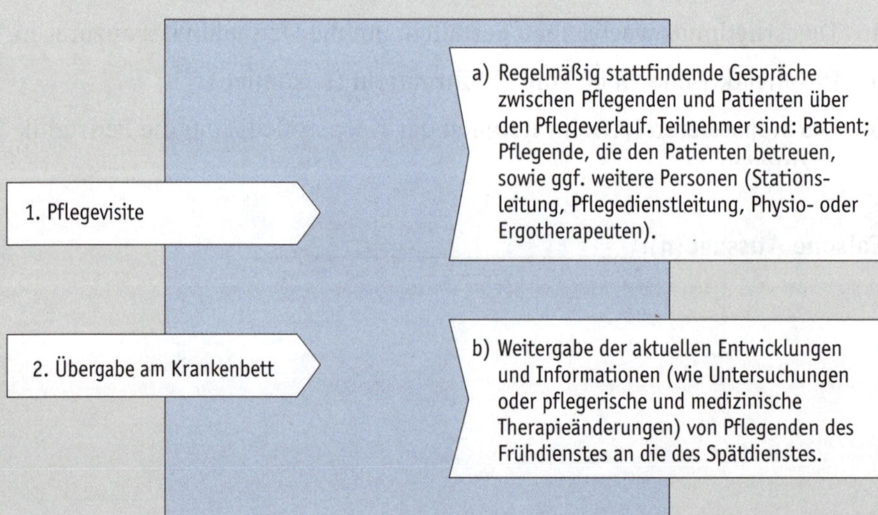

Basale Stimulation

Aufgabe 40
(PH 7.9.3.5)

Wie würden Sie den Begriff der basalen Stimulation definieren? Stellen Sie sich außerdem vor, sie müssten diese Definition einem „Laien" erläutern. Wie würden Sie das Konzept der basalen Stimulation beschreiben?

____

____

____

____

____

Sinnkonzepte

Aufgabe 41
(PH 7.12.4)

Pflegende sind häufig gefragt, Menschen in ihrer Sinndiskussion zur Seite zu stehen (nicht nur bei chronischen oder unheilbaren Krankheiten). Beschäftigt man sich mit den drei bekannten Sinnkonzepten, so kann dies eine echte Erleichterung für Pflegende und Patienten sein.

Ordnen Sie zunächst den Definitionen den passenden Begleittext zu.

1. Bedeutungskonzept
2. Emotionskonzept
3. Inhaltskonzept

a) Der Sinn bezieht sich aus den vom Einzelnen verinnerlichten Werten. Das können materielle, politische, soziale, ethnische oder religiöse Werte sein. Alles Handeln, was die eigenen Werte zu verwirklichen hilft, wird als sinnvoll erlebt.

b) Sinnvoll ist, was für die Entwicklung des Einzelnen wichtig ist. Sinnhaft ist all das, was die individuelle Entfaltung ermöglicht oder erweitert.

c) Sinn ergibt sich aus dem von einer Aktivität ausgehenden Spaß oder Glücksgefühl. Beide erzeugen positive Lebensgefühle, wodurch das eigene Leben in einem positiven, sinnhaften Licht erscheint.

Diskutieren Sie anschließend in Partnerarbeit über mögliche Beispiele für die einzelnen Konzepte.

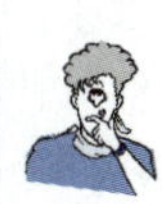

Allgemeine Krankheitslehre

Äußere und innere Krankheitsursachen

Aufgabe 1
(PH 8.1.1)

In der allgemeinen Krankheitslehre werden die verursachenden Systeme prinzipiell in äußere und innere Krankheitsursachen eingeteilt. Versuchen Sie, für beide Kategorien entsprechende Beispiele zu finden.

1. Äußere Krankheitsursachen
2. Innere Krankheitsursachen

Zell- und Gewebeschäden

Aufgabe 2
(PH 8.2)

Ordnen sie den Begriffen aus der allgemeinen Krankheitslehre die korrekte Definition zu.

1. Ödeme
2. Nekrose
3. Fibrose
4. Erguss
5. Hypertrophie

a) Abgestorbene Zellen oder Zellverbände im Organismus

b) Eine Erhöhung des Anteils an kollagenem Bindgewebe in einem Gewebe

c) Vergrößerung von Gewebe oder Organen durch Zunahme des Zellvolumens

d) Flüssigkeitsvermehrung im interstitiellen Raum. Von außen oft als nicht gerötete, schmerzlose Schwellung sichtbar

e) Flüssigkeitsvermehrung in einem vorgebildeten Hohlraum (z.B. Pleura- oder Gelenkspalt)

Sonderformen der eitrigen Entzündung

Aufgabe 3
(PH 8.3.5)

Im Folgenden sind die drei bekannten Sonderformen einer eitrigen Entzündung aufgeführt. Ordnen Sie die korrekten Definitionen zu.

1. Abszess
2. Phlegmone
3. Empyem

a) Eiteransammlung in einem vorgebildeten Hohlraum, etwa im Pleuraspalt oder in der Kieferhöhle.

b) Flächenhafte, eitrige Entzündung ohne Abkapselung des Entzündungsherdes. Ausgelöst in der Regel durch Streptokokken.

c) Eiteransammlung in einem durch Einschmelzung abgestorbenen Gewebes entstandenen Hohlraum. Am häufigsten durch Staphylokokken bedingt.

Reaktionen im Entzündungsgebiet

Aufgabe 4
(PH 8.3.2)

Im geschädigten Körperteil werden Mediatoren (Botenstoffe) freigesetzt bzw. aktiviert.

Nennen Sie die drei wichtigsten Arten:

____

____

____

Aufgabe 5
(PH 8.3.2)

Entzündungszeichen

Tragen Sie die Kardinalsymptome einer Entzündung in die Abbildung ein (jeweils den deutschen und den lateinischen Begriff).

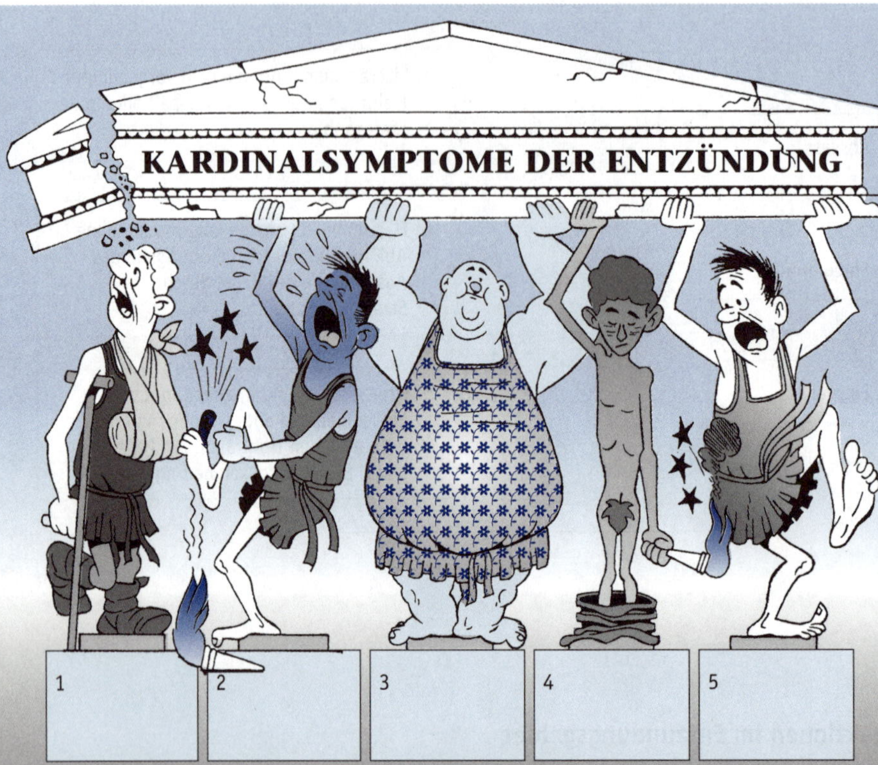

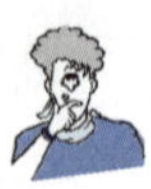

Versuchen Sie anschließend, die Pathophysiologie einer Entzündung anhand dieser Symptome zu erläutern.

9 Der Weg zur Diagnose und Mithilfe der Pflegenden bei diagnostischen Maßnahmen

Der Weg vom Informationsprozess zur Diagnose

Aufgabe 1 (PH 9.1)

📖 *Versuchen Sie für den pflegerischen und für den ärztlichen Bereich den Weg von der Informationssammlung bis zu endgültigen Diagnose stichwortartig zu skizzieren.*

Diskutieren Sie anschließend darüber, wo es eigenständige Bereiche des jeweiligen Berufes gibt, wo Sie ärztlichen Weisungen gebunden sind und wo es Überschneidungen gibt.

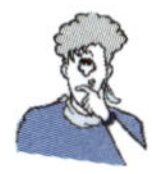

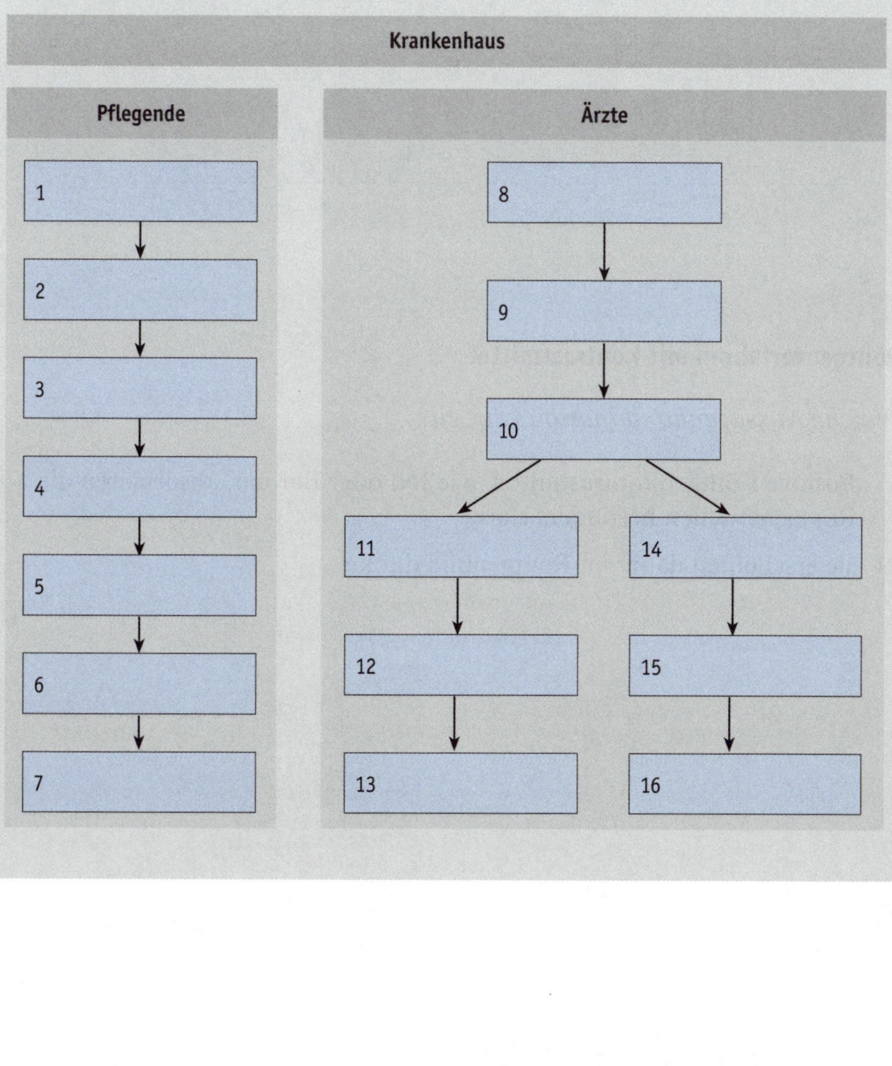

Aufgabe 2
(PH 9.5)

Labordiagnostik

Um aussagekräftige Labordaten zu erhalten, ist die Beachtung der drei Grundregeln von immenser Bedeutung. Die Überschriften dieser Grundregeln sind unten abgedruckt. Versuchen Sie, diese stichpunktartig mit Inhalten zu füllen (Tipp: denken Sie an konkrete Beispiele im Stationsalltag, z.B. im Zusammenhang mit einer Blutentnahme, Liquorpunktion o.ä.).

1. Vorbereitung	2. Transport	3. Identifikation

Aufgabe 3
(PH 9.6.3)

Röntgenverfahren mit Kontrastmittel

Welche Aussagenkombination trifft zu?

1) Positive Röntgenkontrastmittel, wie Jod oder Barium, absorbieren die Röntgenstrahlen besonders stark,
2) sie erscheinen daher im Röntgenbild dunkel.

	Aussage 1	Aussage 2	Verknüpfung
A	falsch	richtig	sinnlos
B	richtig	falsch	sinnlos
C	richtig	richtig	richtig
D	falsch	falsch	sinnlos
E	richtig	richtig	falsch

Endoskopische Untersuchungen

Aufgabe 4 (PH 9.7)

In der Tabelle finden Sie wichtige endoskopische Untersuchungsverfahren. Übersetzen Sie die Fachbegriffe zunächst ins Deutsche und geben Sie anschließend stichpunktartig die pflegerischen Schwerpunkte an, die Sie bei der jeweiligen Untersuchung beachten müssen. Ein Beispiel soll Ihnen dabei als Hilfe dienen.

Untersuchung	Übersetzung	Pflegeschwerpunkte
1. Arthroskopie	Gelenkspiegelung	Wie präoperative Vorbereitung Nachher: Gelenk hochlagern und kühlen (bzw. Lagerung nach Arztanordnung) Auf Nachblutung und Infektionszeichen achten
2. Bronchoskopie		
3. Koloskopie		
4. Laparoskopie		
5. Rektoskopie		
6. Zystoskopie		
7. Gastroskopie		

Aufgabe 5
(PH 9.6.7)

Pflege bei Sonographien

Finden Sie die beiden inhaltlichen Fehler im folgenden Text heraus.

Die Pflegemaßnahmen hängen von dem zu untersuchenden Organ ab. Darmgasüberlagerungen erschweren die Beurteilung der Bauchorgane, daher dürfen am Vortag einer geplanten Ultraschalluntersuchung des Abdomens keine blähenden Speisen gegeben werden.
Vor einer Oberbauchsonographie muss der Patient nicht nüchtern bleiben, da die Beurteilung der Gallenblase nicht durch die Nahrungsaufnahme beeinflusst wird.
Ultraschalluntersuchungen werden vor Röntgenkontrastdarstellungen eingeplant da auch das häufig eingesetzte Kontrastmittel Barium die sonographische Darstellung behindern würde.
Nach einer Ultraschalluntersuchung ist eine besondere Nachsorge erforderlich: so sollten engmaschige Vitalzeichenkontrollen (inkl. Temperaturmessung) sicherstellen, dass Komplikationen verhindert oder frühzeitig erkannt werden.

Falsche Aussagen:

1. ____

2. ____

10 Heilmethoden und Aufgaben der Pflegenden bei der Therapie

Pharmakokinetik und Pharmakodynamik

Aufgabe 1
(PH 10.2.4)

Ordnen Sie korrekt zu.

1. Pharmakokinetik

2. Pharmakodynamik

a) Lehre von der Aufnahme, Verteilung, Verstoffwechselung und Ausscheidung des Arzneistoffes im Körper. „Was macht der Körper mit der Substanz?"

b) Lehre von den erwünschten und unerwünschten Wirkungen eines Arzneistoffes auf den Organismus. „Was macht die Substanz mit dem Körper?"

Haltbarkeit von Medikamenten

Aufgabe 2
(PH 10.2.9)

Sie richten Medikamente. Welche typischen Veränderungen, die sie ohne Hilfsmittel feststellen können, weisen auf einen Verfall hin?

Versuchen Sie, die Veränderungsart mit jeweils einem Beispiel zu belegen.

1. ____________________
2. ____________________
3. ____________________
4. ____________________

Aufgabe 3
(PH 10.2.10)

Zubereiten und Richten von Medikamenten

Beim Medikamentenrichten hat sich die „5-R-Regel“ als Eselsbrücke zur Selbstkontrolle bewährt. Wofür stehen die 5 R's ?

1. Richtiger ________________
2. Richtiges ________________
3. Richtige ________________
4. Richtige ________________
5. Richtiger ________________

Aufgabe 4
(PH 10.3)

Künstliche Ernährung

Bei vielen Patienten reicht die normale orale Ernährung zur Deckung des Nährstoffbedarfs nicht aus, weil sie nicht essen ...

... können	... dürfen	... wollen

Geben Sie Beispiele für diese drei Situationen an.

________________	________________	________________
________________	________________	________________
________________	________________	________________
________________	________________	________________
________________	________________	________________
________________	________________	________________
________________	________________	________________

Injektionsarten

Aufgabe 5
(PH 10.4.1)

Eine Injektion ist folgendermaßen definiert: Einspritzen von sterilen Arzneimitteln in den Körper mit einer Spritze und einer Hohlnadel. Ordnen Sie die verschiedenen Injektionsarten den aufgeführten Zielgeweben korrekt zu.

1. Intrakutan (i.c.)
2. Subkutan (s.c.)
3. Intramuskulär (i.m.)
4. Intravenös (i.v.)
5. Intraarteriell (i.a.)
6. Intrakardial
7. Intraartikulär
8. Intrathekal

a) Vene
b) Oberhaut
c) Herzmuskel
d) Arterie
e) Gelenk
f) Unterhaut
g) Liquorraum
h) Muskel

Kennen Sie Anwendungsbeispiele der Pflegepraxis für jede Injektionsart?

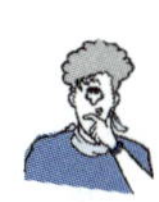

Aufgabe 6
(PH 10.4.4)

Intramuskuläre Injektion

Eine sichere intramuskuläre Injektion kann auf verschiedene Art und Weise durchgeführt werden. Beschreiben Sie stichpunktartig die ventroglutäale Injektion nach von Hochstetter für beide angegebenen Varianten.

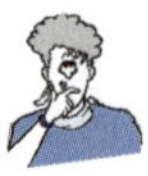

Versuchen Sie anschließend den Injektionsort bei einem Mitschüler/einer Mitschülerin zu finden.

Ventroglutäale Injektion nach von Hochstetter	
Der Patient liegt auf der linken Seite	Der Patient liegt auf der rechten Seite

Aufziehen eines Medikamentes

Aufgabe 7
(PH 10.4.2)

Bevor Sie ein Medikament zur s.c.-Injektion aus einer Glasampulle aufziehen, sind einige Kontrollmaßnahmen notwendig. Benennen Sie diese.

a) ______________________________

b) ______________________________

c) ______________________________

d) ______________________________

e) ______________________________

Versuchen Sie anschließend gemeinsam mit einem Mitschüler/einer Mitschülerin, den kompletten Ablauf des Aufziehens eines Medikamentes für eine s.c.-Injektion aus einer Glasampulle in eine sinnvolle Reihenfolge zu bringen (mündlich oder schriftlich in Stichworten). Begründen Sie dabei ihre jeweiligen Handlungsschritte.

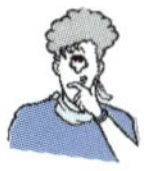

Venenkanülen

Aufgabe 8
(PH 10.5.2)

Ordnen Sie die Beschreibungen der verschiedenen Venenkanülen den korrekten Fachbezeichnungen zu.

1. Venenverweilkanüle
2. Butterfly-Kanüle
3. Zentraler Venenkatheter

a) Silikon beschichtete Dünnwandnadel, die vor allem bei der Punktion dünner, feiner Venen angewendet wird. Sie muss nach beendeter Infusion/Punktion wieder entfernt werden.

b) Kanüle aus Kunststoff (19–50 mm lang) mit eingelegtem Stahl-Mandrin. Der Mandrin wird nach dem Legen der Kanüle entfernt, die Kunststoffhülle bleibt in der Vene liegen.

c) Katheter, der direkt vor dem rechten Herzvorhof mündet. Geeignet zur Langzeitinfusionstherapie und zur Verabreichung hochmolekularer Lösungen.

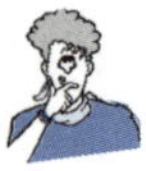

Halten Sie – abgesehen vom rechtlichen Status – eine venöse Blutentnahme für die Aufgabe einer Krankenschwester/eines Krankenpflegers? Diskutieren Sie das Für und Wider mit Ihren Mitschülern/Mitschülerinnen.

Aufgabe 9
(PH 10.5.3)

Periphervenöser Zugang und periphervenöse Infusion

Welche der im Folgenden aufgelisteten Materialien richten Sie grundsätzlich nicht für das Legen eines periphervenösen Zugangs (kreuzen Sie bitte an)? Begründen Sie anschließend Ihre Entscheidung.

a) Flüssigkeitsdichte Unterlage
b) Unsterile Handschuhe
c) Einmalrasierer
d) Druckaufnehmer
e) Haut- und Händedesinfektionsmittel
f) Gefäß mit Desinfektionslösung zum Instrumentenabwurf
g) Sterile Handschuhe
h) Venenverweilkanülen verschiedener Größe
i) Fixierungsmaterial zum Schutz des Venenzugangs (Heftpflaster ...)
j) Abwurfgefäß
k) Infusion zum sofortigen Anschließen oder 5 ml NaCl 0,9 %
l) Lokalanästhetikum

Lösung: ____________

Aufgabe 10
(PH 10.5.5)

Infusionsgeschwindigkeit

Sie sollen eine 500 ml-Infusion bei einem Patienten so einstellen, dass sie in 12 Stunden durchgelaufen ist. Wie viel Tropfen dürfen dann pro Minute einlaufen?

☐ 14
☐ 28
☐ 7

Infusionsgeschwindigkeit

Aufgabe 11 (PH 10.5.5)

Sie haben den Auftrag, eine 1 000 ml-Infusion an einem Infusomat® so einzustellen, dass sie in 12 Stunden durchgelaufen ist. Auf wie viel ml/h stellen Sie Geschwindigkeit am Infusomat® ein?

- ☐ 166 ml/h
- ☐ 84 ml/h
- ☐ 42 ml/h

Auf welchen grundsätzlichen Formeln beruhen die letzten beiden Aufgaben? Beschreiben Sie Ihre Rechenwege.

____

____

____

____

____

Krankenbeobachtung bei Patienten mit Infusionen

Aufgabe 12 (PH 10.5.5)

Gerade bei Patienten mit einem großen Infusionsprogramm gehört es zur pflegerischen Aufgabe , zahlreiche Parameter zu überwachen. Nennen Sie die wichtigsten Pflegemaßnahmen und Überwachungsparameter.

1. ______________________
2. ______________________
3. ______________________
4. ______________________
5. ______________________
6. ______________________

Lagerungsarten

Aufgabe 13 (PH 10.9.2)

In der folgenden Abbildung sehen Sie verschiedene Lagerungsarten und ihre Bezeichnung. Tragen Sie in die rechte Spalte ein, wann die jeweilige Lagerungsart angewendet wird.

Lagerungsart		Wann anwenden ?
1. Flach-lagerung/ Rückenlage	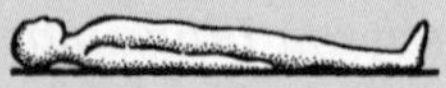	
2. Rücken-lage mit Knierolle	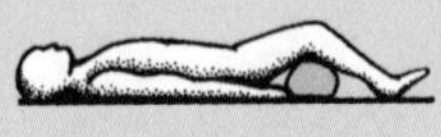	
3. Oberkörper-hochlagerung	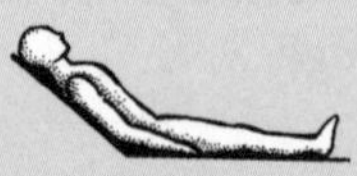	
4. Schocklage (ca. 15°-Kopftief-lagerung	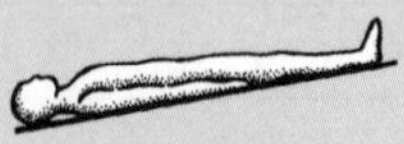	
5. Beintief-lagerung/ schiefe Ebene	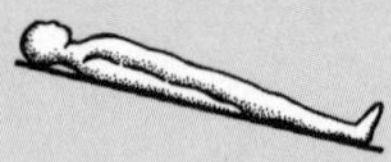	
6. Beinhoch-lagerung	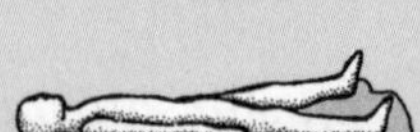	
7. Bauch-lagerung	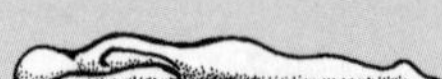	
8. Stabile Seitenlage	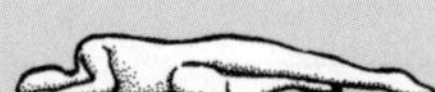	
9. 90°-Seiten-lage	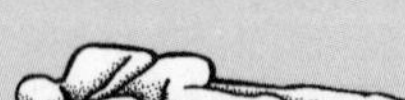	
10. 30°-Seiten-lage	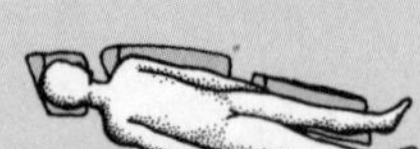	
11. 135°-Seiten-lage	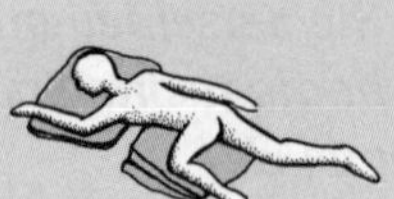	

Versuchen Sie anschließend, jede dieser Lagerungen an einem „Patienten“ (simuliert durch einen Mitschüler/eine Mitschülerin) einzuüben.

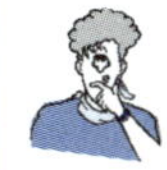

Rehabilitation

Aufgabe 14
(PH 10.11)

Ergänzen Sie die Begriffe zur Rehabilitation (drei wichtige Bereiche werden i.d.R. unterschieden) und ordnen Sie anschließend die Definitionen korrekt zu.

1. M__________ Rehabilitation
2. B__________ Rehabilitation
3. S__________ Rehabilitation

a) Umfasst alle ärztlichen bzw. ärztlich verordneten Maßnahmen, wie z.B. Operationen, orthopädische Hilfsmittel, Arznei- und Verbandmittel, Ergotherapie und auch Anschlussheilbehandlungen.

b) Hier steht die psychische, familiäre, gesellschaftliche und wirtschaftliche Wiedereingliederung im Vordergrund. Dazu gehören auch Hilfen zur Verbesserung der Wohnungssituation (z.B. bauliche Veränderungen).

c) Sie soll die Eingliederung des Behinderten in das Berufsleben ermöglichen. Hier sind z.B. Ausbildungs- und Umschulungsmaßnahmen zu nennen.

Wie würden Sie den Begriff „Aromatherapie“ definieren?

Aufgabe 15
(PH 10.14.7)

____

____

____

____

Aufgabe 16
(PH 10.14.7)

Ätherische Öle

Kennen Sie Anwendungsgebiete für die aufgeführten ätherischen Öle?

Ätherisches Öl	Anwendungsbeispiel
1. Lavendelöl	
2. Minzöl	
3. Orangenöl	
4. Rosmarinöl	
5. Zitronenöl	

11 Allgemeine Pflege vor, während und nach Operationen

Prästationäre Phase

Aufgabe 1
(PH 11.1.1)

Ziel der prästationären Phase ist die optimale Vorbereitung des Patienten auf seine Operation, um das Operationsrisiko so gering wie möglich zu halten.

Welche Aussage(n) ist (sind) in diesem Zusammenhang richtig? Begründen Sie Ihre Entscheidung.

1. Das OP- und Anästhesierisiko eines Patienten hängt nicht nur von seiner Erkrankung und dem geplanten Eingriff ab, sondern auch von weiteren Risikofaktoren, wie z.B. internistischen Begleiterkrankungen.
2. Die ärztliche Aufklärung muss rechtzeitig vor dem Eingriff erfolgen, damit dem Patienten eine angemessene Zeit bleibt, in der er seine Entscheidung noch einmal überdenken kann.
3. Alle Medikamente müssen rechtzeitig vor einer Operation abgesetzt werden, was im Rahmen der anästhesiologischen Visite am Vortag der Operation geklärt werden kann.
4. Der Arzt muss einen Patienten vor geplanten Operationen mit einem zu erwartenden hohen Blutverlust (über 1 000 ml) über die Möglichkeiten zur Vermeidung von Fremdbluttransfusionen aufklären.
5. Vor der stationären Aufnahme zu einer geplanten Operation sollte bei Frauen eine Schwangerschaft sicher ausgeschlossen sein, um eine Fruchtschädigung durch Medikamente oder Röntgenstrahlen zu vermeiden.

Richtige Aussage(n): ____________________

Aufgabe 2
(PH 11.1.2)

Rasurpläne bei verschiedenen Operationen

📖 *Haare im Bereich des Operationsfeldes werden in der Regel entfernt, da sie als Keimträger Wundinfektionen begünstigen. Zeichnen Sie in die unten stehende Grafik das Gebiet ein, das Sie bei der entsprechenden Operation rasieren müssen. Das aufgeführte Beispiel soll Ihnen dabei als Hilfe dienen.*

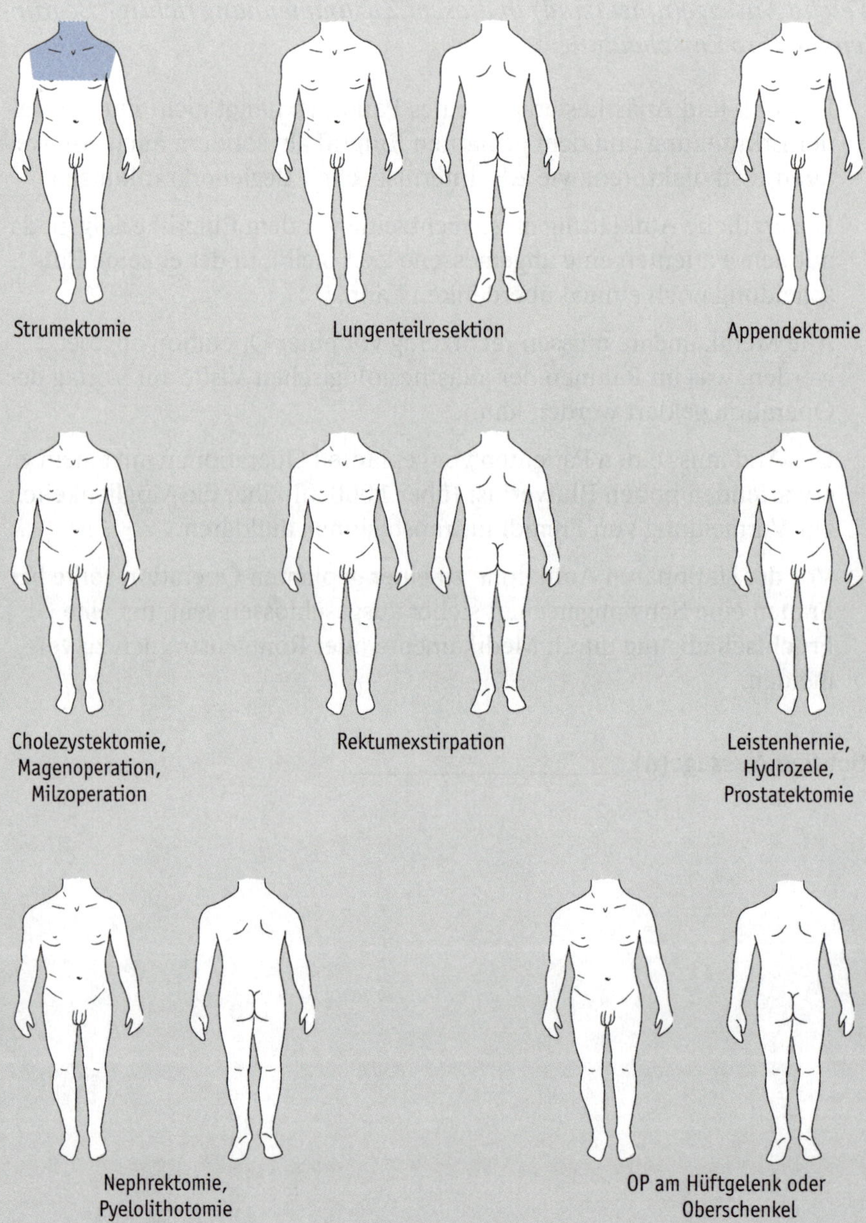

Postoperative Pflege

Aufgabe 3
(PH 11.4.1)

Bevor der Patient nach einer Operation abgeholt wird, sollte sein Zimmer vorbereitet werden, damit er ohne Verzögerung in einer ruhigen und entspannten Atmosphäre versorgt werden kann. Welche Vorbereitungsmaßnahmen können Sie treffen?

1. ______________________________
2. ______________________________
3. ______________________________
4. ______________________________
5. ______________________________

Postoperative Komplikationen und Beschwerden

Aufgabe 4
(PH 11.4.3)

Lösen Sie das Kreuzworträtsel, indem Sie die häufigen postoperativen Komplikationen mit dem jeweiligen Fachterminus in das Kreuzworträtsel eintragen.

Als Lösungswort ergibt sich eine häufig angewandte Pflegemaßnahme in der frühen postoperativen Phase.

1. Dieser Hochdruck entsteht oft durch Schmerzen und Angst.
2. Wenn Magen und Darm nicht „in Gang" kommen, spricht man von einer ...
3. Durch Nachwirkungen der Anästhesie kann auch die Blase ihre Funktion erst später wieder aufnehmen. Kann der Patient kein Wasser lassen, nennt man das ....
4. Der Schluckreflex ist noch nicht intakt. Verschluckt sich der Patient, besteht die Gefahr einer ...
5. Erhöhte Körpertemperatur ist postoperativ fast schon normal. Steigt die Temperatur weiter, bekommt der Patient ...
6. Vor allem im Bereich der Lunge ist das eine lebensbedrohliche Komplikation.
7. Auf deutsch heißt das „Stimmritzenkrampf".
8. Durch eine Volumenüberlastung kann auch die „Pumpe" des Menschen überfordert sein und Schwächen zeigen, dann nennt man das ...
9. Ein „Schluckauf" auf Latein?

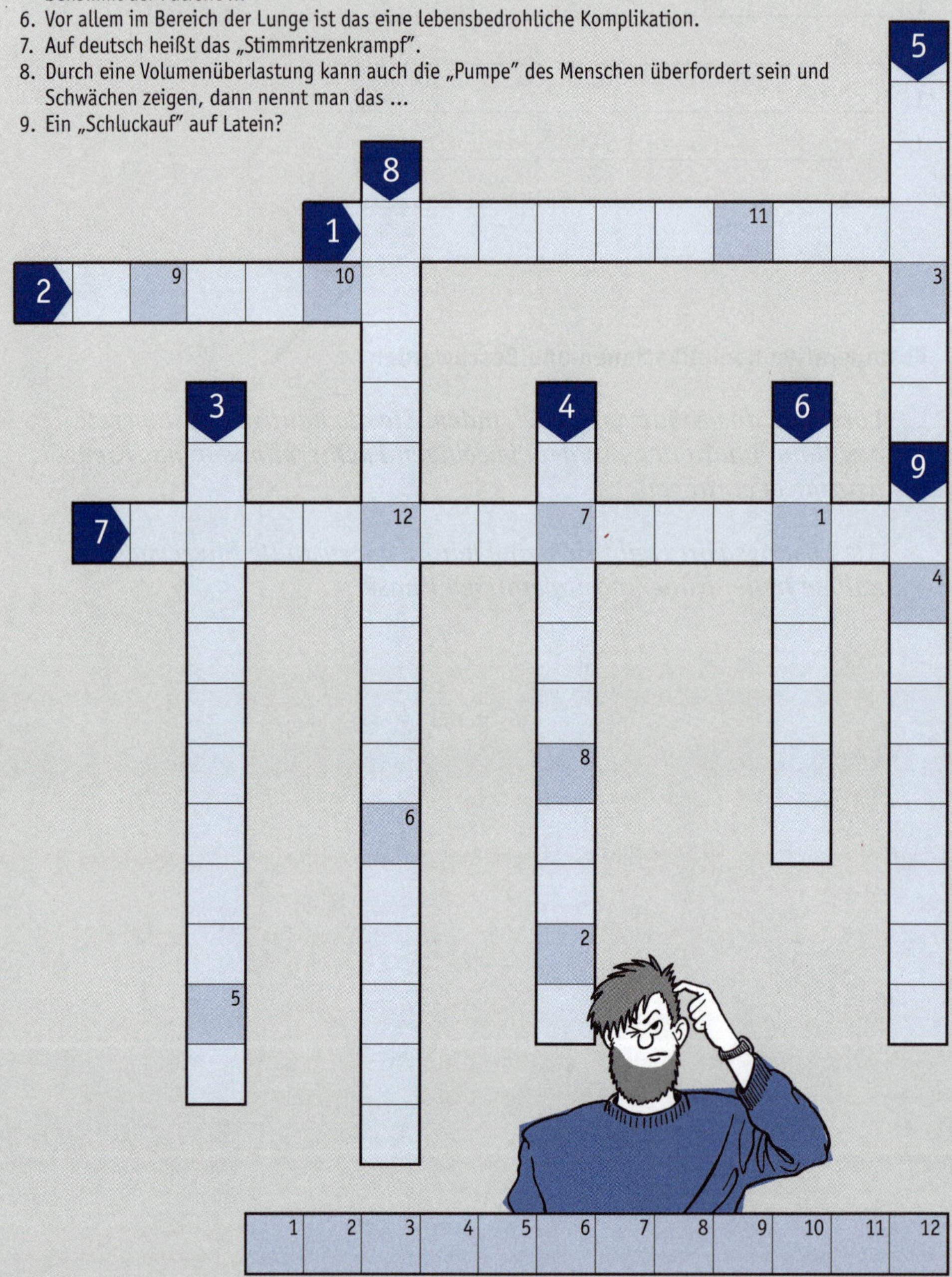

Umgang mit Redon-Drainagen

Aufgabe 5
(PH 11.4.7)

Beim Wechsel einer Redonflasche ist unbedingt auf die Regeln der Asepsis zu achten. Daher ist eine festgelegte Reihenfolge beim Flaschenwechsel sinnvoll.

Bringen Sie die durcheinander gewürfelte Handlungskette in die richtige Reihenfolge und begründen Sie Ihre Entscheidung.

1. Aufkleber zur Bilanzierung des Drainagesekrets von der alten auf die neue Flasche kleben (falls hausintern keine anderen Regeln gelten).
2. Ableitungsschlauch flaschennah abklemmen.
3. Sekretabfluss beobachten.
4. Alte Redonflasche ungeöffnet mit Inhalt entsorgen.
5. Alte Redonflasche abnehmen.
6. Sofort neue Redonflasche aufstecken.
7. Hygienische Händedesinfektion.
8. Schlauchende sprühdesinfizieren, ohne dass Desinfektionsmittel in das Lumen gelangt.
9. Flaschenwechsel dokumentieren.
10. Klemme am Ableitungsschlauch langsam öffnen.
11. Klemme an neuer Redonflasche öffnen.
12. Neue Redonflasche auf Beschädigungen und Intaktheit des Vakuums überprüfen.
13. Handschuhe zum Eigenschutz anziehen.

Lösung: ____________________

Aufgabe 6
(PH 11.4.8)

Wundformen

Ordnen Sie die aufgeführten Wundformen den korrekten Beschreibungen zu.

1. Aseptische Wunden
2. Bedingt aseptische Wunden
3. Kontaminierte Wunden
4. Septische Wunden

a) Infizierte Wunden, die die klassischen Entzündungszeichen zeigen (z.B. eröffnete Eiterherde).

b) Wunden, die keine Entzündungszeichen aufweisen, z.B. nach Osteosynthesen.

c) Wunden, bei denen von einer Keimbesiedelung auszugehen ist, z.B. offen behandelte Wunden, Verbrennungswunden oder Drainageaustrittstellen.

d) Wunden, die aufgrund des OP-Gebietes mit Eröffnung keimhaltiger Höhlen infektionsgefährdet sind.

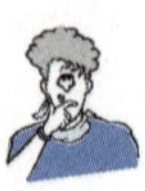

Ach ja: was waren denn noch genau die „klassischen Entzündungszeichen"? (In Kapitel 8.3.1 PH steht's.)

Verbandwechsel

Aufgabe 7
(PH 11.4.8)

Lesen Sie die folgenden Aussagen zum Thema Verbandwechsel durch und kreuzen Sie anschließend die korrekte Antwortkombination an. Begründen Sie Ihre Entscheidung.

1. Eine gute Organisation und eine sorgfältige Vorbereitung des Verbandwechsels vermindern die Infektionsgefahr.
2. Der Patient sollte stets so gelagert werden, dass das Wundgebiet zugänglich ist und der Patient schmerzfrei liegt.
3. Bei aseptischen Wunden erfolgt die Richtung bei der Wundreinigung von außen nach innen, um eine weitere Keimbesiedelung der Wundumgebung zu verhindern.
4. Bei kontaminierten Wunden sollte hingegen die Wundreinigung von innen nach außen erfolgen.
5. Die Verbandfixierung, der Verband und die wundaufliegende Kompresse können in einem Arbeitsgang mit Handschuhen entfernt werden.

a) Aussagen 1 und 2 sind richtig.

b) Aussagen 1, 2 und drei sind richtig.

c) Alle Aussagen sind richtig.

d) Aussagen 1, 2, 3 und 4 sind richtig.

e) Alle Aussagen sind falsch.

Schwangerschaft, Geburt und Wochenbett

Physiologische Schwangerschaft

Aufgabe 1 (PH 12.1)

Ergänzen Sie den Lückentext mit den korrekten Fachbegriffen. Die Anfangsbuchstaben sind als Hilfe angegeben.

Die physiologische Schwangerschaft wird in drei Abschnitte unterteilt. Die einzelnen Abschnitte werden auch als T . . . . bezeichnet. Bereits weinige Stunden, nachdem sich die Kerne von Ei- und Samenzelle zur Z . . . . . vereinigt haben, beginnen die ersten Zellteilungen.
Den hohlen Zellball, der etwa am 4. Tag nach der Befruchtung entstanden ist, bezeichnet man als B . . . . In ihm ist eine Verdickung erkennbar, welche die eigentliche Embryoanlage enthält und E . . . . genannt wird. Dieser wird von einer Blase umgeben, die nach der N . . . . (= Einnistung) der Ernährung des Embryos dient.
Im zweiten Schwangerschafts abschnitt wird das Ungeborene nicht mehr Embryo, sondern F . . . . genannt und befindet sich im Stadium nach dem Abschluss der Organgenese.
Durch Differenzierung entsteht aus den Trophoblasten der Mutterkuchen, den man auch P . . . . nennt.
Als immunologische Barriere zwischen kindlichem und mütterlichem Organismus dient die P . . . .

Schwangerschaftszeichen

Aufgabe 2 (PH 12.1.4)

Nennen Sie bitte mindestens fünf sichere Schwangerschaftszeichen (in der Regel durch Arzt oder Hebamme diagnostiziert).

1. ______________________________
2. ______________________________
3. ______________________________
4. ______________________________
5. ______________________________

Wussten Sie schon, dass ... die in Apotheken frei verkäuflichen Schwangerschaftstest in diesem Zusammenhang nur als „wahrscheinliche“ Schwangerschaftszeichen zu werten sind? Es gibt nämlich bestimmte Tumoren, die ebenfalls das nachweisende HCG-Hormon absondern. Dieses wird sonst nur in den Chorionzotten einer Plazenta produziert.

Ernährung der Schwangeren

Aufgabe 3
(PH 12.2.2)

Sie sind auf der Wöchnerinnenstation eingesetzt und sollen bei einer schwangeren Frau (physiologischer Verlauf) Tipps zu richtigen Ernährung geben. Was würden Sie der Frau raten, wenn Sie Ihnen folgende Fragen stellt (schreiben Sie Ihre Antworten stichpunktartig auf):

1. Wie kann ich meinen Vitamin- und Mineralstoffhaushalt abdecken?

2. Was und wie viel soll ich täglich trinken?

3. Kann ich etwas gegen mein Sodbrennen tun?

4. Ich bin Vegetarierin. Kann ich meine Ernährungsgewohnheiten beibehalten?

5. Weil ich schwanger bin, habe ich doch auch einen deutlich höheren Kalorienbedarf, oder?

Aufgabe 4
(PH 12.2.2)

Schwangerschaft und Rauchen

Kreuzen Sie die richtige Antwortkombination an.

1. Durch jeden Zigarettenzug der Schwangeren verengen sich die Gefäße, die zur Plazenta ziehen und das Kind mit Sauerstoff versorgen.
2. Deshalb gebären Raucherinnen oft untergewichtige Kinder, die zudem besonders anfällig für Atemwegserkrankungen sind.

	Aussage 1	Aussage 2	Verknüpfung
A	falsch	richtig	sinnlos
B	richtig	falsch	sinnlos
C	richtig	richtig	richtig
D	falsch	falsch	sinnlos
E	richtig	richtig	falsch

Aufgabe 5
(PH 12.5.6)

Frühgeburt

Ab wann spricht man von einer Frühgeburt?

Wenn das Kind vor Vollendung der ______ SSW (= Schwangerschaftswoche) geboren wird.

Wussten Sie schon, dass ... das in Deutschland ungefähr 7 % aller Geburten betrifft?

Wehen

Aufgabe 6
(PH 12.7.1)

Treibende Geburtskraft sind v. a. die Wehen. Dieses sind Kontraktionen der Gebärmuttermuskulatur während der letzten Wochen der Schwangerschaft und während der Geburt.

Es werden typischerweise verschiedene Arten von Wehen unterschieden, die Sie im folgenden korrekt zuordnen sollen.

1. Schwangerschaftswehen
2. Eröffnungswehen
3. Senkwehen
4. Nachwehen
5. Presswehen
6. Vorwehen

a) Führen zur Lösung und Abstoßung der Plazenta nach der Geburt des Kindes. Sie dienen der Uterusrückbildung.

b) Hierbei handelt es sich um unregelmäßige, schmerzlose Uteruskontraktionen, die von der Schwangeren als Verhärtung empfunden werden und gegen Ende der Schwangerschaft an Häufigkeit zunehmen.

c) Dieses sind regelmäßig auftretende und schmerzhafter werdende Wehen, die der Eröffnung des Muttermundes dienen.

d) Unregelmäßige Wehen während der letzten vier SSW, die das Kind tiefer treten lassen und seinen Kopf fest in den mütterlichen Beckeneingang drücken.

e) Nach vollständiger Öffnung des Muttermundes wird das Kind durch diese Wehen (u.a.) geboren. Dabei kann die Mutter aktiv mithelfen.

f) Viele Schwangere bemerken die nahende Geburt an diesen noch unregelmäßigen, aber in ihrer Intensität zunehmenden Wehen in den letzten Tagen vor der Geburt.

Aufgabe 7
(PH 12.11)

Übernahme der Wöchnerin aus dem Kreissaal

Sie sollen eine Wöchnerin nach unauffälliger Geburt und Postplazentarperiode aus dem Kreißsaal abholen. Welche Informationen benötigen Sie von der Hebamme?

Tragen Sie die verschiedenen Parameter stichpunktartig in die freien Kästchen ein.

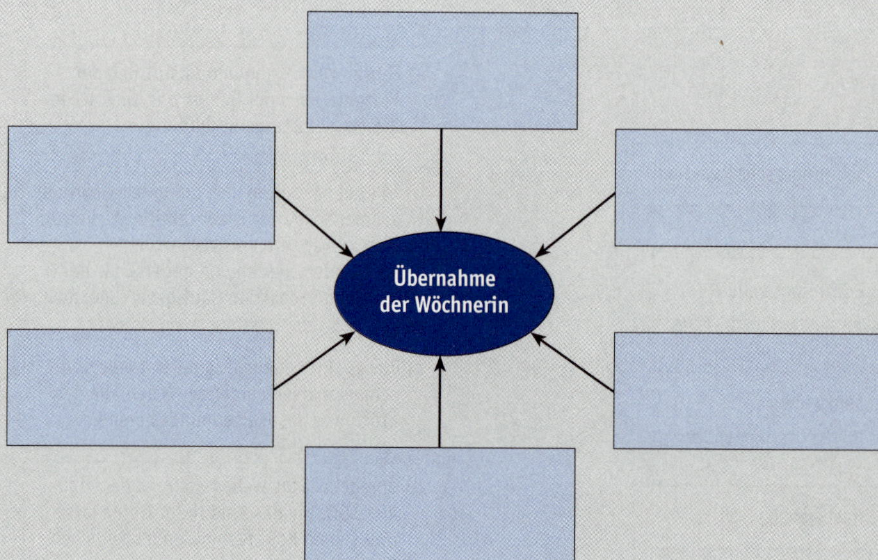

Aufgabe 8
(PH 12.12.2)

Wochenbettpflege

Im Folgenden finden Sie mehrere Aussagen, die sich auf die Pflege einer Wöchnerin beziehen.
Finden Sie die richtigen Antworten heraus und kreuzen Sie dann die korrekte Kombination an.

1. Um Blasenentleerungsstörungen vorzubeugen, wird die Wöchnerin grundsätzlich ca. 6 Stunden nach der Geburt einmalkatheterisiert.
2. In der zweiten Hälfte des Krankenhausaufenthaltes steht bei den Überwachungsmaßnahmen das rechtzeitige Erkennen von Brustkomplikationen im Vordergrund.
3. Wegen der erhöhten Thrombosegefahr sollte die Wöchnerin bereits 4 – 8 Stunden nach einer physiologischen Geburt aufstehen
4. Die Brust der Wöchnerin sollte einmal täglich mit Wasser ohne Seife gewaschen werden.
5. Da viele Wöchnerinnen ruhebedürftig sind, sollte der Besuch in Grenzen gehalten werden, vor allem bei mehreren Patientinnen in einem Zimmer.

a) Nur Aussage 3 ist richtig
b) Aussagen 1, 3, 4 und 5 sind richtig
c) Alle Aussagen sind richtig
d) Aussagen 2, 3, 4 und 5 sind richtig
e) Alle Aussagen sind falsch

Beratung vor der Entlassung

Aufgabe 9
(PH 12.12.3)

Sie sollen mit einer Wöchnerin, die kurz vor der Entlassung steht, ein Beratungsgespräch führen. Welche fachlichen Informationen und Tipps können Sie ihr geben? Orientieren Sie sich bei Ihren Antworten an den übergeordneten Bereichen, die in der linken Tabellenspalte abgedruckt sind und tragen Sie Ihre Antworten stichpunktartig in die rechte Tabellenspalte ein.

Bereich	Pflegetipps und Informationen
1. Nachsorge von Mutter und Kind	
2. Hygiene	
3. Menstruation	
4. Geschlechtsverkehr	
5. Nächste gynäkologische Untersuchung	
6. Weitere Schwangerschaften	
7. Früherkennungsuntersuchungen des Kindes	

Pflege bei Milchstau und Mastitis

Aufgabe 10
(PH 12.13.1)

Welche Aussage(n) zur Pflege einer Wöchnerin, die an Milchstau und Mastitis leidet, ist (sind) falsch? Begründen Sie Ihre Antwort.

1. In frühen Krankheitsstadien sollte eine ausreichende Brustentleerung durch häufiges und korrektes Anlegen des Kindes erfolgen (alternativ kann die Milch auch ausgestrichen werden).
2. Die Wöchnerin sollte Bettruhe einhalten.
3. Pfefferminz-, Hibiskus- oder Salbeitees helfen, den Milchfluss zu reduzieren.
4. Lokale Wärme an der Brust wirkt entspannend und schmerzlindernd.
5. Die Brust sollte durch einen festen BH ruhig gestellt werden.
6. Auf Arztanordnung können Fieber senkende Mittel verabreicht werden.

Falsche Aussage(n): ________

13 Pflege von Kindern

Stillen

Aufgabe 1
(PH 13.1.1)

Heutzutage empfehlen Mediziner, den Säugling in den ersten 4 – 8 Lebensmonaten ausschließlich zu stillen. Lösen Sie das unten stehende Silbenrätsel, dass die Vorteile des Stillens aufzeigt. Alle Silben der gesuchten Wörter sind im oberen Teil der Aufgabe abgedruckt.

(Tipp: Die unteren Fragen sind etwas leichter. Lösen Sie diese zuerst, dann bleiben nicht mehr so viele Silben übrig!)

Al, bar, be, Be, bil, darf, dung, fekt, füg, gan, gen, gien, In, leis, ler, Or, preis, Rück, schutz, ser, ions, tun, ung, ver, Was, wert, zieh.

1. Die Muttermilch ist den .... des Säuglings angepasst.
2. Die Muttermilch deckt den hohen .... des Säuglings.
3. Die Muttermilch bietet einen natürlichen ...., beispielsweise enthält Muttermilch reichlich Immunglobuline.
4. Muttermilch verzögert oder verhindert .... Bei der ausschließlichen Muttermilchernährung in den ersten Lebensmonaten kommt es seltener zu Sensibilisierungen gegen Kuhmilcheiweiß.
5. Muttermilch ist jederzeit in ausreichender Menge .... und dazu noch sehr .... Sie ist optimal vorgewärmt und von guter hygienischer Qualität.
6. Stillen und die dadurch ausgelösten physiologischen Veränderungen fördern bei der Mutter die .... des Uterus.
7. Der mit dem Stillen verbundene Körperkontakt vertieft die Mutter-Kind-.........

Aufgabe 2
(PH 13.2.4)

Pflege des Säuglings: Baden

Finden Sie die falsche(n) Aussage(n) aus dem unteren Text heraus und begründen Sie Ihre Entscheidung.

(Tipp: Nehmen Sie sich die in der Krankenpflegeschule i.d.R. vorhandene „Demo-Kinder-Puppe" und probieren Sie die Technik aus.)

1. Da das Bad die Haut austrocknet, sollte das Baby nicht zu oft gebadet werden. 1 – 2 Mal pro Woche reichen völlig aus.
2. Beim Einbringen des Kindes in die Wanne umfassen Rechtshänder mit der rechten Hand das Schultergelenk, wobei der Kopf des Babys auf dem Unterarm der Pflegeperson liegt.
3. Zum Waschen des Rückens wird das Kind auf den Bauch gedreht, dabei den Säugling immer zu sich hin drehen.
4. Nach dem Waschen des Rückens wird das Kind wieder zurück gedreht, dabei wird es immer durch den korrekten Griff in der Achselhöhle gesichert.
5. Falls therapeutische Bäder angeordnet sind (z.B. ein Kaliumpermanganatbad) ersetzen diese nicht das Reinigungsbad.

Falsche Aussage(n): ____________

Aufgabe 3
(PH 13.3.6)

Pflege bei Fieber

Im unteren Teil finden Sie Aussagen zur Pflege von Kindern mit Fieber. Lesen Sie zunächst alle Aussagen durch und kreuzen Sie anschließend die korrekte Antwortkombination an.

Begründen Sie Ihre Entscheidung!

1. Arzneimittel der Wahl zur Fiebersenkung bei Kindern ist Azetylsalizylsäure (z.B. Aspirin®), dass in geringen Dosierungen ohne Bedenken auch vom Pflegepersonal verabreicht werden darf.
2. Obwohl dem kindlichen Fieber meist harmlose Infekte zugrunde liegen, muss stets auf Anzeichen bedrohlicher Erkrankungen geachtet werden.
3. Bei Fieber sollte das Patientenzimmer möglichst ruhig sein und abgedunkelt werden.
4. Der Raum sollte gut gelüftet werden, Zugluft ist aber zu vermeiden.
5. Durchgeschwitzte Kleidung und Bettwäsche sollte am nächsten Morgen gewechselt werden.

a) Aussagen 1, 2 und drei sind richtig
b) Aussagen 3, 4 und 5 sind richtig
c) Aussagen 2, 3 und 4 sind richtig
d) Alle Aussagen sind richtig
e) Alle Aussagen sind falsch

Gestationsalter und Geburtsgewicht

Aufgabe 4
(PH 13.6.2)

Zur Einteilung des Neugeborenen werden oft die Parameter „Gestationsalter“ (Tragezeit; intrauterine Entwicklungszeit) und „Geburtsgewicht“ (normal: 2500 – 4200 g) herangezogen. Werden diese beiden Parameter in Beziehung gesetzt, entstehen drei Kategorien, die mit Fachbegriffen benannt werden können.

Ordnen Sie den Fachbegriffen die jeweils korrekte Definition zu.

1. Eutroph
2. Hypotroph
3. Hypertroph

a) Das Geburtsgewicht ist für das Gestationsalter zu hoch.
b) Das Geburtsgewicht liegt innerhalb des nach dem Gestationsalter zu erwartenden „Zielkorridors".
c) Das Geburtsgewicht ist für das Gestationsalter zu niedrig.

Wussten Sie schon, dass ... die Präfixe „Eu-“, „Hyper-“ und „Hypo-“ auch in anderen Zusammenhängen stets die gleiche Bedeutung haben? Vielleicht können Sie ja anhand dieser Information die Antwort ableiten.

Aufgabe 5
(PH 13.7.1)

Fehlbildungen bei Neugeborenen

Als Fehlbildung ist per Definitionem eine angeborene Anomalie mit funktioneller und/oder sozialer Bedeutung gemeint, die durch eine Störung in der pränatalen Entwicklung bedingt ist.

Ordnen Sie korrekt zu.

1. Agenesie
2. Aplasie
3. Dysplasie

a) Fehlentwicklung von Organen oder Geweben mit unzureichender Differenzierung und daher nicht ordnungsgemäßer Funktion.

b) Das Organ ist zwar angelegt, jedoch nicht ausgebildet – es finden sich lediglich Fett- oder Bindegewebsreste.

c) Völliges Fehlen einer Organanlage infolge einer Störung der Embryonalentwicklung.

Kindliche Infektionserkrankungen

Aufgabe 6
(PH 13.14)

In das Kreuzworträtsel sollen Sie die Bezeichnungen für die beschriebenen Infektionserkrankungen im Kindesalter eintragen. Das Lösungswort ist unser eigentliches Metier.

(P.S. Wie im Kreuzworträtsel üblich wird ein „ö" natürlich zum „oe").

1. Der „Ziegenpeter" geht immer mit einer starken Schwellung der Ohrspeicheldrüse einher.
2. Das ist eine akute, aber harmlose Viruserkrankung des Kleinkindalters. Die typische febrile Temperaturerhöhung dauert in der Regel 4 320 Minuten an.
3. Diese für den Erkrankten in der Regel harmlose Virusinfektion heißt im Fachjargon „Rubeola" und ist durch einen kleinfleckigen Ausschlag charakterisiert.
4. Diese Erkrankung hat fast jedes Kind, weil die Varizellen hoch ansteckend sind.
5. So ähnlich wie in Antwort 3, wegen der girlanden- und kreisförmigen Exanthemform heißt diese Erkrankung aber anders (wenn's hilft: der Erreger ist das Parvovirus B 19).
6. Das Virus dieser Infektionskrankheit wird durch Tröpfcheninfektion übertragen. Eine Komplikation ist die durch diese Krankheit hervorgerufene Enzephalitis.

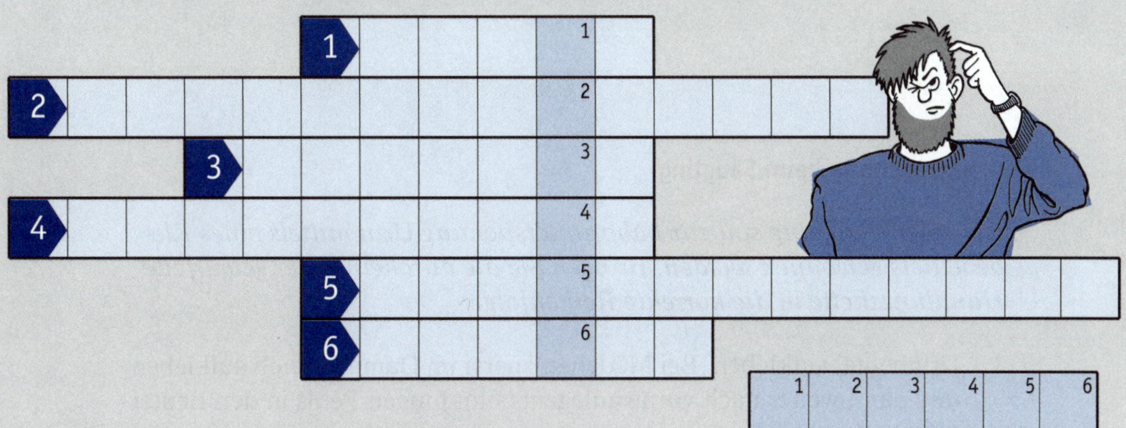

Arzneimittelgabe bei Kindern

Aufgabe 7
(PH 13.3.5)

Geduld und Ehrlichkeit sind zwei Grundregeln für die Arzneimittelverabreichung in der Kinderkrankenpflege. Welche weiteren Grundregeln kennen Sie, welche die Verabreichung von Arzneimitteln in der Kinderkrankenpflege betreffen?

Schreiben Sie Ihre „Praxistipps" in die freien Kästchen – vielleicht haben Sie ja auch schon Erfahrungen aus dem privaten oder beruflichen Bereich sammeln können.

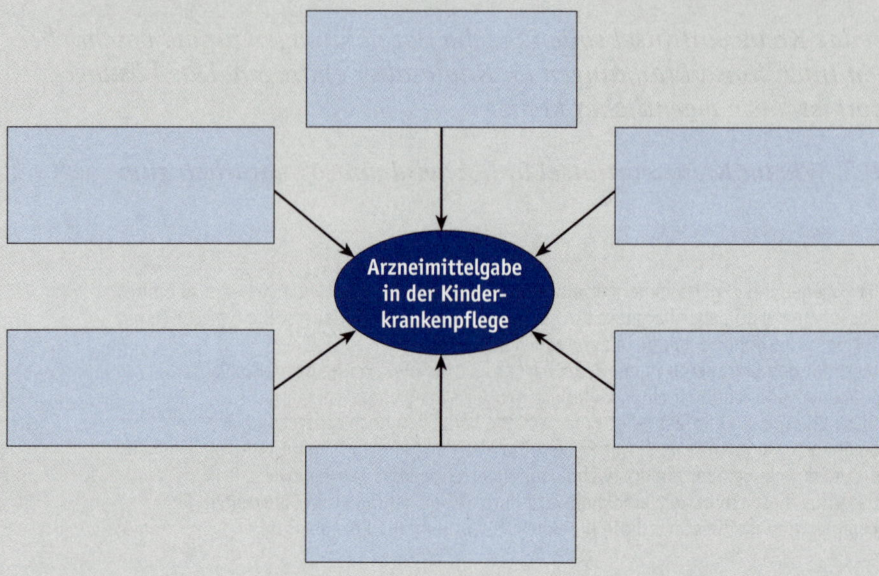

Aufgabe 8 (PH 13.4.2)

Uringewinnung beim Säugling

Bei einem Säugling soll zur Laboruntersuchung Urin mittels eines Klebebeutels gewonnen werden. Bringen Sie die durcheinander gewürfelte Handlungskette in die korrekte Reihenfolge.

1. Urinbeutel aufkleben. Bei Mädchen zuerst im Dammbereich aufkleben und dann weiter nach vorne anlegen; beim Jungen Penis in den Beutel platzieren.
2. Baby wickeln und anziehen. Falls keine Kontraindikationen bestehen: reichlich Flüssigkeit anbieten.
3. Das Baby mit gespreizten Beinen auf den Rücken legen, so dass die Genitalregion gut zugänglich ist.
4. (Unsterile) Handschuhe anziehen. Äußere Genitalregion mit Wasser reinigen und abtrocknen.
5. Alle 30 Minuten nachsehen, ob sich Urin im Beutel befindet. Dann Kind ausziehen und Beutel entfernen.
6. Dem Kind ca. 30 Minuten vor Aufkleben des Beutels z.B. Tee anbieten.

Lösung: ____________________

14 Pflege alter Menschen

Veränderungen im Alter

Aufgabe 1
(PH 14.1)

Im folgenden Text werden einige Alterserscheinungen beschrieben. Es haben sich dabei allerdings drei inhaltliche Fehler eingeschlichen, die Sie herausfinden sollen.

Begründen Sie einem Mitschüler/einer Mitschülerin gegenüber, warum die von Ihnen herausgefundenen Fehler fachlich falsch sind.

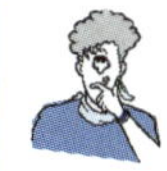

Auch wenn das Altern genetisch verankert ist, wird der Zeitpunkt des Altwerdens von der Lebensgeschichte und dem Lebensstil des Einzelnen entscheidend beeinflusst.
Das biologische Alter beschreibt die am Kalender ablesbare Alterung. Das Altern wird aber auch vom sozialen Umfeld und von der Familie mitgeprägt.
Das soziale Alter beschreibt die gegenwärtige gesundheitliche Situation und die Belastbarkeit eines Menschen.
Pflegende können einem vorzeitigen Abbau von Lebenskräften entgegenwirken, indem sie helfen, auch die sozialen Fähigkeiten des älteren Menschen wiederherzustellen.

Inhaltliche Fehler:

1. ______________________________

2. ______________________________

Unterstützung bei den ATL

Aufgabe 2
(PH 14.2.2)

Bei älteren Menschen finden sich häufig vielschichtige Veränderungen bzw. Einschränkungen bei der Ausführung der ATL. Versuchen Sie (in Einzel-, Partner- oder Gruppenarbeit), den geschilderten Problemen sinnvolle pflegerische Maßnahmen (stichpunktartig) zuzuordnen und begründen Sie diese Ihrem Mitschüler/Ihrer Mitschülerin gegenüber. Beachten Sie dabei vor allem auch die Ressourcen der älteren Menschen.

Problem/Einschränkung	Maßnahme
1. Verminderte Hörfähigkeit	
2. Vermindertes Durstgefühl	
3. Körperliche Bewegungseinschränkung, Immobilität	
4. Angst vor Stürzen, Unsicherheit	
5. Flachere Atmung, höhere Infektanfälligkeit	
6. Herabgesetztes Temperaturempfinden	
7. Verändertes Schlafverhalten	
8. Bedürfnis nach Zuwendung, Nähe und Geborgenheit	
9. Nachlassender Geruchs- und Geschmackssinn, Appetitlosigkeit	
10. Hautprobleme: dünne, schuppige, trockene Haut	

Verwirrtheit bei älteren Menschen

Aufgabe 3
(PH 14.2.2)

Pflegende können mit geeigneten Maßnahmen dazu beitragen, dass sich ältere Menschen im Krankenhaus besser zurechtfinden und so einer Verwirrtheit vorbeugen.

Ordnen Sie den vier Ebenen der verschiedenen Orientierungen geeignete pflegerische Maßnahmen zur Orientierungshilfe zu.

1. Zeitliche Orientierungshilfe

2. Örtliche Orientierungshilfe

3. Persönliche Orientierungshilfe

4. Situative Orientierungshilfe

Aufgabe 4
(PH 14.5.1)

Symptome der Alzheimer-Demenz

Versuchen Sie, aus den folgenden Symptomen diejenigen herauszufinden, die nicht zum Krankheitsbild der Alzheimer-Demenz passen.

a) Zerstreutheit, Konzentrationsstörung
b) Stimmungslabilität
c) Wechselhafter, oft schubweiser Verlauf
d) Interesselosigkeit
e) Stuhl- und Harninkontinenz
f) Epileptische Anfälle
g) Räumliche- und zeitliche Orientierungsstörungen

Antwort:

Die Symptome ___________ passen nicht zum Krankheitsbild einer Alzheimer-Demenz, sondern eher zu folgendem Krankheitsbild:

____

Aufgabe 5
(PH 14.5.3)

Pflege eines Demenzkranken

Ergänzen Sie den Lückentext, der Grundsätze für die Pflege eines Demenzkranken Patienten beinhaltet. Die Anfangsbuchstaben der gesuchten Wörter sind als Hilfe schon eingetragen.

Der Demenzkranke sollte mit wenigen B . . . . im Pflegealltag konfrontiert werden. Ihm helfen klare A . . . ., die in kurzen und einfachen Sätzen gegeben werden, dabei sollte stets deutlich gesprochen werden.
Wichtige Informationen muss man bei Bedarf w . . . . Außerdem sollte man geduldig sein und so dem Patienten für seine Reaktionen Z . . . g . . . . .
Dem Kranken helfen im Stationsalltag auch einfache Regeln und feste G . . . .
Bei nachlassendem Sprachverständnis kann versucht werden, den Kranken durch M . . . ., G . . . . . und/oder Berührungen zu erreichen und zu beruhigen.

15 Pflege in der Endphase des Lebens

Spezielle Fachgebiete

Aufgabe 1
(PH 15)

Zwei wissenschaftliche Fachgebiete beschäftigen sich speziell mit der Situation Sterbender. Können Sie diese Fachgebiete durch eine Kurzdefinition voneinander abgrenzen?

1. Palliativmedizin

___

___

___

2. Thanatologie

___

___

___

Rechte des Sterbenden

Aufgabe 2
(PH 15.3)

Der Umgang mit Sterbenden und die Rechte, die ihm eingeräumt werden, sind stark von der jeweiligen Zeit und Gesellschaft geprägt. In Deutschland gibt es neben dem Recht auf optimale medizinische Betreuung vier weitere wichtige Ansprüche Sterbender, die Sie in den Lückentext einfügen sollen. Die Anfangsbuchstaben sind dabei als Hilfe schon vorgegeben.

1. Die A . . . . (der Kranke hat das Recht, vollständig über seine Erkrankung informiert zu werden).
2. Nicht nur die umfassende medizinische, sondern auch die pflegerische, psychologische und seelsorgerische B . . . . gehören dazu.
3. Die M . . . . bei medizinischen Maßnahmen, beispielsweise Behandlungsabbruch oder Fortsetzung der Behandlung.
4. B . . . . über den eigenen Körper (z.B. Transplantationsmedizin, Obduktion, Beerdigungsmodalitäten).

Sterbehilfe

Aufgabe 3
(PH 15.3.2)

Ordnen Sie korrekt zu.

1. Aktive Sterbehilfe
2. Passive Sterbehilfe

a) Gezielte Maßnahmen, die den Tod direkt herbeiführen. In Deutschland, Österreich und in der Schweiz gesetzlich verboten.

b) Verzicht auf lebensverlängernde Maßnahmen und/oder leidensmindernden Maßnahmen, selbst wenn diese das Leben verkürzen. Ziel: Leiden mindern, wobei die Möglichkeit des vorzeitigen Todes in Kauf genommen wird.

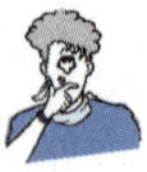

Wie stehen Sie persönlich zu diesem Thema? Sind Sie eher ein Befürworter oder ein Gegner der aktiven Sterbehilfe? Kennen Sie Situationen (beruflich oder privat), in denen Sie sich diese Frage schon einmal gestellt haben?

Körperliche Beschwerden

Aufgabe 4
(PH 15.4.2)

Bei sterbenden Patienten treten häufig komplexe Probleme auf. Neben der fortschreitenden Grunderkrankung kommen oft Infektionen und Beeinträchtigungen verschiedenster Organfunktionen vor.

Tragen Sie die wichtigsten Symptome und Beschwerden in die Kästchen ein.

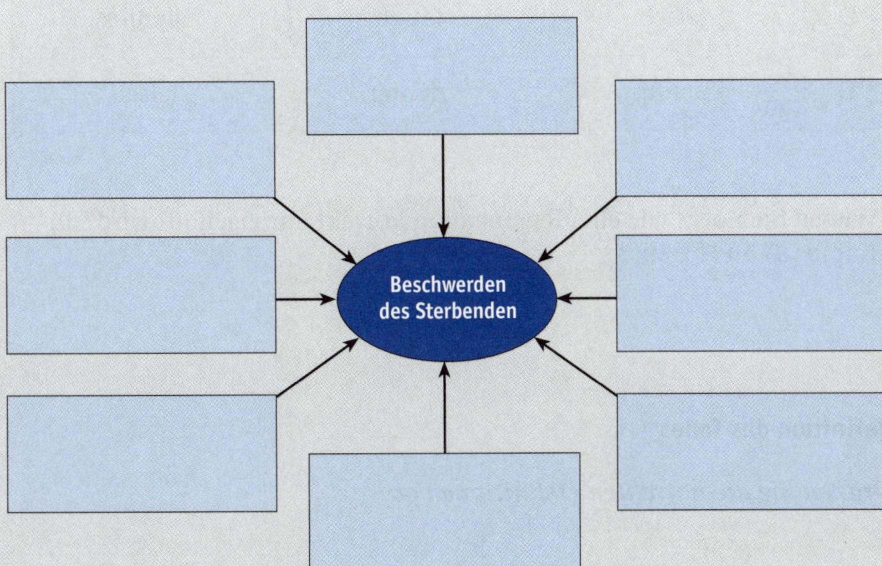

Kennen Sie pflegerische Strategien, die diese Beschwerden lindern können?

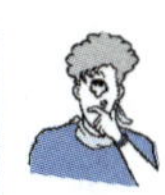

Reanimation

Aufgabe 5
(PH 15.6)

Welche Aussagenkombination trifft zu?

1. Soll ein Patient im Krankenhaus nicht reanimiert werden, muss der Arzt diese Information mit Handzeichen in das Dokumentationssystem eintragen,

ansonsten ...

2. ... ist das Pflegepersonal zu Reanimation verpflichtet.

	Aussage 1	Aussage 2	Verknüpfung
A	falsch	richtig	sinnlos
B	richtig	falsch	sinnlos
C	richtig	richtig	richtig
D	falsch	falsch	sinnlos
E	richtig	richtig	falsch

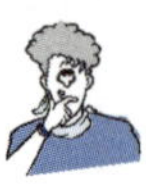

Wissen Sie noch, wie eine Reanimation korrekt durchgeführt wird? In Kapitel 17.3 PH steht's.

Aufgabe 6
(PH 15.6)

Definition des Todes

Ordnen Sie die korrekten Definitionen zu.

1. Scheintod
2. Klinischer Tod
3. Dissoziierter Hirntod
4. Biologischer Tod

a) Das Erlöschen sämtlicher Organfunktionen

b) Definitiver Ausfall aller Gehirnfunktionen. Herzkreislauf- und Lungenfunktion sind dagegen durch intensivmedizinische Unterstützung noch erhalten.

c) Zustand, in dem Atmung und Herzschlag durch die klinische Untersuchung nicht mehr wahrnehmbar, aber nicht erloschen sind.

d) Tritt bei Stillstand von Atmung und Kreislauf ein und ist durch die unsicheren Todeszeichen gekennzeichnet.

Sterbebegleiter

Aufgabe 7
(PH 15.9.3)

Auch professionelle Pflegekräfte, die als Sterbebegleiter fungieren, müssen sich im beruflichen Alltag schützen, um nicht unter Erschöpfung und Enttäuschung zu leiden. Daher gibt es verschieden Strategien, die einem Burn-out vorbeugen. Welche Aussage(n) ist (sind) in diesem Zusammenhang ***nicht*** *richtig?*

1. Eine geeignete Strategie ist das Teilen der Verantwortung mit Kollegen aus anderen Berufen (Ärzte, Sozialarbeiter, Seelsorger).
2. Um sich zur Ruhe und zur Besinnung zurückziehen zu können, müssen entsprechende „Ruhe-Räume" zur Verfügung stehen.
3. Eine gute Kommunikation zwischen allen Betroffenen dient als Puffer gegen Angst und Stress. Hilfreich sind auch Supervision und/oder Balint-Gruppen.
4. Die durch den Tod des Patienten hervorgerufene Trauer bei der Pflegekraft ist notwendig und richtig. Sie hilft, die Beziehung zum Verstorbenen zu bewältigen.
5. Durch Fortbildungen (z.B. „Sterbeseminare") können Pflegende neue Erkenntnisse der Sterbeforschung kennen lernen, die dann im Alltag umgesetzt werden können.

Falsche Aussage(n): ___________

Pflege von Schmerzpatienten

Grundregeln im Umgang mit Schmerzkranken

Aufgabe 1
(PH 16.1)

Im folgenden Text werden einige Grundregeln genannt, die beim Umgang mit Schmerzkranken zu beachten sind. Leider haben sich drei inhaltliche Fehler in den Text eingeschlichen, die Sie herausfinden und korrigieren/widerlegen sollen.

Nur der Patient nimmt den Schmerz wahr, daher müssen alle Aussagen über den Schmerz ernst genommen werden, auch wenn sie zunächst nicht nachvollziehbar erscheinen.
Schmerz wirkt oft bedrohlich und ist daher häufig von Euphorie und Manie begleitet. Es gilt, sich diesen Gefühlen zu stellen und den Patienten nicht damit allein zu lassen.
Schmerz wird von unterschiedlichen gesellschaftlichen Gruppen verschieden erlebt und mitgeteilt. Dieses wird besonders deutlich bei der Pflege von Schmerzpatienten aus anderen Kulturkreisen. So sind z.B. Nordeuropäer wesentlich schmerztoleranter als US-Amerikaner. Wichtig ist, mit allen Schmerzpatienten vorurteilslos umzugehen.
Schmerz teilt etwas mit. Die Schmerzmitteilung kann eine zielorientierte Funktion haben. Das Schreien eines Kindes z.B. ist überhaupt kein Schmerz, es hat lediglich Hunger. Am besten ist es, den Patienten auf vermutete Wünsche anzusprechen.

Falsche Aussagen:

1. ____________________
2. ____________________
3. ____________________

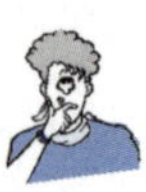

Diskutieren Sie im Anschluss an diese Aufgabe mit einem Mitschüler/einer Mitschülerin, welche Erfahrungen Sie schon mit Schmerzkranken gemacht haben (eigene Erfahrungen mit sich selbst, in der Familie, auf den Stationen ...).

16

Schmerzformen

Lösen Sie das Kreuzworträtsel, in dem sich die grundsätzlichen Schmerzformen und Begriffe aus der Schmerzphysiologie verstecken. Als Lösungswort ergibt sich eine wichtige pflegerische Maßnahme beim Umgang mit Schmerzpatienten.

Aufgabe 2
(PH 16.2.2 + 16.2.3)

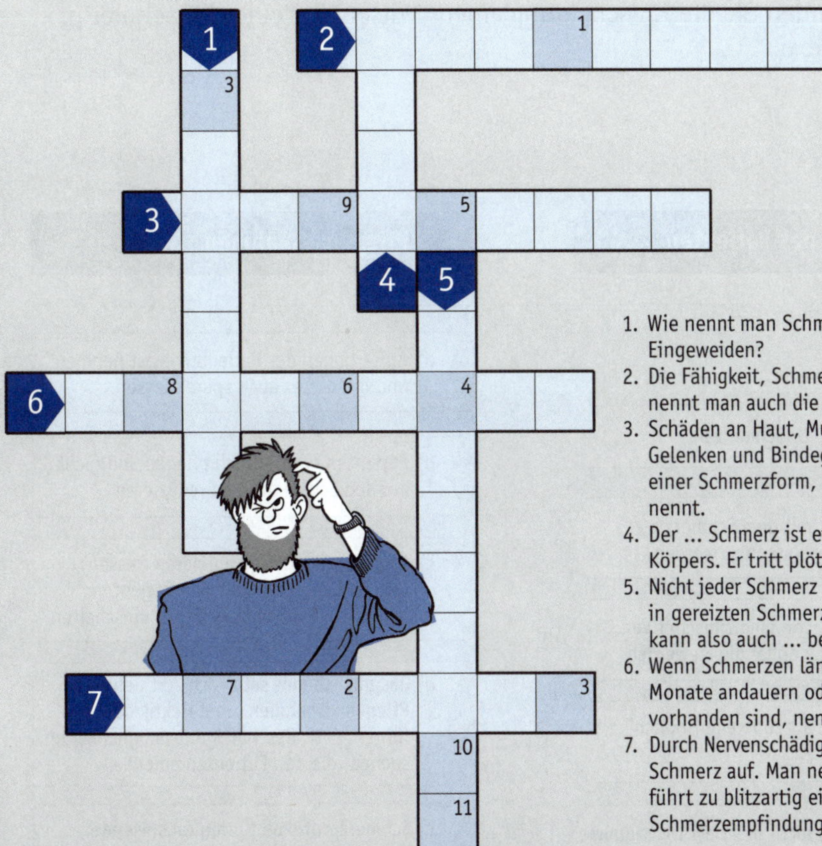

1. Wie nennt man Schmerzen aus den Eingeweiden?
2. Die Fähigkeit, Schmerz zu ertragen, nennt man auch die Schmerz ...
3. Schäden an Haut, Muskeln, Knochen, Gelenken und Bindegewebe führen zu einer Schmerzform, die man auch ... nennt.
4. Der ... Schmerz ist ein Warnsignal des Körpers. Er tritt plötzlich auf.
5. Nicht jeder Schmerz hat seine Ursache in gereizten Schmerzrezeptoren. Er kann also auch ... bedingt sein.
6. Wenn Schmerzen länger als sechs Monate andauern oder ständig vorhanden sind, nennt man sie ...
7. Durch Nervenschädigungen tritt dieser Schmerz auf. Man nennt ihn ... Er führt zu blitzartig einschießenden Schmerzempfindungen.

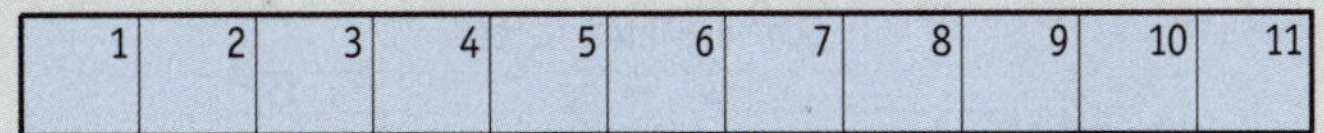

Einflüsse auf das Schmerzerleben – pflegerische Maßnahmen

Aufgabe 3
(PH 16.2.5)

Das Schmerzerleben eines Menschen wird durch vielerlei Faktoren beeinflusst. Die Kenntnis von z.B. psychischen Einflussgrößen kann sich direkt auf das pflegerische Handeln auswirken. Versuchen Sie, den typischen Ängsten des Patienten auf der linken Seite die passende Pflegemaßnahme auf der rechten Seite zuzuordnen.

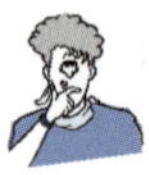

Begründen Sie die Entscheidung einem Mitschüler/einer Mitschülerin gegenüber.

Ängste des Patienten

1. Angst vor Schmerzen
2. Angst, mit dem Schmerz allein gelassen zu werden
3. Angst, von medizinischer Versorgung abhängig zu werden
4. Angst, als „überempfindlich" zu gelten
5. Angst, nicht mehr als Individuum betrachtet zu werden
6. Angst vor der Zukunft (Familie, Beruf)

Pflegemaßnahmen

a) Äußerungen des Patienten ernst nehmen und ihn dieses auch spüren lassen.

b) Patienten ganzheitlich pflegen und nicht auf den Schmerzaspekt reduzieren.

c) Familienangehörige aufklären (lassen), was die Schmerzen für den Patienten bedeuten. Evtl. Sozialarbeiter einschalten

d) Gesprächsbereit sein, sich Zeit nehmen, Pflegemaßnahmen ohne Hektik durchführen. Evtl. Beschäftigungsmöglichkeiten suchen, die den Patienten ablenken.

e) Schmerzprotokoll führen (auslösende Faktoren herausfinden). Patient über prophylaktische Maßnahmen gegen den Schmerz informieren.

f) Patient auf Maßnahmen hinweisen, die er selbst gegen Schmerzen einsetzen kann. Selbstbestimmte Medikamenteneinnahme fördern.

Schmerzanamnese

Aufgabe 4
(PH 16.3.1)

Im Umgang mit Scherzpatienten ist es pflegerische Aufgabe, eine genaue Beobachtung und Dokumentation des Schmerzes durchzuführen. Was kann man über den Schmerz erfragen oder in Erfahrung bringen, um ihn genauer zu differenzieren?

Tragen Sie Ihre Antworten in die freien Kästchen ein.

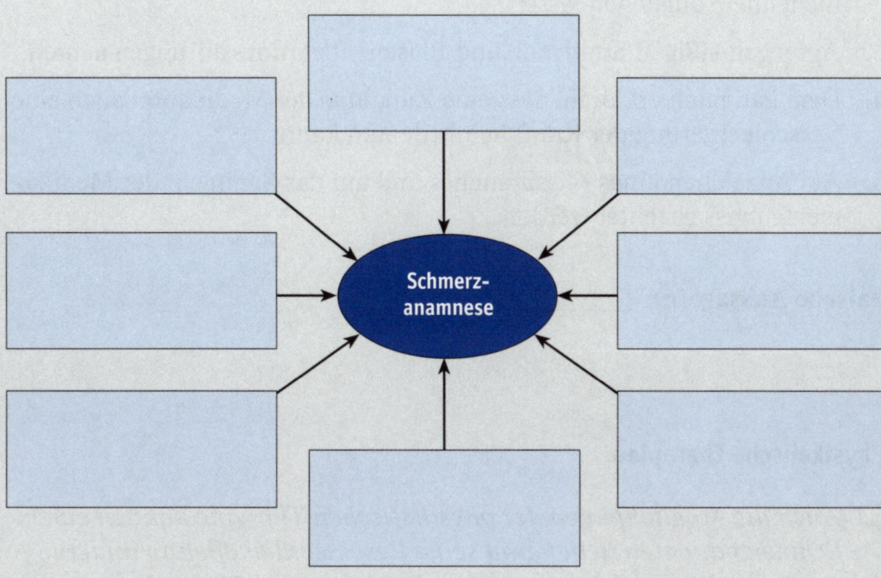

Zeichen der Opiatvergiftung

Aufgabe 5
(PH 16.4.5)

Kreuzen Sie die typischen Anzeichen einer Opiatvergiftung an:

a) Koma/zerebrale Krämpfe
b) Farbensehen
c) Zyanose
d) Dyspnoe/Atemstillstand
e) OpisthotonusZyanose
f) Übelkeit/Erbrechen

Stellen Sie sich nun folgende Situation vor: Sie finden in einem Krankenzimmer einen Patienten, der offensichtlich eine Opiatvergiftung erlitten hat. Sie können keine Atmung mehr feststellen.

Diskutieren Sie zu zweit/in der Gruppe darüber, wie hier die sinnvollste Vorgehensweise aussieht.

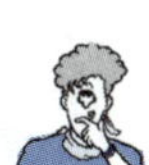

Aufgabe 6
(PH 16.4.5)

Pflege von Patienten mit Opiatmedikation

Bei der Pflege von Patienten mit Opiatmedikation sind einige Grundsätze zu beachten. Finden Sie aus den unten stehenden Aussagen die falsche(n) heraus.

1. Die Opioidwirkung muss genau überwacht werden, insbesondere zu Behandlungsbeginn und bei Dosiserhöhung.
2. Bei Sedation, v.a. zu Beginn der Medikation darf man den Patienten nicht allein aufstehen lassen.
3. Auf regelmäßigen Stuhlgang und Blasenentleerungsstörungen achten.
4. Dem Patienten erklären, dass eine Zunahme der Medikation auch eine Verschlechterung der Krankheit bedeuten kann.
5. Auf Anzeichen eines Missbrauches und auf das Sammeln der Medikamente muss geachtet werden.

Falsche Aussage(n): ______________

Aufgabe 7
(PH 16.4.9)

Physikalische Therapien

🕮 *Auch die Möglichkeiten der physikalischen Therapie können einem Schmerzpatienten helfen und seine Beschwerden effektiv lindern. Ergänzen Sie den Lückentext mit den passenden Maßnahmen aus diesem Bereich. Als Hilfe sind einige Buchstaben der gesuchten Begriffe vorgegeben.*

Nur weniges wirkt so lindernd, wärmend und beruhigend, wie die bewusste B . . . . mit der Hand. Die Wirkung der Hautstimulation wird auch bei der V . . . . th . . . p . . ausgenutzt, die sich für die Behandlung von z.B. Amputationsschmerzen eignet.
K . . . . wirkt durch Hemmung entzündlicher Stoffwechselprozesse schmerzlindernd.
Durch W . . . . erweitern sich die Gefäße und entspannt sich die Muskulatur. Indikationen für diese Therapieform sind z.B. chronische Gelenkerkrankungen, Koliken und muskuläre Verspannungen.
Die klassische M . . . a . . unterstützt die allgemeine Entspannung und wird erfolgreich bei muskulären Verspannungen eingesetzt.
Auch ein körperliches . . a i . . . g erzeugt über eine Aktivierung des körpereigenen Endorphinsystems positive Gefühle und stützt so das Selbstwert- und L . . . . . g . . . . l .

17 Pflege in Notfallsituationen

Unklare Bewusstlosigkeit

Aufgabe 1
(PH 17.2.1)

Geben Sie stichpunktartig mögliche Ursachen für eine Bewusstlosigkeit an. Als kleine Hilfe wurden die Ursachen in solche unterteilt, die im Zentralnervensystem (ZNS) liegen und in diejenigen, die nicht primär im ZNS liegen.

1. ZNS-bedingte Bewusstlosigkeit

____

____

____

2. Nicht-ZNS-bedingte Bewusstlosigkeit

____

____

____

Versuchen Sie den Begriff „Bewusstlosigkeit" zu definieren!

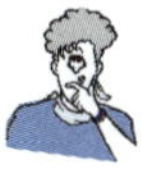

Reanimation

Aufgabe 2
(PH 17.3.1 – 17.3.4)

Für die kardiopulmonale Reanimation wird bisher nach der sog. ABCD-Regel vorgegangen. Was bedeuten diese Buchstaben eigentlich?

A = ______________________________

B = ______________________________

C = ______________________________

D = ______________________________

Aufgabe 3
(PH 17.3.1 – 17.3.4)

Notfall ABC

Was können die Aufgaben des Ersthelfers bei den einzelnen Schritten des Notfall ABC's sein? Tragen Sie die Begriffe aus Aufgabe 17.2 auch noch einmal in die Tabelle ein.

	Bedeutung	Maßnahme des Ersthelfers
A		
B		
C		
D		

Aufgabe 4
(PH 17.3.2 + 17.3.3)

Herzdruckmassage

🕮 *Beim Erwachsenen muss für eine erfolgreiche Reanimation ca. 80 mal pro Minute die Herzmassage durchgeführt und ca. 15 mal pro Minute die Atemspende geleistet werden. Wie sieht es bei Kindern aus?*

Tragen Sie die Frequenz für die Beatmung und die Herzmassage in die Tabelle ein.

Alter	Beatmungsfrequenz	Frequenz der Herzmassage
1. Säugling (< 1 Jahr)		
2. Kleinkind (1 – 8 Jahre)		
3. Schulkind (> 8 Jahre)		

Kälteschäden

Aufgabe 5
(PH 17.7.2)

Kennen Sie den Unterschied zwischen einer Unterkühlung und einer Erfrierung?

Ordnen Sie die Begriffe korrekt zu.

1. Unterkühlung
2. Erfrierung

a) Absinken der Körperkerntemperatur unter 35 °C.

b) Lokale, meist auf die Haut beschränkte Kälteschädigung ohne Absinken der Körperkerntemperatur.

Erfrierung

Aufgabe 6
(PH 17.7.2)

Wenn Sie die Aufgabe 17.5 gelöst haben, dürfte Ihnen auch diese Aufgabe nicht schwer fallen: Sie sollen die verschiedenen Stadien der Erfrierung den korrekten Definitionen zuordnen.

1. Erfrierung 1. Grades
2. Erfrierung 2. Grades
3. Erfrierung 3. Grades

a) Die gesamte Haut und evtl. tiefere Weichteilschichten sind durch die kältebedingte Minderdurchblutung zerstört und verfärben sich schwarzblau. Es kommt zu Nekrosebildung.

b) Blasenbildung und schwere Schwellungen („Frostbeulen"). Die Schmerzempfindlichkeit ist erhalten.

c) Zunächst ist die Haut durch den kältebedingten Gefäßkrampf weiß, kalt und gefühllos. Später färbt sie sich blaurot und wird äußerst schmerzhaft.

Pflege bei Herzerkrankungen

Unterstützung bei den ATL

Aufgabe 1
(PH 18.2)

Ohne spezielle Krankheitsbilder anzuführen, gibt es doch einige grundsätzliche Vorgehensweisen, wie Pflegende einen herzkranken Patienten bei den ATL unterstützen können. Versuchen Sie, den aufgeführten ATL sinnvolle Pflegemaßnahmen zuzuordnen (stichpunktartig).

ATL	Pflegerische Unterstützung/Pflegemaßnahmen
Sich bewegen	
Atmen	
Körpertemperatur regulieren	
Essen und trinken	
Ausscheiden	
Für Sicherheit sorgen	
Sich beschäftigen & Sinn finden	

18

ZVD-Messung

Lösen Sie das Kreuzworträtsel, in dem sich viele Begriffe zur Messung des zentralen Venendrucks (ZVD) verstecken. „Ä“ wird dabei zu „AE“. Als Lösungswort ergibt sich eine Pflegemaßnahme, an die auch bei der ZVD-Messung gedacht werden muss.

Aufgabe 2
(PH 18.2.2)

1. Das Ergebnis der ZVD-Messung kann man in cm/... ablesen (falls nicht elektronisch gemessen wird).
2. Mit diesem Gerät kann man beim liegenden Patienten den Thorax in 2/5 und 3/5 einteilen, um die Höhe des Vorhofes zu bestimmen.
3. Falls man elektronisch misst, lautet die Einheit (abgekürzt) ...?
4. Man muss den Patienten beim gesamten ... gut beobachten und über die eigenen Tätigkeiten informieren.
5. Beim Ablesen an der Messskala können atemabhängige ... auftreten.
6. Die Höhe des rechten Vorhofes entspricht dem ..., den man mit dem Gerät aus 2 bestimmen kann.
7. Der ZVD ist ein wichtiges Maß für die Funktion des ... Herzens.

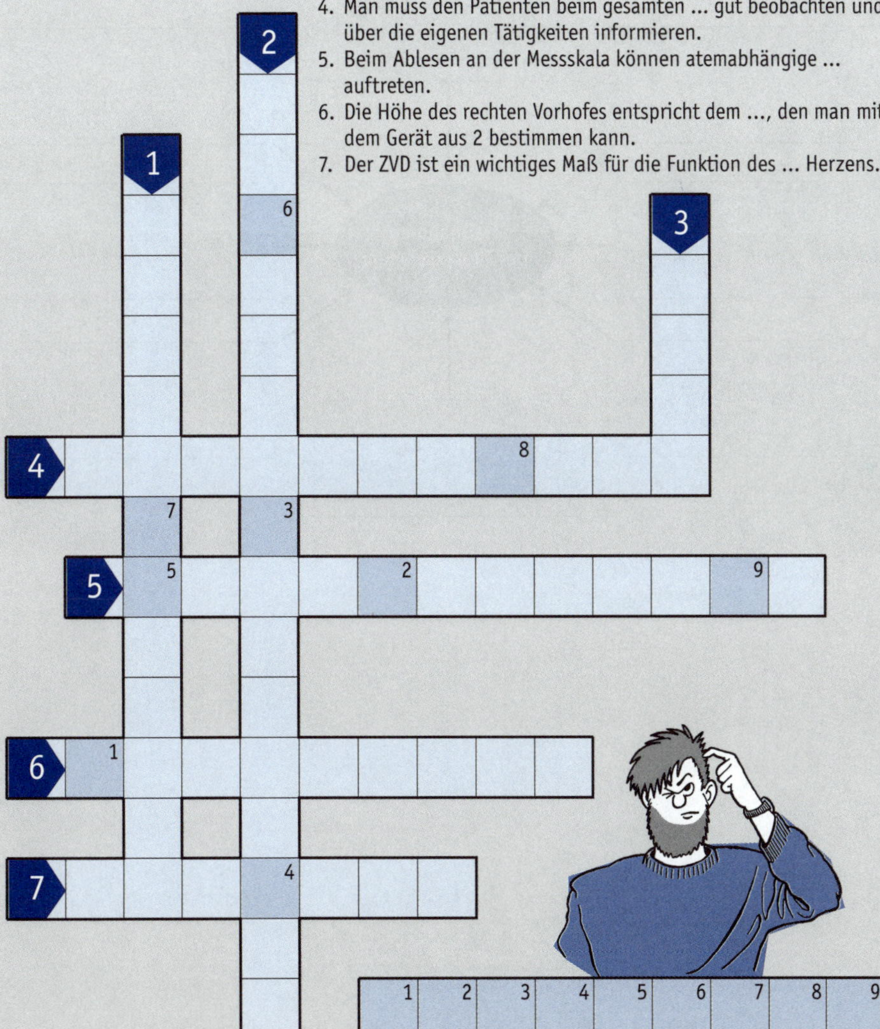

Aufgabe 3
(PH 18.3.1)

Erstmaßnahmen bei Thoraxschmerzen

Viele (akute) Herzerkrankungen haben als Leitsymptom Thoraxschmerz („Herzschmerz"). Damit sind im allgemeinen Sprachgebrauch alle Schmerzen in der linken Thoraxhälfte (linksthorakal) oder hinter dem Sternum (retrosternal) gemeint.

Tragen Sie in die Kästchen Ihre pflegerischen Erstmaßnahmen ein, die Sie durchführen, wenn ein Patient Ihnen gegenüber derartige Beschwerden äußert.

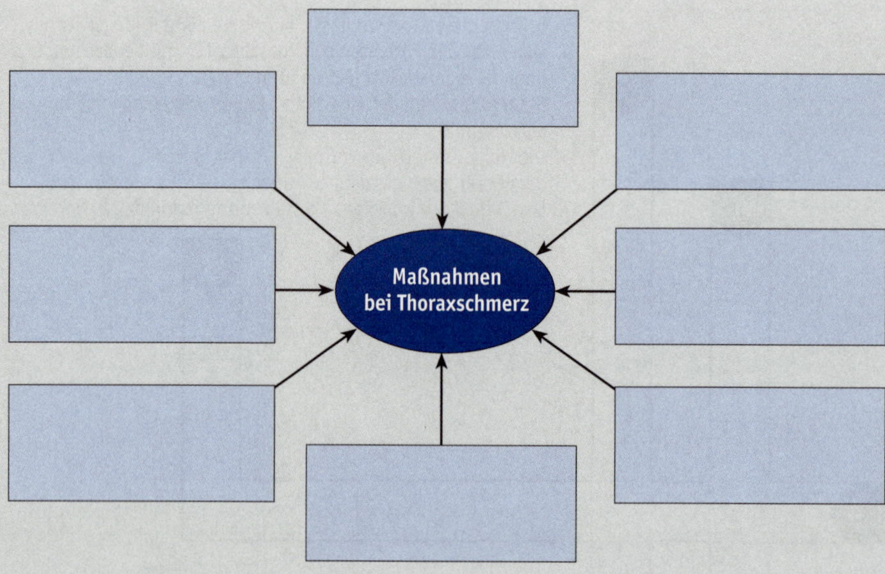

18

Koronare Herzkrankheit

Aufgabe 4
(PH 18.5.1)

Ursache der Koronaren Herzkrankheit (KHK) ist in der Regel eine fortschreitende arteriosklerotische Verengung der Herzkranzgefäße, die zu einer Minderdurchblutung und in der Folge zum Sauerstoffmangel des Herzmuskels führt.

Tragen Sie die Hauptrisikofaktoren in das Kreuzworträtsel ein („Ä“ wird zu „AE“).

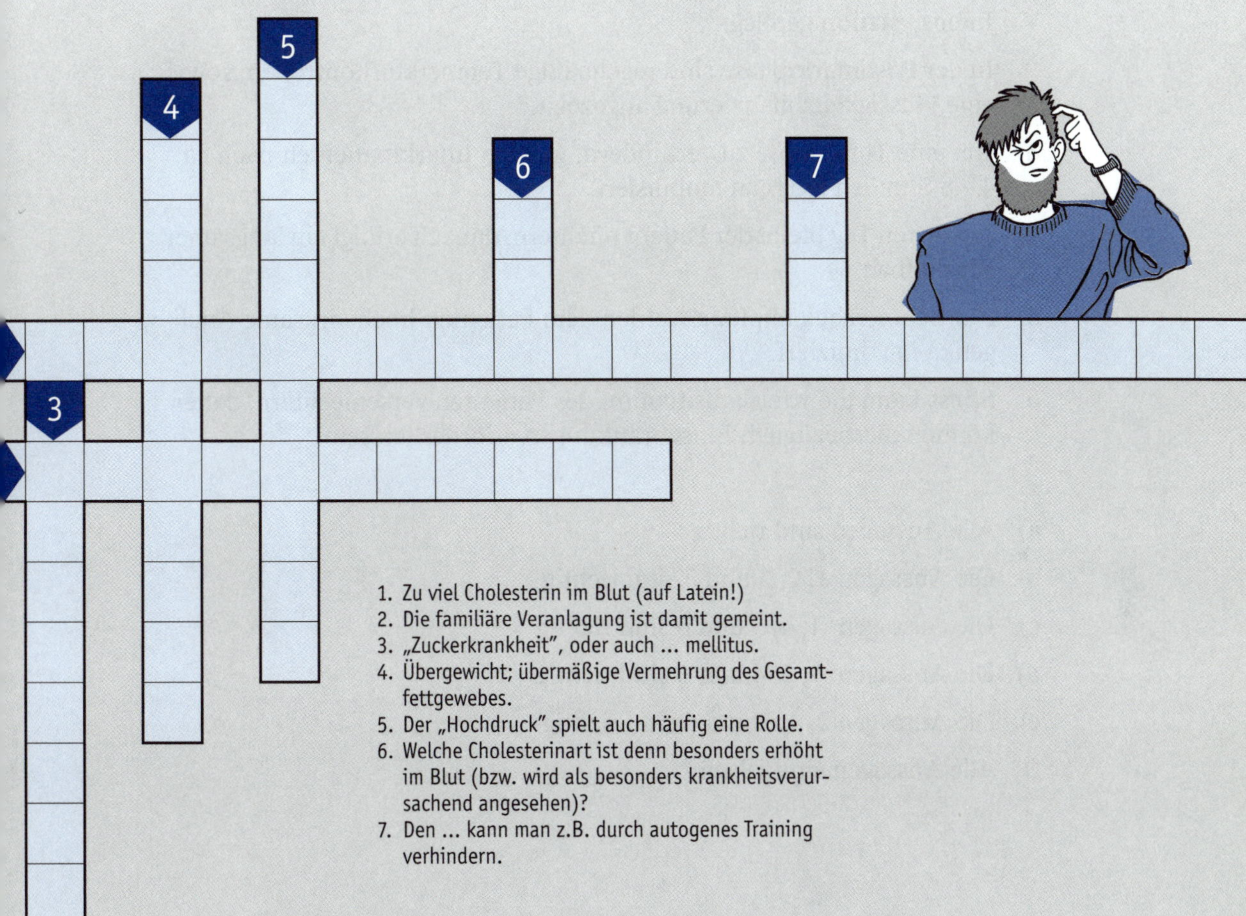

1. Zu viel Cholesterin im Blut (auf Latein!)
2. Die familiäre Veranlagung ist damit gemeint.
3. „Zuckerkrankheit“, oder auch ... mellitus.
4. Übergewicht; übermäßige Vermehrung des Gesamtfettgewebes.
5. Der „Hochdruck“ spielt auch häufig eine Rolle.
6. Welche Cholesterinart ist denn besonders erhöht im Blut (bzw. wird als besonders krankheitsverursachend angesehen)?
7. Den ... kann man z.B. durch autogenes Training verhindern.

Aufgabe 5
(PH 18.5.2)

Pflege des Infarktpatienten

Lesen Sie die Aussagen, die sich auf die Pflege eines Patienten nach einem Herzinfarkt beziehen durch und kreuzen Sie anschließend die korrekte Antwort an.

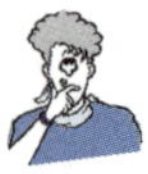

Versuchen Sie, die falschen Aussagen einem Mitschüler/einer Mitschülerin gegenüber zu widerlegen (begründen).

1. In den ersten Tagen nach einem Herzinfarkt werden Patienten auf der Intensivstation gepflegt.
2. In der Postinfarktphase sind regelmäßige Temperaturkontrollen, sowie eine Flüssigkeitsbilanzierung angezeigt.
3. Um eine Thrombose zu verhindern, werden Infarktpatienten nach ca. 4 – 8 Stunden langsam mobilisiert.
4. Am ersten Tag bleibt der Patient nüchtern, danach erfolgt ein langsamer Kostaufbau.
5. Zur Schmerzbekämpfung werden dem Patienten hochwirksame Analgetika i.m. injiziert.
6. Stress kann die Kreislaufsituation des Patienten verschlechtern, daher können diesbezüglich Einschränkungen erforderlich sein.

a) Alle Aussagen sind richtig
b) Die Aussagen 1, 2, 3 und 5 sind richtig
c) Die Aussagen 1, 4, 5 und 6 sind richtig
d) Die Aussagen 1, 2, 4 und 6 sind richtig
e) Die Aussagen 2, 4, 5 und 6 sind richtig
f) Alle Aussagen sind falsch

Pflege bei chronischer Herzinsuffizienz

Aufgabe 6
(PH 18.6.)

Sie übernehmen die Pflege eines Patienten mit einer chronischen Herzinsuffizienz. Versuchen Sie, den Fragestellungen auf der linken Seite entsprechende pflegerische Grundsätze/Grundregeln zuzuordnen und begründen Sie diese.

Fragestellung	Pflegerische Grundsätze/Grundregeln
Wie sollte die Ernährung des Patienten eschaffen sein?	
Können Kälte- oder Wärmeanwendungen beim Patienten infrage kommen?	
Wie sieht es mit der Mobilisation/Bewegung des Patienten aus?	
Wie sollte die psychische Betreuung des atienten aussehen?	

Ursachen und Symptome bei Herzinsuffizienz

Aufgabe 7
(PH 18.6.1)

In der Abbildung finden Sie die beiden klassischen Herzinsuffizienzformen. Tragen Sie häufige Ursachen und Symptome für die beiden Krankheitsbilder ein. Im unteren Teil der Abbildung sollen Sie die Symptome eintragen, die bei beiden Krankheitsbildern vorkommen können.

Linksherzinsuffizienz	Rechtsherzinsuffizienz
Häufige Ursachen:	Häufige Ursachen:
1	2

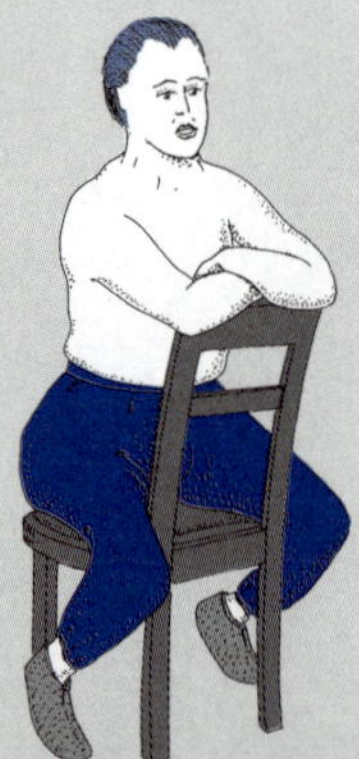

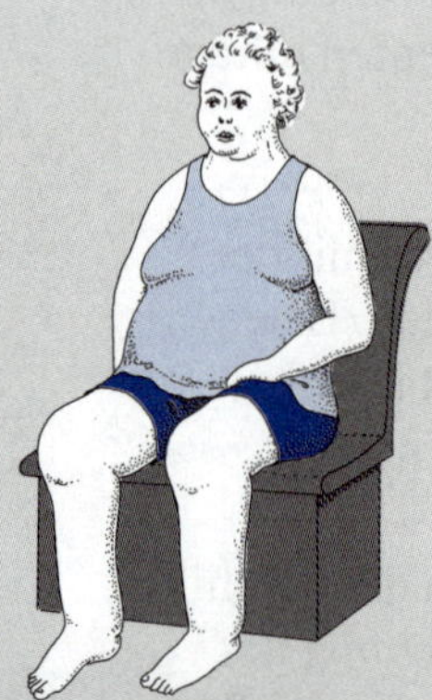

Symptome bei Linksherzinsuffizienz	Symptome bei Rechtsherzinsuffizienz
3	4

Gemeinsame Symptome
5

Pflege bei Endokarditis

Aufgabe 8
(PH 18.8.1)

Ergänzen Sie den Lückentext, der sich auf die Pflege eines Patienten mit Endokarditis bezieht. Einige Buchstaben sind als Hilfe schon vorgegeben.

Der Patient muss ggf. strenge B . . . . einhalten, denn er soll körperlich geschont werden. Auch die Kö . . . . p . . . . . muss aus diesem Grund teilweise oder ganz vom Pflegepersonal übernommen werden.
Aufgabe der Pflegenden ist es außerdem, alles für eine Abnahme von B . . . k . . . . . . n zu richten. Der Arzt muss dann rechtzeitig über den Fieberanstieg informiert werden, um den korrekten Entnahmezeitpunkt einzuhalten.
Die Richtlinien der Infektionsprophylaxe müssen gewissenhaft beachtet werden, insbesondere V . . e . . . . w . . . k . . ü . . . müssen regelmäßig inspiziert und ggf. gewechselt werden.
Bei starkem . c . . . . z . . sollte die Bettwäsche häufig gewechselt werden. Auch frische Kleidung muss dem Patienten in diesem Zusammenhang angeboten werden. Ggf. kann der Patient vorher . ü . . abgewaschen werden.

Pflege bei Kreislauf- und Gefäßerkrankungen

Medizinische Fachgebiete

Aufgabe 1
(PH 19)

Zwei wissenschaftliche Fachgebiete beschäftigen sich speziell mit der Situation von Patienten mit Kreislauf- und Gefäßerkrankungen. Grenzen Sie diese beiden Fachgebiete voneinander ab, indem Sie eine kurze Definition eintragen.

1. Angiologie:

___

___

___

2. Gefäßchirurgie:

___

___

___

Gesundheitsberatung

Aufgabe 2
(PH 19.2.1)

Voraussetzung für eine erfolgreiche Vorbeugung oder Behandlung von Kreislauf- und Gefäßerkrankungen ist eine ausführliche Gesundheitsberatung, die den Patienten zu einer gesunden Lebensführung motivieren soll.

Wie können Sie für die aufgeführten Bereiche beratend tätig werden (was raten Sie einem Patienten)? Denken Sie auch an die Möglichkeit, Pflegeziele zu formulieren.

Ernährung:

___

___

___

Genussmittel:

___

___

___

Stressbewältigung:

Lagerung:

Körperliche Bewegung/Gefäßtraining:

Perioperative Pflege

Aufgabe 3 (PH 19.2.3)

Kreuzen Sie die richtige Antwortkombination an und begründen Sie Ihre Entscheidung.

1. Patienten mit schweren arteriellen Durchblutungsstörungen der Beine erhalten präoperativ immer Antithrombosestrümpfe,
2. da auf diese Art und Weise eine ideale Durchblutungssituation der Peripherie gewährleistet wird.

	Aussage 1	Aussage 2	Verknüpfung
A	falsch	richtig	sinnlos
B	richtig	falsch	sinnlos
C	richtig	richtig	richtig
D	falsch	falsch	sinnlos
E	richtig	richtig	falsch

Aufgabe 4
(PH 19.3.1)

Maßnahmen bei akuten Beinschmerzen

Plötzlich einsetzende oder sich verschlimmernde Beinschmerzen sind typisch für den akuten Verschluss einer Extremitätenarterie.

*Welche pflegerische(n) Maßnahme(n) ergreifen Sie **nicht?** Begründen Sie Ihre Entscheidung.*

1. Bei blasser, kalter Haut und Fehlen der Fußpulse sollte die betroffene Extremität hoch gelagert werden.
2. Der Arzt muss unverzüglich benachrichtigt werden.
3. Auch die Vitalzeichenkontrolle ist in diesem Zusammenhang eine wichtige Pflegemaßnahme.
4. Bei livider, warmer Haut sollte die betroffene Extremität tief gelagert werden.
5. Bei akutem Gefäßverschluss an einer Extremität muss die Dekubitusprophylaxe besonders an dieser Extremität durchgeführt werden.

Lösung: ________

Spätfolgen einer Hypertonie

Aufgabe 5
(PH 19.5.1)

Je länger eine Hypertonie besteht und je höher der Blutdruck ist, desto größer ist die Gefahr von Endorganschäden. Nennen Sie mögliche Komplikationen der aufgeführten Organe.

1. Gefäße

____

____

2. Auge

____

____

3. Herz

____

____

4. Niere

____

____

5. Gehirn

____

____

Versuchen Sie auch, die pathophysiologischen Zusammenhänge dieser Komplikationen zu erläutern.

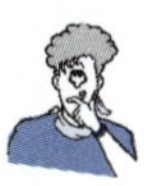

Aufgabe 6
(PH 19.6.3)

Akuter arterieller Verschluss

In diesem Kreuzworträtsel verstecken sich die „6 englischen P's", die als typische Symptome für einen akuten arteriellen Verschluss herangeführt werden können. Als kleine Hilfe ist ein Begriff schon vorgegeben (können Sie diesen ins Deutsche übersetzen?).

Also: are you ready?

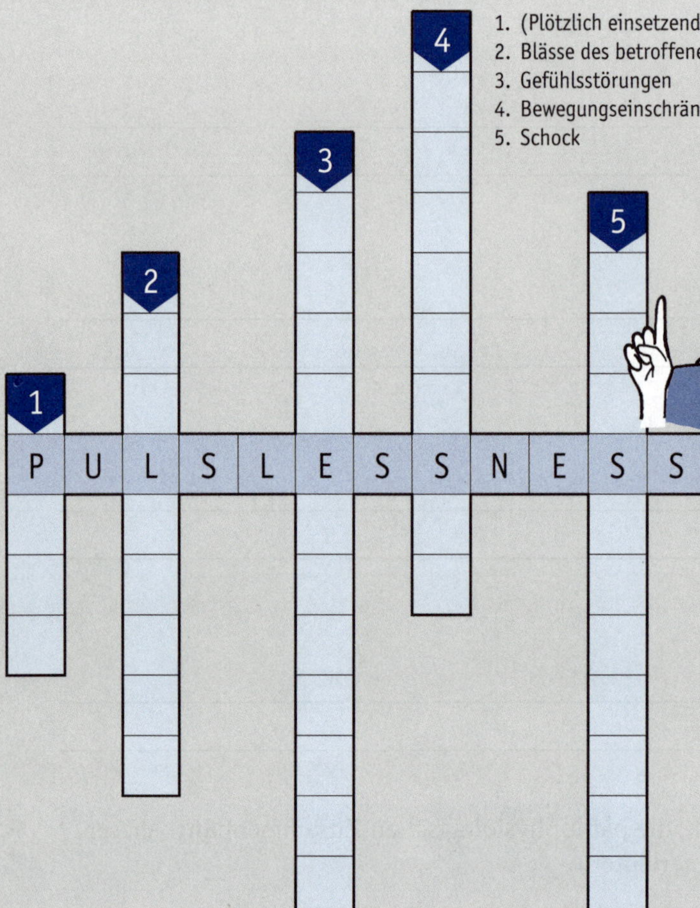

1. (Plötzlich einsetzender) stärkster Schmerz
2. Blässe des betroffenen Körperteiles
3. Gefühlsstörungen
4. Bewegungseinschränkungen oder -unfähigkeit
5. Schock

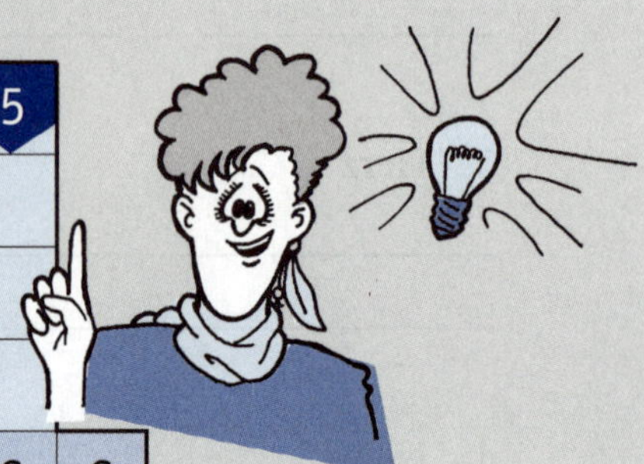

Patientenberatung bei Krampfaderleiden

Aufgabe 7
(PH 19.8.1)

Häufig lässt sich die Progredienz (Fortschreiten) eines Krampfaderleidens durch eine geeignete Lebensführung so verlangsamen, dass keine invasiven Maßnahmen erforderlich werden.

Was würden Sie einem Patienten in diesem Zusammenhang raten?

1. Frühzeitiges Tragen von Stütz- oder Kompressionsstrümpfen, insbesondere bei Patienten mit Stehberufen, ist eine geeignete prophylaktische Maßnahme.
2. Längeres Sitzen oder Stehen sollte vermieden werden.
3. Wirksam ist auch das häufige Hochlagern der Beine.
4. Sonneneinstrahlung, heiße Bäder und Saunagänge wirken beschwerdelindernd, da sie die Durchblutung fördern.
5. Rauchen und Übergewicht sollten abgebaut werden, da beide die Symptome verstärken.

Lösung: ___________

Beinvenenthrombose

Aufgabe 8
(PH 19.8.3)

Ergänzen Sie den Lückentext, der wichtige Aspekte der Behandlungsstrategie eines Patienten mit tiefer Beinvenenthrombose enthält. Einige Buchstaben sind dabei als Hilfe schon vorgegeben.

Ziel der Behandlung ist es, eine L . . . . b . . . e zu vermeiden. Außerdem soll der Entstehung neuer . h . . . b . . entgegengewirkt werden.
Bei frischen, bis zu fünf Tage alten Thromben, bestehen gute Erfolgschancen, den Thrombus mit einer T . . . . . . l . . e . . . . . p . . medikamentös aufzulösen. Leider bestehen dabei zahlreiche . . . t r . . . d . . . . . . o . . . .
Bei schweren Verschlüssen einer Becken- oder Oberschenkelvene kann auch eine . . . . m . . k . . . . . in Frage kommen.
Wenn weder medikamentös noch chirurgisch eingegriffen werden kann, ist eine alleinige A . . . . o a . . . . mit Heparin angezeigt. Später kann das Heparin dann durch die sog. C . . . r . . . ersetzt werden.

Pflege bei Lungenerkrankungen

Aufgabe 1
(PH 20.1)

Pathophysiologie der Lungenfunktion

Ordnen Sie korrekt zu.

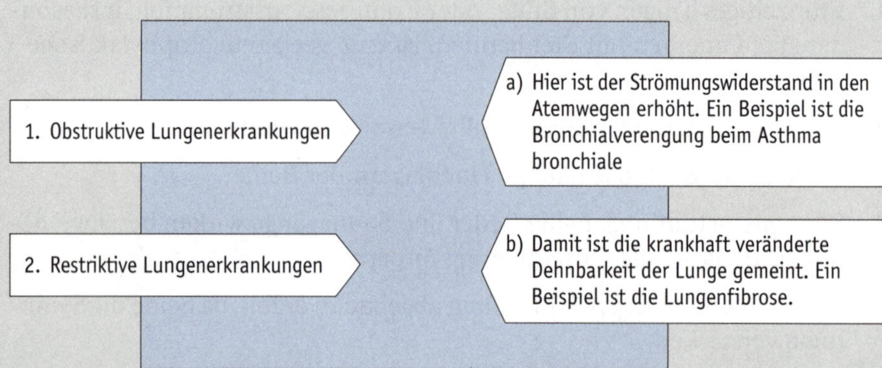

Aufgabe 2
(PH 20.2.1)

Pflege bei Sauerstofftherapie

Welche Parameter sind bei einem Patienten mit Sauerstofftherapie zu überwachen?

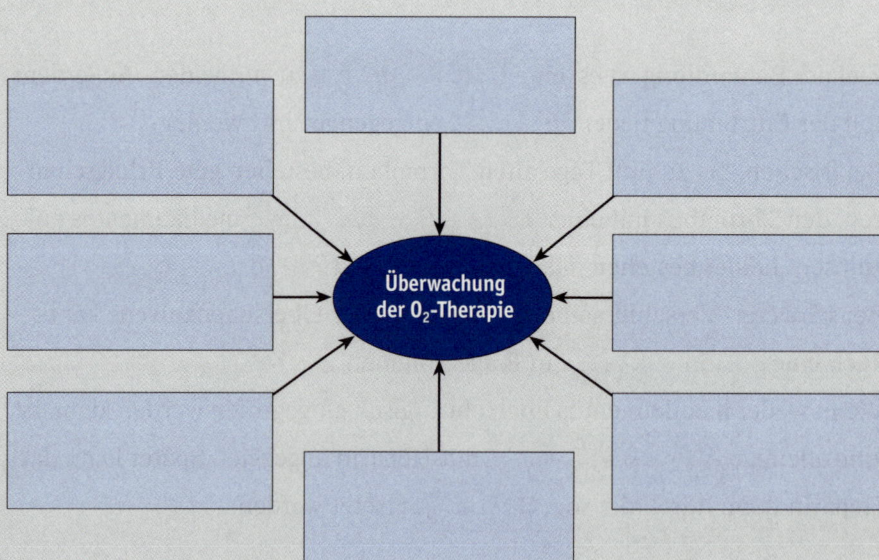

Dyspnoe

Aufgabe 3
(PH 20.3.1}

Als Dyspnoe wird eine Erschwerung der Atmung mit einhergehender subjektiver Atemnot bezeichnet. Die Dyspnoe wird üblicherweise in 4 Schweregrade eingeteilt.

Versuchen Sie, den vier Schweregraden die korrekte Beschreibung der Atemnot zuzuordnen.

Grad I:

____

____

Grad II:

____

____

Grad III:

____

____

Grad IV:

____

____

Postoperative Pflege bei Lungenoperationen: Segmentresektion/ Lobektomie

Aufgabe 4
(PH 20.2.3)

🕮 *Sie übernehmen die Pflege eines Patienten nach einer Lobektomie. Welche allgemeinen und speziellen Pflegemaßnahmen führen Sie durch und was ist dabei zu beachten? Orientieren Sie sich an den vorgegebenen Kriterien.*

Vitalzeichen

____

____

____

Sonden und Drainagen

Analgesie

Lagerung

Mobilisation

Pneumonie- und Atelektasenprophylaxe

Kontrakturenprophylaxe

Unterstützung bei der Körperpflege

Kostaufbau

____

____

____

Hygieneregeln beim Umgang mit Sputum

Aufgabe 5
(PH 20.3.3)

Welche der folgenden Aussagen ist (sind) korrekt?

1. Sputum ist immer infektiös, daher ist die Einhaltung besonderer hygienischer Vorschriften erforderlich.
2. Beim Umgang mit Sputum sind grundsätzlich Handschuhe zu tragen.
3. Bei Kontamination mit Sputum müssen die betroffenen Hautpartien und Flächen desinfiziert werden.
4. Bei Krankheitsverdacht muss das Sputum des Patienten grundsätzlich bakteriologisch und zytologisch untersucht werden.
5. Falls keine bakteriologische Diagnostik vorgesehen ist, sollte dem Sputumbecher eine Desinfektionslösung zugesetzt werden.
6. Der Patient sollte seine Papiertücher direkt in einem am Nachttisch befestigten Abwurfbeutel entsorgen.

Lösung: __________

Aufgabe 6
(PH 20.3.4)

Atemgeräusche

Ergänzen Sie den Text mit den Ihnen bekannten typischen Fachbegriffen für Atemgeräusche.

Das häufigste Atemgeräusch ist das S c . . . . n während des Schlafs. Es ist jedoch meist harmlos und entsteht, wenn das Gaumensegel bei der Atmung flattert.
F . . . h . . R . . . . l . . . . h . sind Folge einer Flüssigkeitsansammlung in den Luftwegen oder in den Alveolen. Durch die strömende Luft kommt es dabei zur Blasenbildung.
. r o . . . . . R . . . e . . e . . . . . h . hingegen entstehen, wenn Schleimfäden in den Luftwegen schwingen. Sie treten häufig bei chronisch obstruktiver Bronchitis oder Asthma bronchiale auf. Bei diesen beiden Krankheitsbildern findet man ebenfalls sehr häufig einen sogenannten . x . . . . t . . . . n S . . i . . . , der meistens die Folge verengter Bronchien ist.
Wenn der Nervus phrenicus gereizt wird, gibt dieser einen Impuls, der für eine ruckartige Kontraktion des Zwerchfells sorgt. Diesen Zustand nennt man . . . g u . . . . .

Aufgabe 7
(PH 20.3.5)

Krankhafter Atemgeruch

🕮 *Welcher Fachbegriff gehört zu den Beschreibungen? Gesucht werden die bei bestimmten Krankheitsbildern typischerweise auftretenden Gerüche.*

1. Typisch für das diabetische Koma; tritt oft in Zusammenhang mit einer Kussmaul-Atmung auf: ______________________________
2. Riecht nach Salmiakgeist und weist auf eine schwere Beeinträchtigung der Leber hin: ______________________________
3. Riecht wie frische Leber und kann beim Leberversagen auftreten: ________________________
4. Übel-riechend bis jauchig-stinkend; weist auf Zerfallsprodukte in den Atemwegen hin, wie etwa bei einem Bronchialkarzinom: __________________________

5. Riecht fade-süßlich und kennzeichnet bakterielle Infektionen, z.B. bei einer akuten Bronchitis oder einer Pneumonie:

   ____

6. Hier handelt es sich um einen urinösen Geruch, wie er etwa im Endstadium eines Nierenversagens vorkommt:

   ____

Blutgasanalyse

Aufgabe 8 (PH 20.4.4)

Bei der Blutgasanalyse (BGA) werden die Teilkonzentrationen (= Partialdrücke) der Atemgase im arteriellen Blut untersucht. In dieser Aufgabe sollen Sie die typischen Fachbegriffe kurz erläutern und möglichst auch deren Ursachen benennen.

Fachterminus	Beschreibung	Ursache
1. Hypoxie		
2. Hypoxämie		
3. Hypokapnie		
4 . Hyperkapnie		

Aufgabe 9
(PH 20.5.4)

Pflege bei Lungentuberkulose

Sie übernehmen die Pflege eines Patienten mit Lungentuberkulose. Kreuzen Sie die richtige Antwortkombination an.

1. An erster Stelle stehen die Information des Patienten und die Überwachung der medikamentösen Therapie.
2. Bei infektiösen Patienten ist in der Regel in den ersten 1 – 2 Wochen nach Behandlungsbeginn eine Isolierung notwendig.
3. Das Personal muss zum Eigenschutz immer einen Mund-Nasenschutz, Schutzkittel und Handschuhe anlegen.
4. Zur Desinfektion dürfen nur Desinfektionsmittel benutzt werden, die nach der Liste der Deutschen Gesellschaft für Hygiene wirksam sind.
5. Besucher müssen sich vor Betreten des Patientenzimmers beim Stationspersonal melden und über Hygienemaßnahmen informiert werden.

a) Die Aussagen 1, 3, 4 und 5 sind richtig
b) Die Aussagen 2, 3, 4 und 5 sind richtig
c) Die Aussagen 1, 2, 3 und 5 sind richtig
d) Alle Aussagen sind richtig
e) Die Aussagen 1, 3 und 5 sind richtig

Pflege bei Chronischer Bronchitis

Aufgabe 10
(PH 20.6.2)

Wie definiert die Weltgesundheitsorganisation (WHO) das Krankheitsbild der Chronischen Bronchitis?

____

____

____

____

Ordnen Sie nun den verschiedenen Schweregraden der Chronischen Bronchitis die korrekte Symptomatik zu.

1. Einfache chronische Bronchitis
2. Chronisch-obstruktive Bronchitis
3. Obstruktives Emphysem

a) Auswurf bei Obstruktion durch Bronchospasmus, zähes Sputum (Dyskrinie) und Schleimhautödem.

b) Auswurf bei Obstruktion durch Bronchospasmus, zähes Sputum und Schleimhautödem, vergrößertes Residualvolumen und verminderte Gasaustauschfläche.

c) Schleimig-weißer Auswurf ohne bronchiale Obstruktion („Raucherhusten“).

Aufgabe 11
(PH 20.9)

Pneumothoraxformen

Im Kreuzworträtsel finden Sie verschiedene Formen eines Pneumothorax. Auch wenn die Nomenklatur nicht immer einheitlich ist, sollten Sie durch die Erläuterungen auf die gesuchten Begriffe kommen.

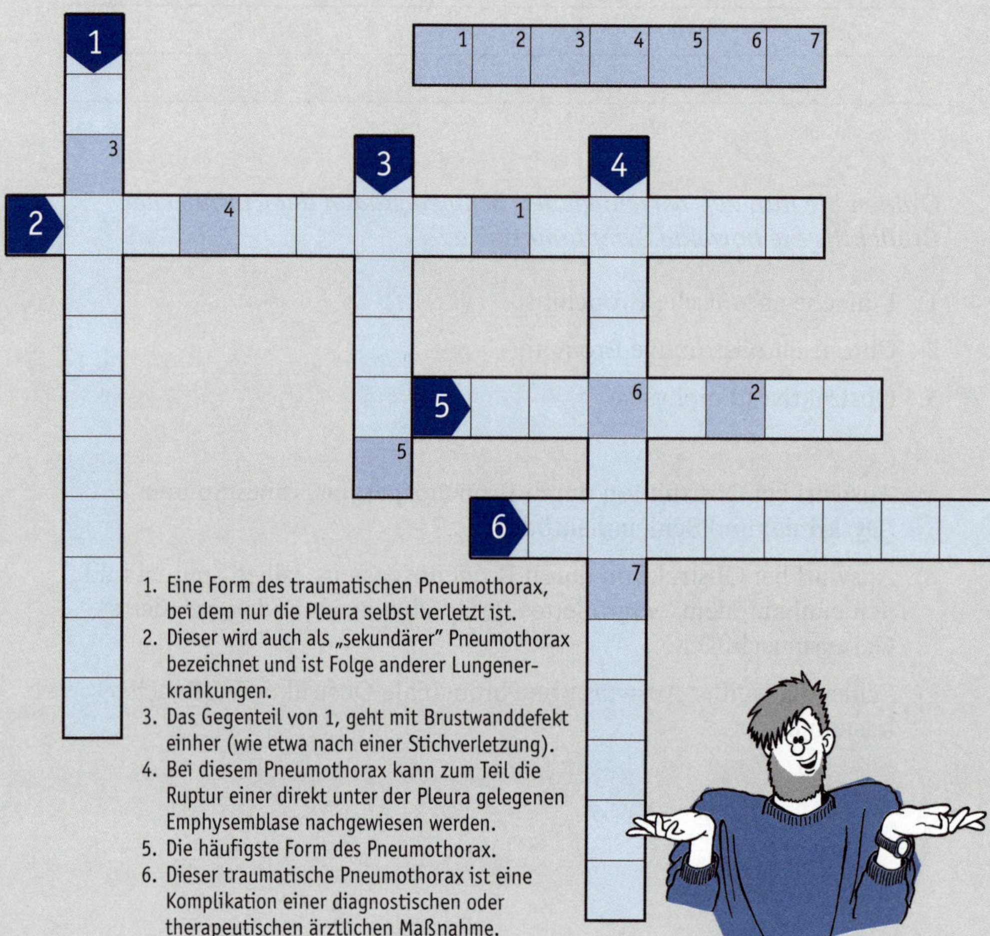

1. Eine Form des traumatischen Pneumothorax, bei dem nur die Pleura selbst verletzt ist.
2. Dieser wird auch als „sekundärer" Pneumothorax bezeichnet und ist Folge anderer Lungenerkrankungen.
3. Das Gegenteil von 1, geht mit Brustwanddefekt einher (wie etwa nach einer Stichverletzung).
4. Bei diesem Pneumothorax kann zum Teil die Ruptur einer direkt unter der Pleura gelegenen Emphysemblase nachgewiesen werden.
5. Die häufigste Form des Pneumothorax.
6. Dieser traumatische Pneumothorax ist eine Komplikation einer diagnostischen oder therapeutischen ärztlichen Maßnahme.

Lösung:

Die Erstmaßnahmen bei einem Pneumothorax entsprechen den Erstmaßnahmen bei .... (Kap. 20.3.1 PH).

Pflege bei Lungenembolie

Aufgabe 12
(PH 20.10.1)

Als Lungenembolie bezeichnet man eine plötzliche oder schrittweise Verlegung der Lungengefäße durch Thromben aus dem venösen Gefäßsystem. Der folgende Text enthält einige wichtige pflegerische Grundsätze, die sich auf die Pflege eines Patienten nach einer Lungenembolie (Frühphase) beziehen. Versuchen Sie, die im Text enthaltenen inhaltlichen Fehler (2) herauszufinden.

Begründen Sie einem Mitschüler/einer Mitschülerin gegenüber, warum es sich dabei um Fehler handelt.

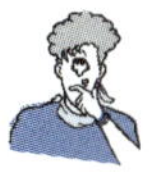

Auch während der weiteren Tage nach einer akuten Lungenembolie bleibt der Patient pflegebedürftig. Nach einer Lysetherapie muss der Patient Bettruhe einhalten. Bewegungen des Kranken und Erschütterungen des Bettes sollten möglichst vermieden werden.
Zur Atemerleichterung sind Oberkörperhochlagerung und zusätzliche Weichlagerung im Rahmen der Dekubitusprophylaxe sinnvoll.
Zur Analgesie bekommt der Patient Schmerzmittel i.m. injiziert, deren Dosierung sich nach der individuellen Situation und nach der jeweiligen Arztanordnung richten.
Wegen der erhöhten Pneumoniegefahr ist eine sorgfältige Atemtherapie erforderlich.
Die Thromboseprophylaxe erfolgt mit Kompressionsverbänden und -strümpfen. Nach zwei Tagen sollte aber konsequent mit der Mobilisation begonnen werden, da so das Thromboserisiko deutlich reduziert wird.
Die Kost darf nicht blähend oder stopfend sein, da so die Atmung weiter beeinträchtigt werden kann. Auch eine Obstipationsprophylaxe ist angezeigt, da die Patienten beim Stuhlgang nicht pressen sollen (Gefahr neuer Embolien).

Inhaltliche Fehler:

1. ______________________________

2. ______________________________

Pflege bei Erkrankungen des Magen-Darm-Traktes

Pflegeschwerpunkte und Pflegeprobleme

Aufgabe 1
(PH 21.1)

Nennen Sie die fünf wichtigsten Pflegeprobleme bzw. die Pflegeschwerpunkte, die bei Magen-Darm-Erkrankungen im Vordergrund stehen (stichpunktartig).

____

____

____

____

____

Gastroduodenalsonden

Aufgabe 2
(PH 21.1.2)

Bei der Gastroduodenalsonde handelt es sich um einen dünnen Schlauch aus Kunststoff oder Weichgummi, der zur Diagnostik oder Therapie in den Magen oder das Duodenum eingeführt wird.

Welche Aussage(n) zur Indikation einer Gastroduodenalsonde ist (sind) in diesem Zusammenhang richtig?

1. Die Gewinnung von Magensaft zu diagnostischen Zwecken ist eine mögliche Indikation.
2. Vor Einleitung einer Narkose kann zur Entfernung von Mageninhalt eine Sonde gelegt werden.
3. Nach einer Magenoperation kann eine Sonde zur Entlastung und Schienung von Anastomosen dienen.
4. Bei Nahrungsverweigerung wird dem Patienten obligatorisch eine Magensonde zur Ernährung gelegt.
5. Die Indikation des Legens einer Gastroduodenalsonde wird grundsätzlich vom Pflegepersonal gefällt.

Lösung: __________

Pflege bei liegender Magensonde

Aufgabe 3 (PH 21.1.2)

Welche Pflegemaßnahmen planen Sie bei einem Patienten mit einer liegenden Magensonde? Die Oberbegriffe sind schon vorgegeben; tragen Sie bitte Ihre Maßnahmen stichpunktartig ein.

Pflegemaßnahmen

Vor der Nahrungszufuhr:

____

Sekretbeobachtung:

____

Sondenfixation:

____

Nasenpflege (Nasenlöcher):

____

Darmeinläufe und Klistiere

Aufgabe 4 (PH 21.1.6)

Darmeinläufe und Klistiere wirken über drei grundsätzliche Mechanismen auf die Darmschleimhaut und die Darmmuskulatur.

Erläutern Sie diese Mechanismen kurz.

1. Mechanischer Reiz

____

____

2. Thermischer Reiz

____

____

3. Chemischer/osmotischer Reiz

____

____

Aufgabe 5
(PH 21.1.7)

Stomaversorgung

Welche Aussage(n) ist (sind) im Hinblick auf die Stomaversorgung falsch? Begründen Sie Ihre Entscheidung.

1. Die Rasur der Haare im parastomalen Bereich ist notwendig, da sie beim Versorgungswechsel ausgerissen werden und eine Follikulitis hervorrufen können.
2. Öle, Salben, Cremes und Hautlotionen sind aufgrund ihrer rückfettenden Wirkung besonders für die Hautpflege eines Patienten mit einem Stoma geeignet.
3. Äther und Benzin trocknen die Haut aus – die Beutelsysteme haften dann zu stark, was wiederum zu Hautirritationen führen kann.
4. Zum kompletten Plattenwechsel eignen sich am besten Pflasterentferner und Reinigungslotionen.
5. Schwämme und Waschlappen sind Brutstätten für Bakterien und werden daher nicht verwendet.

Falsche Aussage(n): ______________

Aufgabe 6
(PH 21.1.7)

Irrigation

📖 *Wenn bei einem Patienten mit einer endständigen Sigmoidostomie eine Irrigation des Kolons durchgeführt wird, muss mit dem Auftreten verschiedener Komplikationen gerechnet werden. Unten finden Sie fünf derartige Komplikationen – nennen Sie Ihre entsprechenden Pflegemaßnahmen.*

Krämpfe

____

____

Darmverletzung

____

____

Zu geringer Rückfluss von Spülflüssigkeit

____

____

Probleme beim Wassereinfluss

Rückfluss von Stuhl ins Schlauchsystem

Kennen Sie auch mögliche Ursachen der beschriebenen Komplikationen?

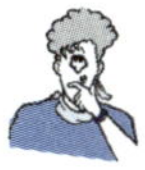

Akutes Abdomen

Aufgabe 7 (PH 21.2.4)

Ein wichtiges Leitsymptom bei einem Patienten mit einem akuten Abdomen ist der Schmerz. Versuchen Sie, den aufgeführten Schmerzarten auf der linken Seite die möglichen Ursachen auf der rechten Seite zuzuordnen.

1. Kontinuierlich zunehmender Schmerz
2. Perforationsschmerz
3. Kolikartiger Schmerz
4. Darmischämieschmerz

a) Hochakuter Beginn, dann für Stunden relative Schmerzbesserung, später zusätzlich Peritonitis. Bei Strangulation und Mesenterialinfarkt.

b) Hochakuter Beginn, später zusätzlich Peritonitiszeichen.

c) Schmerz mit schmerzfreien Intervallen. Bei Gallensteinen, Uretersteinen oder auch mechanischem Ileus.

d) Bei Entzündungen: Appendizitis, Cholezystitis, Pankreatitis, Divertikulitis, Ulkuspenetration oder Peritonitis.

Wie würden Sie den Begriff „akutes Abdomen“ definieren?

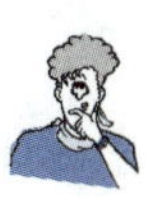

Stuhluntersuchungen

Aufgabe 8
(PH 21.3.2)

Ordnen Sie die labortechnischen Stuhluntersuchungen den pflegerischen Aufgaben korrekt zu.

1. Stuhlkultur
2. Untersuchung des Stuhls auf Parasiten/Wurmeier
3. Fettbestimmung im Stuhl
4. Chymotrypsinbestimmung im Stuhl

a) An drei Tagen den gesamten Stuhl in einem vorher gewogenen Behälter ins Labor geben. In dieser Zeit keine Zäpfchen geben.

b) Eine Woche vorher und während des Tests keine Pankreasenzyme geben. Dann an zwei Tagen den gesamten Stuhl in einem vorher gewogenen Behälter ins Labor geben.

c) An drei aufeinander folgenden Tagen noch warme Stuhlproben in einem sterilen Röhrchen rasch ins Labor geben.

d) An drei aufeinander folgenden Tagen Stuhlproben in einem sterilen Röhrchen ins Labor geben. Evtl. auch Analabstrich.

Lösung: ______________________________

Postoperative Pflege bei Ösophagusresektion/Ösophagektomie

Aufgabe 9
(PH 21.4.7)

Welche Parameter müssen Sie in der postoperativen Phase bei einem Patienten nach Ösophagusresektion/Ösophagektomie schwerpunktmäßig beobachten? Tipp: Denken Sie auch an die allgemeinen postoperativen Beobachtungskriterien!

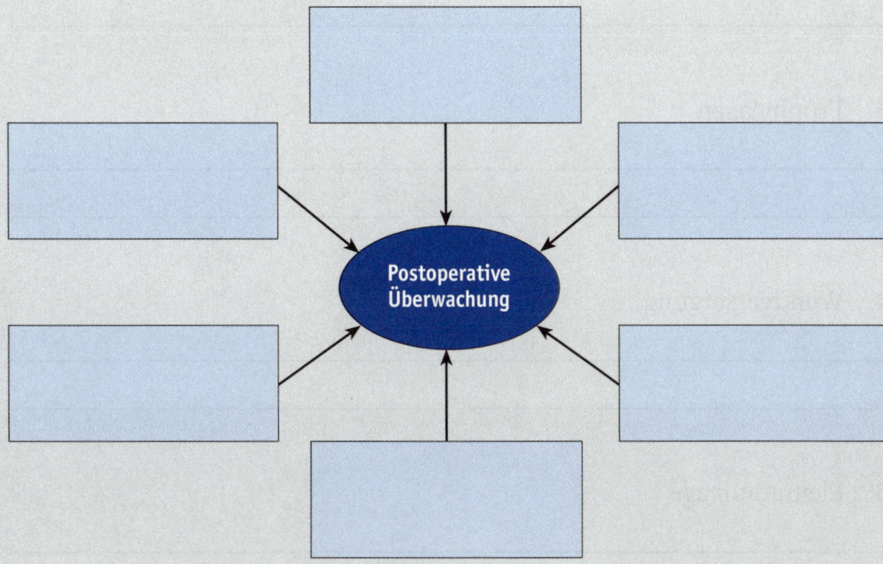

Postoperative Pflege bei Ösophagusresektion/Ösophagektomie

Aufgabe 10
(PH 21.4.7)

Nachdem Sie die wichtigsten Beobachtungsmaßnahmen in Aufgabe 21.9 beschrieben haben, sollen Sie in dieser Aufgabe die einzelnen postoperativen Pflegemaßnahmen bei Patienten nach einer Ösophagusresektion/Ösophagektomie näher beschreiben. Die grundsätzlichen Pflegebereiche sind schon aufgeführt. Tragen Sie dazu Ihre Pflegemaßnahmen bzw. Ihren Pflegeplan stichpunktartig ein.

1. Lagerung

2. Mobilisation

3. Prophylaxen

4. Wundversorgung

5. Pleuradrainage

6. Magensonde

7. Kostaufbau

Chronisch-entzündliche Darmerkrankungen

Aufgabe 11
(PH 21.6.5)

Ordnen Sie die beiden bedeutendsten chronisch-entzündlichen Darmerkrankungen den korrekten Definitionen zu.

1. Colitis Ulcerosa

2. Morbus Crohn

a) Chronische Dickdarmentzündung, meist im Rektum beginnend und in Richtung Dünndarm fortschreitend. Nicht selten isolierter Rektumbefall, in 30 % Befall des gesamten Dickdarms.

b) Chronische Entzündung unklarer Ursache, die im ganzen Gastrointestinaltrakt vom Ösophagus (sehr selten) bis zum Anus auftreten kann. In etwa 75 % der Fälle sind das terminale Ileum und das Kolon betroffen.

Akute Appendizitis

Aufgabe 12
(PH 21.6.6)

Welche Aussage(n) im Zusammenhang mit der Pflege eines Patienten mit einer akuten Appendizitis bzw. nach einer Appendektomie ist (sind) falsch?

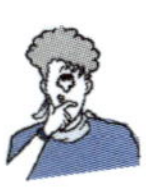

Begründen Sie Ihre Entscheidung gegenüber einer Mitschülerin/einem Mitschüler.

1. Die Operationsvorbereitung entspricht den allgemein üblichen Regeln, wobei auf das Abführen wegen des meist vorhandenen Zeitdrucks oft verzichtet werden muss.
2. Der Patient wird bereits am Abend des Operationstages mobilisiert.
3. Zur Entlastung des Magen-Darm-Traktes wird bei jeder Appendektomie eine Magensonde gelegt, die bei komplikationslosem Verlauf am 3. postoperativen Tag gezogen werden kann.
4. Die Hautfäden an der OP-Wunde werden i.d.R. zwischen dem 8. und 10. postoperativen Tag gezogen.
5. Bei Appendizitisverdacht wird die Temperatur axillär und rektal gemessen. Des weiteren kann nach Rücksprache mit dem Arzt ein Eisbeutel auf den rechten Unterbauch gelegt werden.

Falsche Aussage(n): ____________

Aufgabe 13
(PH 21.6.10)

Postoperative Pflege nach Kolonresektion

🕮 *Lesen Sie die Aussagen zur Pflege eines Patienten nach Kolonresektion durch und kreuzen Sie anschließend die richtige Antwortkombination an.*

1. Der Patient wird mit leicht erhöhtem Oberkörper gelagert. Er sollte aber auch selbst entscheiden können, welche Lagerung ihm am wenigsten Schmerzen bereitet.
2. Die Magensonde wird bei geringer Fördermenge entfernt, i.d.R. am 1. – 2. postoperativen Tag.
3. Mit dem Kostaufbau wird begonnen, sobald die Anastomosennähte belastbar sind.
4. Eine Darmatonie über 2 – 3 Tage ist normal.
5. Sollte der erste Stuhlgang (Defäkation) am 3. postoperativen Tag noch nicht eingesetzt haben, kann der Darm mit Schwenkeinläufen stimuliert werden (Achtung: Menge sollte 500 ml nicht übersteigen).

a) Aussagen 1, 3 und 5 sind richtig
b) Aussagen 2, 3, 4 und 5 sind richtig
c) Alle Aussagen sind richtig
d) Aussagen 1, 2, 3 und 4 sind richtig
e) Alle Aussagen sind falsch

Aufgabe 14
(PH 21.7.2)

Hämorrhoiden/Hämorrhoidektomie

🕮 *Ergänzen Sie den Lückentext, der Aussagen zur Pflege eines Patienten mit Hämorrhoiden/Hämorrhoidektomie enthält. Einige Buchstaben sind dabei als Hilfe schon vorgegeben.*

Präoperativ genügt für die Darmreinigung die Entleerung des R . . . u . . ,
die z.B. mit einem . l y . . . erreicht werden kann.
Bei der postoperativen Krankenbeobachtung muss insbesondere auf
N . . . . l . t . . . . . im Analbereich geachtet werden.
Um die Schmerzen bei der Stuhlentleerung zu reduzieren muss auf eine
sorgfältige O . . . . . a . . o n . . . . p h y . . . e geachtet werden.
Auch nach der Entlassung sollte der Patient den Einsatz der
. . u c h . r . . s . zur Stuhlentleerung vermeiden.

22 Pflege bei Erkrankungen von Leber, Gallenwegen, Pankreas und Milz

Pflege bei Aszites

Aufgabe 1
(PH 22.2.2)

Als Aszites bezeichnet man eine Ansammlung von Flüssigkeit in der freien Bauchhöhle. Meistens ist der Aszites ein Symptom einer fortgeschrittenen Erkrankung mit schlechter Prognose.

Lesen Sie die unten aufgeführten pflegerischen Grundsätze durch und kreuzen Sie anschließend die korrekte Lösung an. Versuchen Sie, Ihre Entscheidung zu begründen.

1. Patienten mit Aszites sollten Bettruhe einhalten, evtl. mit angezogenen Beinen zur Erleichterung.
2. Die Flüssigkeitszufuhr sollte unter 500 ml pro Tag liegen.
3. Zur Verlaufskontrolle sollte der Patient täglich gewogen werden.
4. Die Pneumonieprophylaxe sollte wegen der eingeschränkten Atmung durchgeführt werden.
5. Eine weitere pflegerische Aufgabe ist die Mithilfe bei einer Aszitespunktion.

a) Alle Aussagen sind richtig
b) Die Aussagen 1, 2, 3 und 5 sind richtig
c) Die Aussagen 1, 3, 4 und 5 sind richtig
d) Die Aussagen 3, 4 und 5 sind richtig
e) Alle Aussagen sind falsch

Aszitespunktion

Aufgabe 2
(PH 22.3.3)

Wozu dient eine Aszitespunktion (2 Gründe)?

1. ______________________________
2. ______________________________

Im Folgenden werden einige Materialien aufgelistet, die Sie für eine Aszitespunktion richten. Zwei der aufgeführten Gegenstände gehören ***nicht*** *dazu. Welche sind das und wozu werden diese benötigt (bitte ankreuzen)?*

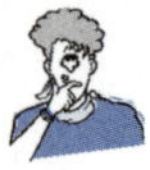

Versuchen Sie, die Funktion der aufgeführten Gegenstände zu erläutern.

a) Bettschutz
b) Maßband
c) Filzschreiber
d) Einmalrasierer
e) Hände- und Hautdesinfektionsmittel
f) Lokalanästhetikum und entsprechendes Zubehör
g) Punktionsnadel nach Menghini
h) Sandsack
i) Gefäß mit Fixierlösung für Leberzylinder
j) Urometer
k) Nahtmaterial, Pflaster, sterile Kompressen

Lösung: ______________

Aufgabe 3
(PH 22.4.2)

Pflege bei akuter Virushepatitis

Dabei handelt es sich um eine viral bedingte Leberentzündung mit Nekrosen der Leberzellen und einem meist intrahepatischen Ikterus.

Welche der aufgeführten Pflegemaßnahmen sind bei diesem Krankheitsbild kontraindiziert? Kreuzen Sie die falschen Aussagen an und begründen Sie Ihre Entscheidung.

1. Der Patient muss über die erforderlichen Hygienemaßnahmen informiert werden.
2. Bei Kontakt mit infektiösem Material: Handschuhe und Schutzkittel tragen.
3. Kanülen nach Gebrauch direkt in ihre Hülle zurückstecken (Verletzungsgefahr!).
4. Kontaminierte Bettwäsche und Verbandsmaterial kennzeichnen und gesondert entsorgen.
5. Der Patient sollte Bettruhe zur Förderung der Leberdurchblutung einhalten.
6. Bei der Ernährung sollte es sich grundsätzlich um eine spezielle Leberschonkost handeln.

Pflege bei Leberzirrhose

Aufgabe 4
(PH 22.4.6)

Erläutern Sie (stichwortartig) die entsprechenden Pflegemaßnahmen/pflegerischen Grundsätze zu den aufgeführten Fragen und versuchen Sie, diese zu begründen.

1. Wichtigste Maßnahme bei alkoholbedingter Leberzirrhose:

   ____

2. Wie sollte die Ernährung beschaffen sein?

   ____

3. Wie kann eine Reduktion der ammoniakproduzierenden Bakterien im Darm erfolgen?

   ____

4. Welche Prophylaxen stehen häufig im Vordergrund?

   ____

5. Worauf muss man aufgrund der Gerinnungsstörungen besonders achten?

   ____

Aufgabe 5
(PH 22.4.5)

Symptome bei Leberzirrhose

🕮 *Beschriften Sie die unten stehende Abbildung mit den Symptomen, die bei einem Patienten mit Leberzirrhose/Pfortaderhochdruck vorkommen können.*

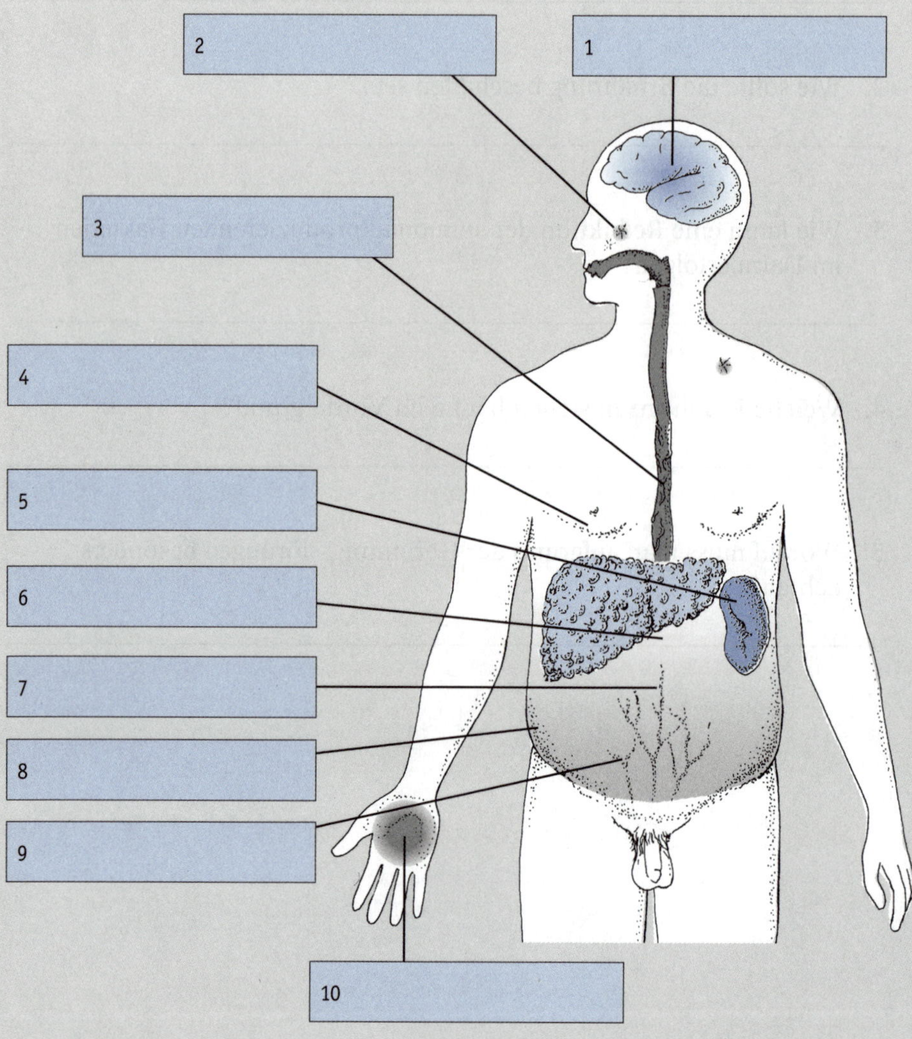

Stadien der hepatischen Enzephalopathie

Aufgabe 6
(PH 22.4.6)

Als hepatische Enzephalopathie werden verschiedene neurologische und psychische Auffälligkeiten des Kranken bezeichnet, die v.a. auf einen Anstieg von Ammoniak und anderen Eiweißabbauprodukten im Blut zurückzuführen sind.

Typischerweise werden diese Symptome in vier Stadien eingeteilt. Tragen Sie die Ihnen bekannten Symptome in die Abbildung ein.

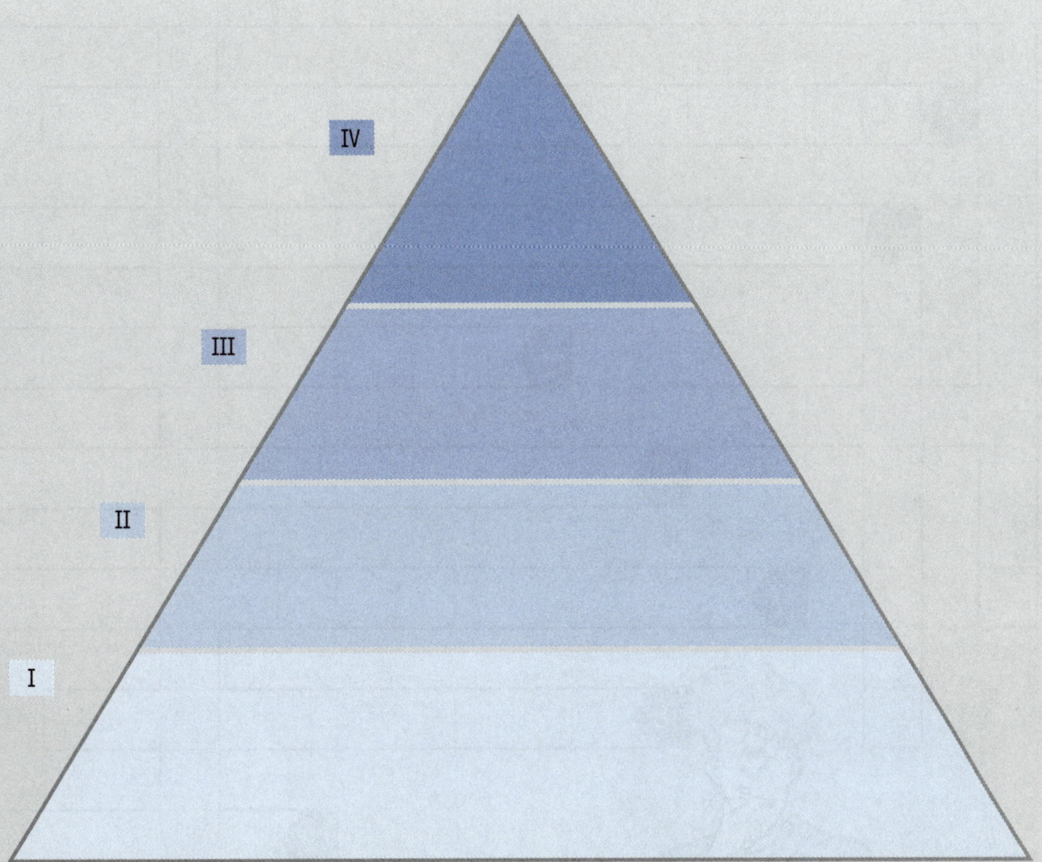

Aufgabe 7
(PH 22.6.4)

Pflege bei Pankreaskarzinom

In diesem Kreuzworträtsel geht es um pflegerische Aspekte, die bei einem Patienten mit Pankreaskarzinom zum Tragen kommen. Ein besonderer Schwerpunkt dieser Aufgabe liegt in der perioperativen Pflege bei Pankreasoperationen.

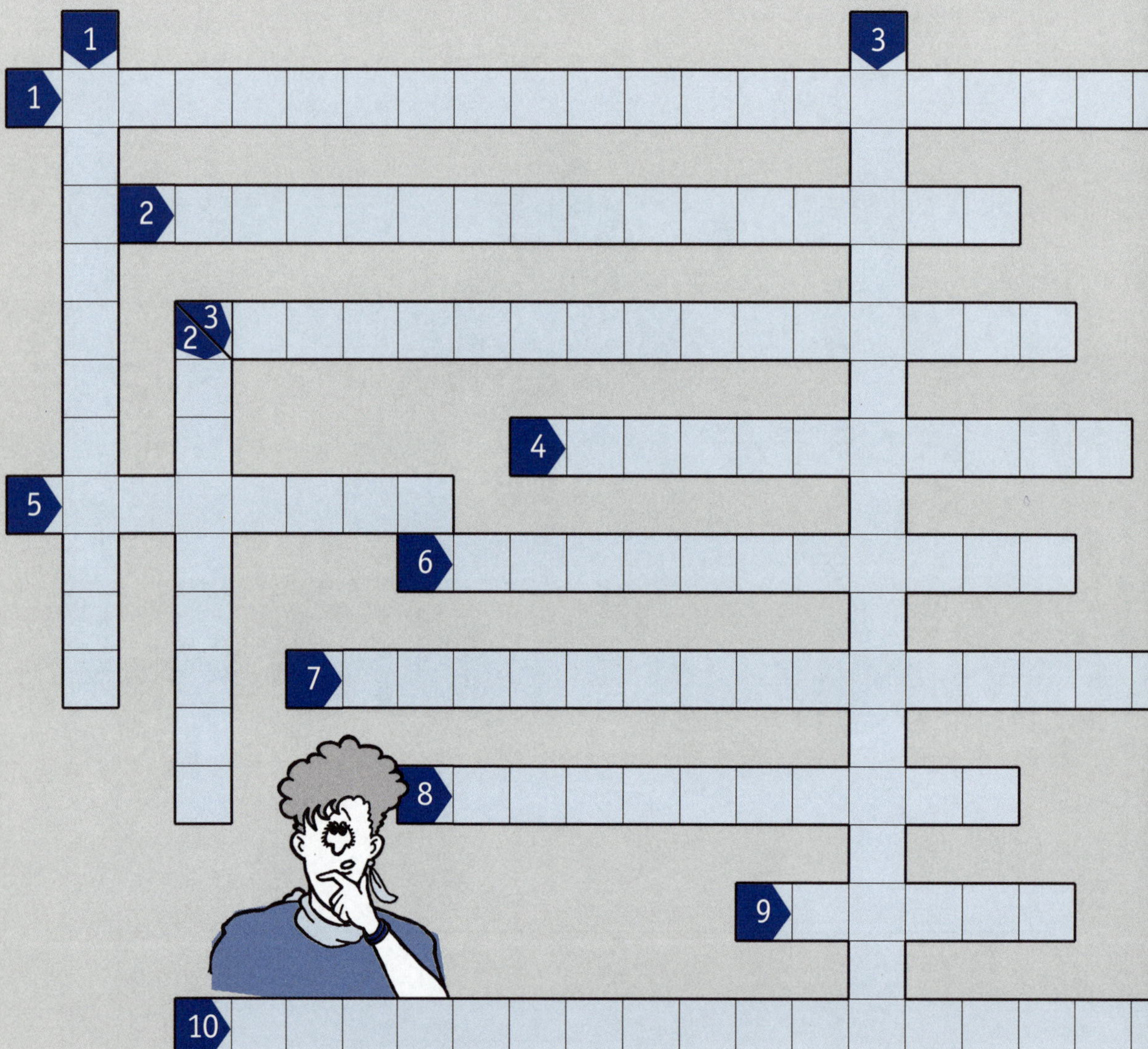

Waagrecht:

1. Durch den Eingriff in den Insulinhaushalt sind nach einer Pankreasoperation engmaschige ... erforderlich.
2. Postoperativ wird der Patient auf der ... betreut.
3. Der Patient wird im späteren postoperativen Verlauf schnell feststellen, was er verträgt und was nicht. Eine Grundregel lautet jedoch: ...
4. In der Regel beginnt die orale Nahrungsaufnahme zwischen dem 4. und 8. postoperativem Tag, der ... hängt aber ab von der Art der Operation und vom Befinden des Patienten.
5. Da die Nährstoffresorption trotz Gabe von Pankreasenzymen beeinträchtigt bleibt, sollte die Kost ... sein.
6. Nach einer Pankreatektomie haben die Patienten stets einen Diabetes mellitus, daher ist eine lebenslange ... erforderlich.
7. Die postoperative Lagerung sollte so aussehen: ...
8. Da der Patient postoperativ parenteral ernährt wird, muss die Krankenbeobachtung insbesondere die Überwachung der ... einschließen.
9. Präoperativ erfolgt die ... von den Brustwarzen bis zu den Leisten
10. Schmerz und ... müssen beim Patienten besonders beobachtet werden.

Senkrecht:

1. Postoperativ wird beim Patienten die Bauchdeckenspannung und der ... beobachtet und dokumentiert.
2. Die Postoperative Ernährung sollte proteinreich sein. Außerdem müssen ... substituiert werden.
3. Präoperative Maßnahme zu Darmreinigung ...

Aufgabe 8
(PH 22.5.3 – 22.5.4)

Cholezystitis und Cholangitis

Ordnen Sie die Fachbegriffe den korrekten Definitionen zu.

1. Cholezystitis
2. Akute eitrige Cholangitis
3. Nicht-eitrige chronisch-destruierende Cholangitis

a) Entzündung der kleinen intrahepatischen Gallengänge. Wahrscheinlich autoimmunologisch bedingt. Betrifft zu 90 % Frauen, meist im mittleren Lebensalter.

b) Entzündung der Gallenblase, meist bei bestehendem Gallensteinleiden. Weitere Unterteilungen sind je nach zeitlichem Verlauf möglich.

c) Entzündung der Gallenwege, in der Regel durch Aufsteigen von Bakterien bei einer Gallenabflussstauung.

Lösung: ______________________________

Aufgabe 9
(PH 22.6.2)

Pflege bei akuter Pankreatitis

Im folgenden Text werden einige Grundsätze angesprochen, die bei der Pflege von Patienten mit akuter Pankreatitis von Bedeutung sind. Finden Sie die beiden inhaltlichen Fehler im Text heraus und begründen Sie, warum es sich dabei um Fehler handelt.

Patienten mit einer akuten Pankreatitis werden meist auf der Intensivstation behandelt und müssen wegen der strikten Nahrungskarenz parenteral ernährt werden.
Aufgabe des Pflegepersonals ist es, die Vitalzeichen, die Ausscheidung und den ZVD engmaschig zu kontrollieren.
Schmerzlindernd kann eine Knierolle wirken, sowie feuchte Wärme auf dem Oberbauch.
Ggf. wird über eine Magensonde regelmäßig der Magensaft abgesaugt.
Nach Abklingen der Akutphase wird der Patient langsam mobilisiert und die Kost rasch wieder aufgebaut.

Inhaltliche Fehler:

1. ______________________________
2. ______________________________

23 Pflege bei endokrinologischen, stoffwechsel- und ernährungsbedingten Erkrankungen

Hormondrüsen

Aufgabe 1 (PH 23.1)

Beschriften Sie die Abbildung, in der die wichtigsten Hormondrüsen des Menschen abgebildet sind, mit den anatomisch korrekten Bezeichnungen.

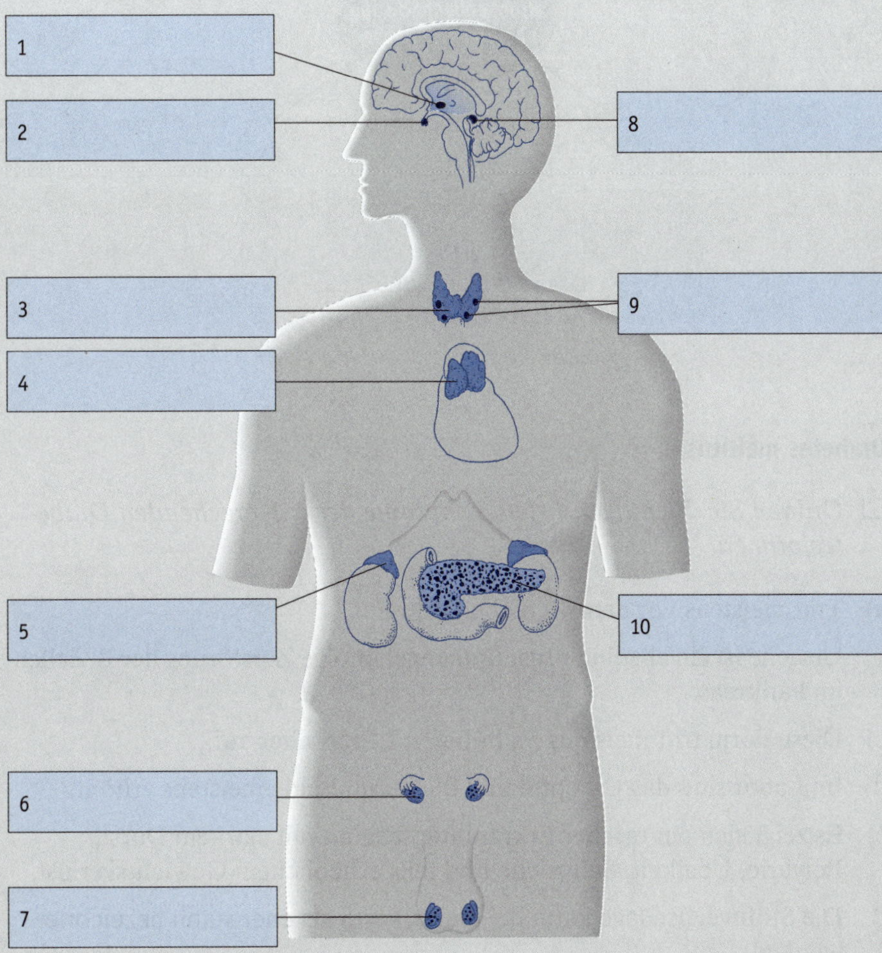

Aufgabe 2
(PH 23.4.3)

Pflege bei Hyperthyreose

Welche Parameter überwachen bzw. beobachten Sie bei einem Patienten mit einer Hyperthyreose? Tragen Sie die Beobachtungsbereiche in die freien Kästchen ein.

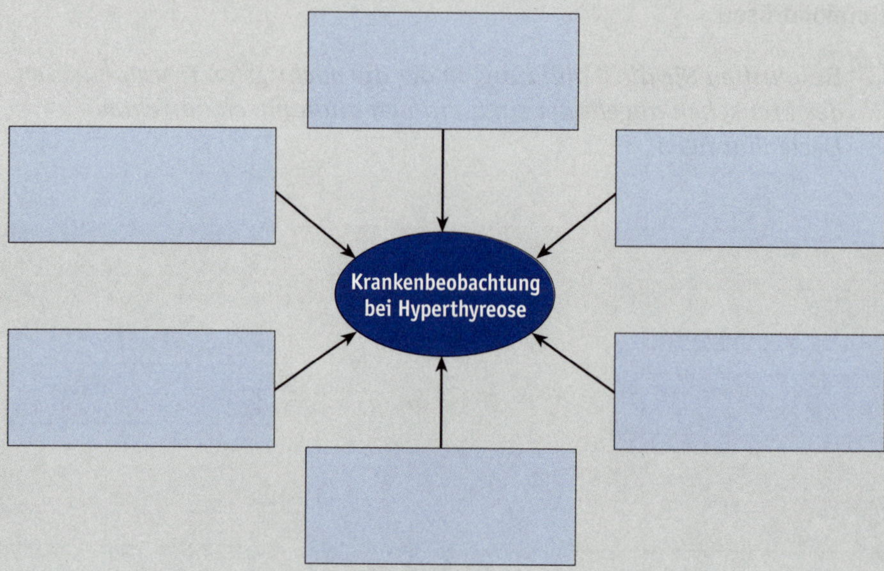

Aufgabe 3
(PH 23.6)

Diabetes mellitus

Ordnen Sie die aufgeführten Symptome der entsprechenden Diabetesform zu.

a) Tritt meistens vor dem 40. Lebensjahr auf.

b) Ursache ist ein absoluter Insulinmangel infolge Zerstörung der B-Zellen im Pankreas.

c) Diese Form tritt meistens im höheren Lebensalter auf.

d) Im Labor sind das C-Peptid und die Serumlipide meistens erhöht.

e) Es zeigt sich ein rascher Erkrankungsbeginn mit starkem Durst, Polyurie, Übelkeit, Schwäche und teils erheblichem Gewichtsverlust.

f) Die Stoffwechsellage kann bei dieser Form als eher stabil bezeichnet werden.

g) Therapie der Wahl ist in erster Linie eine diabetesgerechte Ernährung, Insulingabe und Bewegung.

h) Bei dieser Form besteht die Therapie in erster Linie aus Gewichtsreduktion, Diät, Bewegung und Gabe von oralen Antidiabetika. Erst bei Versagen dieser Maßnahmen erfolgt eine Insulingabe.

1. Diabetes mellitus Typ 1: ______________________________

2. Diabetes mellitus Typ 2: ______________________________

Insulininjektion

Aufgabe 4
(PH 23.6.6)

Die unten aufgeführte Handlungskette, die eine Schritt für Schritt Anleitung zur Insulininjektion enthält, ist leider durcheinander geraten.

Bringen Sie die Handlungskette wieder in die richtige Reihenfolge.

1. An der geplanten Injektionsstelle eine Hautfalte abheben und s.c. injizieren (nicht aspirieren).
2. Verzögerungsinsulin vor dem Aufziehen durch mehrfaches Kippen (Pen) oder Rollen (Flaschen Ampullen) durchmischen.
3. Ampulle kippen, Insulin aufziehen, Luft zur Nadelspitze klopfen und Luftblasen sowie zu viel aufgezogenes Insulin in die Ampulle zurückspritzen.
4. Luft in die stehende Insulinampulle spritzen.
5. So viel Luft in die Spritze aufziehen, wie Insulin aus der Ampulle entnommen werden soll.
6. Gummipfropfen mit Alkoholtupfer desinfizieren.

Lösung: ________________

Einflussfaktoren auf Ernährungsgewohnheiten

Aufgabe 5
(PH 23.6.9)

Grundsäule jeder Diabetesbehandlung ist das Einhalten einer Diät. Welche Faktoren haben ganz allgemein Einfluss auf die Ernährungsgewohnheiten eines Menschen? Tipp: Denken Sie nicht zu krankheitsorientiert, sondern eher an ihren eigenen Erfahrungsbereich.

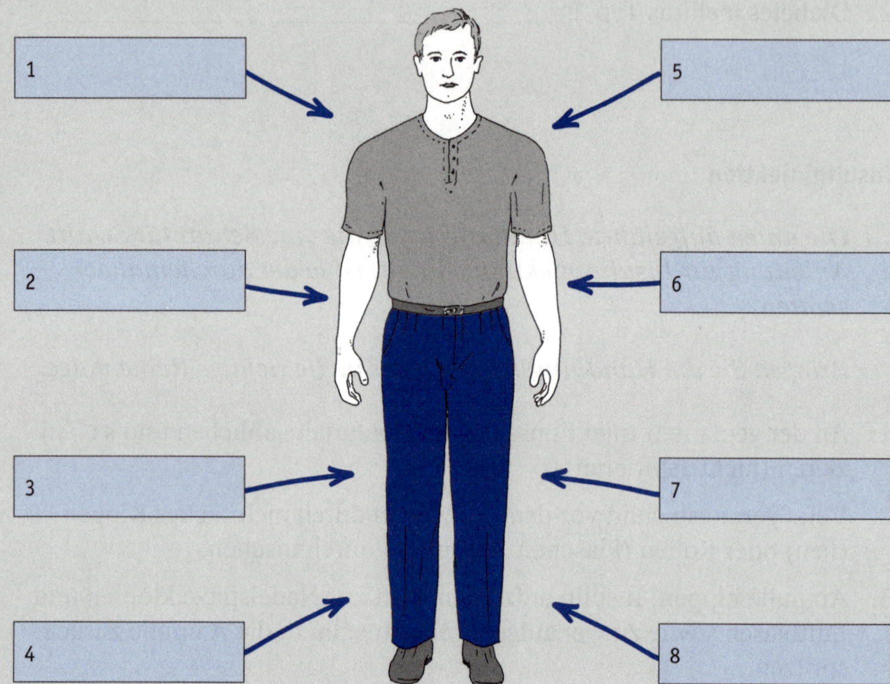

Aufgabe 6
(PH 23.6.11)

Blutzucker-Selbstkontrolle

Welche Aussage(n) zur Blutzuckerselbstkontrolle eines Patienten ist (sind) falsch? Begründen Sie Ihre Entscheidung.

1. Eine intensivierte Insulintherapie ist ohne Blutzucker-Selbstkontrolle nicht durchführbar.
2. Blutzucker-Selbstkontrollen sind relativ schwer zu erlernen und erfordern eine meist wochen- bis monatelange Schulung in speziellen Diabeteskliniken.
3. Welches Gerät gewählt wird, entscheidet der behandelnde Arzt in enger Absprache mit dem Pflegepersonal.
4. Zur Blutzucker-Selbstkontrolle sollte der Patient saubere, warme Hände haben.
5. Bei einigen Testgeräten ist vor dem Ablesen des Wertes das Abwischen des Blutstropfens erforderlich (Gebrauchsanleitung beachten).

Falsche Aussage(n): ________

Adipositas

Aufgabe 7
(PH 23.8.1)

Es existieren verschiedene Möglichkeiten und Formeln zur Ermittlung des Normal- bzw. Idealgewichtes. Ein Kriterium ist dabei das Verhältnis zwischen Taillen- und Hüftumfang. Ordnen Sie die beiden verschiedenen Fettverteilungstypen korrekt zu.

1. Androider Fettverteilungstyp
2. Gynäkoider Fettverteilungstyp

a) Hier befinden sich die Hauptfettansammlungen am Stamm des Patienten, die Extremitäten sind relativ schlank. Patienten mit dieser Fettverteilung haben ein hohes Risiko, Folgeerkrankungen zu entwickeln.

b) Wird auch „hüftbetonter" Fettverteilungstyp genannt. Bei dieser Form lagert sich das Fett mehr an Hüften und Oberschenkeln an, die Gefahr von Folgeerkrankungen ist deutlich geringer.

Lösung: ____________________

Hyperurikämie und Gicht

Aufgabe 8
(PH 23.8.6)

a) *Beschreiben Sie stichpunktartig Ihre Pflegestrategien bei einem Patienten mit Gicht. Die übergeordneten Handlungsbereiche sind schon vorgegeben.*

1. Lagerung

____

____

2. Flüssigkeitszufuhr

____

____

3. Urinbehandlung/und -kontrolle

____

____

4. Aktivität

5. Ernährung

6. Gewicht

b) Wie würden Sie das Krankheitsbild „Gicht" definieren?

Gicht =

24 Pflege bei hämatologischen und onkologischen Erkrankungen

Pflegerische Grundsätze

Aufgabe 1
(PH 24.2.1)

Eine Tumorerkrankung stürzt die Betroffen oft plötzlich und unvorbereitet in eine fundamentale Lebenskrise. Die Pflegenden sind in dieser Krise wichtige Begleiter. Lesen Sie die Aussagen zu Pflegegrundsätzen bei Patienten mit hämatologischen/onkologischen Erkrankungen durch und kreuzen Sie anschließend die richtige Antwortkombination an. Begründen Sie Ihre Entscheidung.

1. Die Aufklärung ist Sache der Pflegenden. Sie entscheiden auch darüber, wie umfassend der Patient informiert wird. Für den medizinischen Bereich kann der Arzt hinzugezogen werden.
2. Jede Frage des Patienten ist als Bitte um ein Gespräch, um Zuwendung zu verstehen. Dabei erwartet die Frage „Muss ich sterben?" nicht ein konkretes „Ja" oder „Nein" als Antwort.
3. Krankenhauspersonal und Angehörige unterschätzen in aller Regel die Fähigkeit der Patienten, die Wahrheit (hinsichtlich der Diagnose) zu ertragen.
4. Um todkranke Menschen auf Dauer pflegen zu können, müssen sich die Pflegenden mit dem eigenen Tod auseinandersetzen.
5. In der ersten Phase der tiefen Depression können onkologische Patienten nicht zur Mitarbeit motiviert werden. Hauptaufgabe des Pflegepersonals ist es hier, dem Patienten die nötige Ruhe zu geben.

a) Die Aussagen 2, 3 und 4 sind richtig
b) Die Aussagen 3, 4 und 5 sind richtig.
c) Alle Aussagen sind richtig.
d) Die Aussagen 2, 3 und 4 sind richtig.
e) Alle Aussagen sind falsch.

Unterstützung bei der ATL – Essen und Trinken

Aufgabe 2
(PH 24.2.2)

Tumorleiden führen oft zu Gewichtsverlust und zu schmerz- oder therapiebedingter Appetitlosigkeit. Auch Übelkeit und Erbrechen, die den Patienten noch mehr schwächen, sind nicht selten. Welche pflegerischen Strategien und Maßnahmen können Sie für diese Patienten auswählen? Tragen Sie Ihre Überlegungen stichpunktartig in die vorgegebenen Kästchen ein und vergleichen Sie diese anschließend mit den Ergebnissen Ihrer Mitschüler.

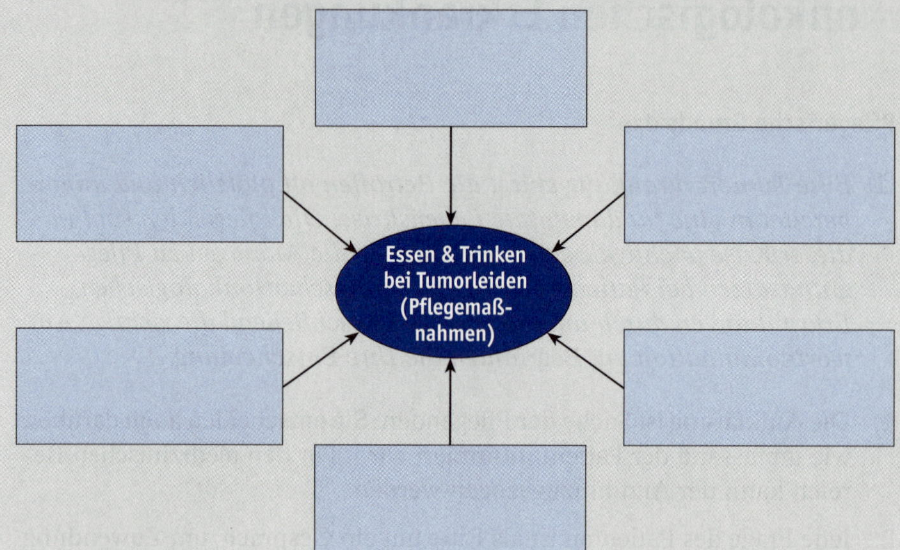

Aufgabe 3 (PH 24.4.6)

Knochenmarkpunktion oder -biopsie

Die Mithilfe und Übernahme von Anteilen bei der Vorbereitung, Durchführung und Nachbereitung einer Knochenmarkpunktion bzw. -biopsie ist pflegerische Aufgabe. Tragen Sie Ihre Maßnahmen stichpunktartig zu den bereits vorgegebenen übergeordneten Pflegebereichen ein.

Materialvorbereitung

Patientenvorbereitung

Lagerung des Patienten

Assistenz bei der Durchführung

Nachsorge

Infektionsgefahr beim Tumorpatienten

Aufgabe 4 (PH 24.5.1)

Der abwehrgeschwächte Tumorpatient ist von vielen Seiten infektionsbedroht. Aufgabe der Pflege ist die Minimierung aller Infektionsrisiken.

Tragen Sie mögliche Infektionsquellen für den Tumorpatienten in die leeren Kästchen ein.

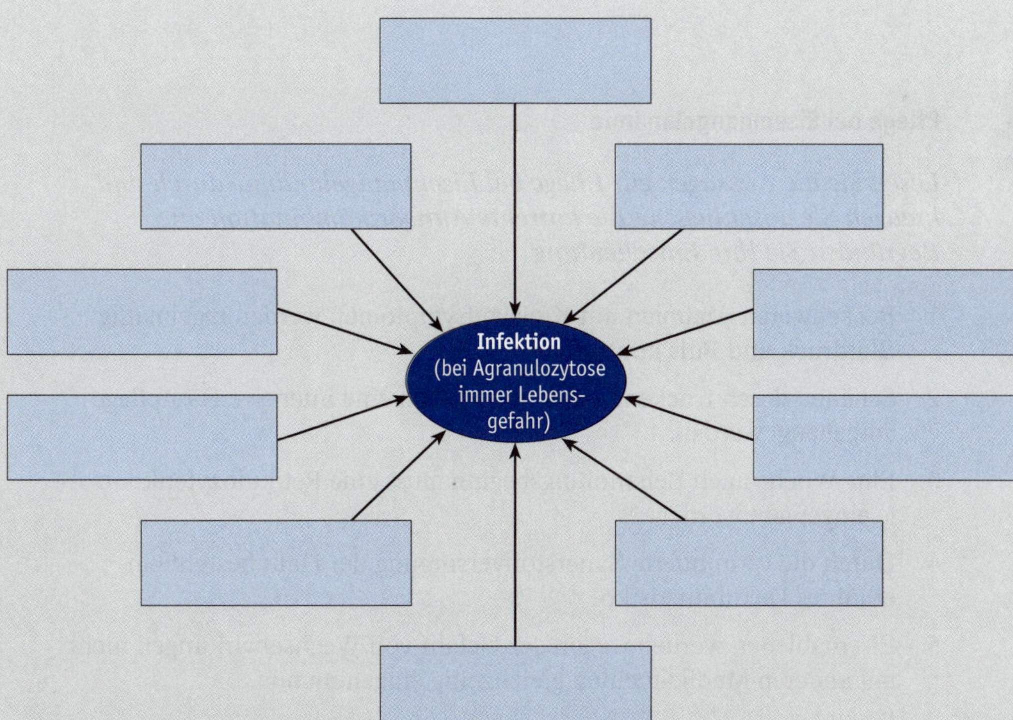

Aufgabe 5
(PH 24.5.6)

Transfusionszwischenfall

Ordnen Sie die aufgeführten Symptome eines Transfusionszwischenfalls den möglichen Ursachen und den dazugehörigen Erstmaßnahmen zu.

1. Unruhe; Beklemmungsgefühl; Übelkeit; Brechreiz; Atemnot; Kopf-, Gelenk- und Gliederschmerzen; in schweren Fällen: Schockzeichen
2. Hautrötung; Quaddelbildung und Juckreiz; evtl. Blutdruckabfall
3. Fieber und Schüttelfrost

a) Evtl. bakterielle Verunreinigung der Blutkonserve ⇒ Transfusion stoppen; Arzt benachrichtigen; venösen Zugang belassen; Materialien für eine Blutkulturentnahme richten.

b) Evtl. Unverträglichkeitsreaktion ⇒ Transfusion stoppen; Arzt benachrichtigen; Venösen Zugang unbedingt (z.B. mit NaCl 0,9 %) offen halten.

c) Evtl. Allergische Reaktion ⇒ Transfusion stoppen; Arzt benachrichtigen.

Lösung: ______________

Aufgabe 6
(PH 24.6.2)

Pflege bei Eisenmangelanämie

Lesen Sie die Aussagen zur Pflege bei Eisenmangelanämie durch und kreuzen Sie anschließend die korrekte Antwortkombination an. Begründen Sie Ihre Entscheidung.

1. Bei schweren Anämien mit Kreislaufsymptomen werden regelmäßig Blutdruck und Puls kontrolliert.
2. Schäden durch trockene Haut muss durch eine intensive Hautpflege vorgebeugt werden.
3. Eine Woche nach Behandlungsbeginn muss eine Retikulozytenkontrolle eingeplant werden.
4. Durch die verminderte Sauerstoffversorgung der Haut besteht ein erhöhtes Dekubitusrisiko.
5. Eisentabletten werden wegen der Gefahr von Wechselwirkungen nicht mit anderen Medikamenten gleichzeitig eingenommen.

a) Die Aussagen 1, 2, 4 und 5 sind richtig
b) Die Aussagen 1, 2, 3 und 4 sind richtig
c) Alle Aussagen sind richtig
d) Die Aussagen 1, 2 und 4 sind richtig
e) Die Aussagen 2, 3, 4 und 5 sind richtig

Lymphödem

Aufgabe 7
(PH 24.10.2)

Die Pflege bei Patienten mit Lymphödemen beruht auf vier Säulen.

Wie lauten diese vier Pflegegrundsätze?

1. ______________________________
2. ______________________________
3. ______________________________
4. ______________________________

Was ist beim Blutdruckmessen und hinsichtlich der Verabreichung von Injektionen bei dieser Patientengruppe zu beachten?

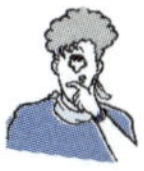

Pflege in der Rheumatologie

Terminologie

Aufgabe 1
(PH 25.1)

Definieren Sie zunächst kurz den Begriff „Rheuma" und ordnen Sie anschließend die weiteren Fachbegriffe korrekt zu.

Rheuma:

____

____

1. Arthrose
2. Arthritis

a) Gelenkentzündung; Hauptsymptome: Gelenkschmerzen und -schwellung; Überwärmung und Bewegungseinschränkung.

b) Degenerative Gelenkerkrankung; Hauptsymptome: Gelenksteife und Spannungsgefühl in den betroffenen Gelenken; später auch Schmerzen.

ATL Sich bewegen

Aufgabe 2
(PH 25.1.3)

Welche Aussage(n) zur Pflege von Rheumapatienten ist (sind) falsch?

Begründen Sie Ihre Entscheidung.

1. Bewegung ist Therapie für den Patienten, deshalb sollte er nicht aus Ungeduld unterfordert werden.
2. Alle Maßnahmen, bei denen eine aktive Mitarbeit des Patienten erforderlich ist, sollten so eingeplant werden, dass sie zeitlich mit der größtmöglichen Bewegungsfähigkeit des Patienten zusammenfallen.
3. Die Rheumamedikamente sollten nach dem Aufstehen bzw. nach dem Frühstück des Patienten eingenommen werden.

4. Die Gelenke des Patienten sollten vor besonderen Belastungen rechtzeitig erwärmt werden, um so die Muskulatur zu entspannen und Schmerzen zu lindern.
5. Hilfsmittel, z.B. Unterarmgehstützen müssen in Reichweite des Patienten aufbewahrt werden, damit er selbständig aufstehen kann.

Falsche Aussage(n): ___________________

ATL Ruhen und schlafen

Aufgabe 3 (PH 25.1.3)

Überprüfen Sie beide Aussagen auf ihren Inhalt und legen Sie fest, ob die Kombination beider Aussagen sinnvoll ist.

1. Schmerzen und Unbeweglichkeit können die Nachtruhe eines Patienten mit rheumatischen Beschwerden stören,
2. daher sollte die abendliche Schmerzmedikation möglichst spät verabreicht werden.

	Aussage 1	Aussage 2	Verknüpfung
A	falsch	richtig	sinnlos
B	richtig	falsch	sinnlos
C	richtig	richtig	richtig
D	falsch	falsch	sinnlos
E	richtig	richtig	falsch

Aufgabe 4
(PH 25.4)

Systemisch-medikamentöse Therapie

Überprüfen Sie beide Aussagen auf ihren Inhalt und legen Sie fest, ob die Kombination beider Aussagen sinnvoll ist.

1. Nichtsteroidale Antirheumatika sollen im Sitzen oder Stehen mit viel Wasser eingenommen werden,
2. damit eine lokale Schleimhautschädigung vermieden wird.

	Aussage 1	Aussage 2	Verknüpfung
A	falsch	richtig	sinnlos
B	richtig	falsch	sinnlos
C	richtig	richtig	richtig
D	falsch	falsch	sinnlos
E	richtig	richtig	falsch

Aufgabe 5
(PH 25.4.3)

Ernährung

🕮 *Aufgrund von Patientenberichten und den Ergebnissen neuerer Studien lässt sich sagen, dass die Ernährung rheumatische Erkrankungen günstig beeinflussen kann.*

Beurteilen Sie die Aussagen (Richtig? Falsch? Kommentar?).

1. Die Ernährung sollte auf Vollwertkost umgestellt werden

___

2. „Bewusste“ Ernährung beachten

___

3. Vegetarische Kost sollte nicht über längere Zeit ausprobiert werden

___

4. Zusatz von Vitamin E ist günstig

___

Pflege bei systemischem Lupus erythematodes (SLE)

Aufgabe 6
(PH 25.6.1)

Überprüfen Sie beide Aussagen auf ihren Inhalt und legen Sie fest, ob die Kombination beider Aussagen sinnvoll ist.

1. Die betroffenen Patienten sollten im Krankenhaus immer direkt am Fenster liegen,
2. weil Sonnenlicht zu den häufigsten Auslösern der Erkrankung bzw. eines Krankheitsschubes gehört.

	Aussage 1	Aussage 2	Verknüpfung
A	falsch	richtig	sinnlos
B	richtig	falsch	sinnlos
C	richtig	richtig	richtig
D	falsch	falsch	sinnlos
E	richtig	richtig	falsch

Krankenbeobachtung bei SLE

Aufgabe 7
(PH 25.6.1)

Welche Parameter müssen Sie bei einem Patienten mit SLE insbesondere beobachten und dokumentieren?

a) ______________________

b) ______________________

c) ______________________

d) ______________________

e) ______________________

f) ______________________

Pflege in der Orthopädie

Knochen

Aufgabe 1
(PH 26.1)

🕮 *Ergänzen Sie den Lückentext, der Aussagen zur allgemeinen Anatomie und Physiologie des Bewegungsapparates enthält. Als kleine Hilfe sind einige Buchstaben schon vorgegeben.*

Das knöcherne und knorpelige Stützgerüst des menschlichen Körpers bezeichnet man als . k . l . . t . Bei den Röhrenknochen wird der Schaftanteil . . . p h y s e , die beiden Enden nennt man jeweils . . . p h y s e . Der Abschnitt zwischen diesen beiden Teilen wird . . . . p h y s e genannt. Die O . t . . . . . s t . n bauen die Knochengrundsubstanz auf, O . t . . . . . s t . n hingegen sind in der Lage, den Knochen wieder aufzulösen. Die „eingemauerten" Knochenbildungszellen verlieren ihre Fähigkeit zur Zellteilung und werden dann O . . . o . . . e n genannt. Der gesamte Vorgang der Knochenbildung heißt Verknöcherung, Osteogenese oder auch O . . . f i k . . . . . .

ATL Sich bewegen

Aufgabe 2
(PH 26.2.1)

Erkrankungen des Bewegungsapparates gehen häufig mit erheblicher Bewegungseinschränkung einher oder erfordern eine (postoperative) Ruhigstellung.

Welches Prinzip gilt dennoch grundsätzlich für die postoperative Mobilisation?

Antwort: ____

Pflege nach Operationen an der Wirbelsäule

Aufgabe 3
(PH 26.2.2)

Entscheidend für die Pflege nach Operationen an der Wirbelsäule ist die Frage der Stabilität der Wirbelsäule. Tragen Sie eine Kurzbeschreibung der jeweiligen Stabilitätsform ein. Wie dürfen Sie die jeweiligen Patienten mobilisieren/lagern?

Beschreibung/Lagerungsmöglichkeiten

1. Instabilität

____

____

2. Drehstabilität

____

____

3. Lagerungsstabilität

____

____

4. Mobilisationsstabilität

____

____

5. Belastungsstabilität

____

____

Ausscheidung

Aufgabe 4
(PH 26.2.2)

Überprüfen Sie beide Aussagen auf ihren Inhalt und legen Sie fest, ob die Kombination beider Aussagen sinnvoll ist.

1. Bei Wirbelsäuleneingriffen kann es, obwohl das Abdomen nicht eröffnet wurde, reflektorisch zu einer Magen-Darm-Atonie kommen,
2. deshalb gilt bezüglich der Darmstimulation das gleiche Nachbehandlungsschema wie bei abdominellen Eingriffen.

	Aussage 1	Aussage 2	Verknüpfung
A	falsch	richtig	sinnlos
B	richtig	falsch	sinnlos
C	richtig	richtig	richtig
D	falsch	falsch	sinnlos
E	richtig	richtig	falsch

Gipskontrolle

Aufgabe 5
(PH 26.2.3)

Sowohl unmittelbar nach Anlage eines Gipses als auch in den Folgetagen sind regelmäßige Gipskontrollen notwendig. Diese erfolgen immer nach dem gleichen Schema; erläutern Sie die vorgegebenen Oberbegriffe (stichpunktartig).

Befragen:

Betrachten:

Betasten:

Bösartige Knochentumoren

Aufgabe 6
(PH 26.9.3)

Ordnen Sie den Fachbegriffen die jeweils richtige Beschreibung zu.

1. Osteosarkom
2. Ewing-Sarkom
3. Chondrosarkom

a) Hauptsächlich im mittleren und höheren Lebensalter auftretender bösartiger Knochentumor. Entweder ohne vorbestehende Knochenerkrankungen oder durch Entartung einer Exostose oder eines Enchondroms entstehend. Hauptlokalisation: Becken und proximaler Femur, Schultergürtel und proximaler Humerus.

b) Hochmaligner primärer Knochentumor. Hauptlokalisation: untere Extremität, Becken und Oberarm. Altersgipfel: 10. – 15. Lebensjahr.

c) Primär maligner Knochentumor. Bevorzugte Lokalisation im kniegelenknahen Bereich und am proximalen Humerus. Altersgipfel um die Pubertät. Frühe Metastasierung in die Lunge.

Lösung: ______________________________

Behandlung und Pflege bei Skoliosen

Aufgabe 7
(PH 26.11.4)

Bei der Skoliose handelt es sich um eine fixierte Seitausbiegung der Wirbelsäule in der Frontalebene mit Rotation und Strukturveränderungen. Ca. 90 % aller Skoliosen können konservativ behandelt werden. Tragen Sie in Kurzform die jeweils angezeigte Behandlung und Pflege der verschiedenen Skolioseausprägungen ein.

1. Leichte Skoliosen

____

____

2. Mäßige Skoliosen

____

____

3. Schwere Skoliosen

____

____

Aufgabe 8
(PH 26.13.9)

Pflege bei Meniskusteilresektion

📖 *Welche speziellen Pflegemaßnahmen ergreifen Sie bei einem Patienten nach einer Meniskusteilresektion? Die gefragten Pflegebereiche sind schon eingetragen.*

1. Lagerung des betroffenen Beines

___

___

2. Wärme- oder Kälteanwendung

___

___

3. Mobilisation/Belastung des betroffenen Beines

___

___

4. Schulung und Beratung des Patienten

___

___

5. Bewegungsübungen

___

___

27 Pflege in der Traumatologie

Verbandwechsel bei Fixateur externe

Aufgabe 1
(PH 27.1)

Im unteren Teil finden Sie eine Handlungskette, die sich auf den Verbandwechsel bei einem Patienten mit einem Fixateur externe bezieht. Bringen Sie diese Handlungskette in die korrekte Reihenfolge.

1. Neue Handschuhe anziehen.
2. Handschuhe ausziehen.
3. Hände desinfizieren.
4. Mit der sterilen Pinzette getränkte Kugeltupfer fassen und damit die Durchtrittsstellen der Drähte von Krusten befreien.
5. Handschuhe anziehen, Unterlage einbringen, alten Verband entfernen. Dabei auf Blut, Eiter oder seröse Flüssigkeiten achten.
6. Schrauben und Drähte mit den getränkten Tupfern mechanisch reinigen.
7. Kugeltupfer in der wasserdichten Originalverpackung oder in der sterilen Nierenschale mit Ringerlösung tränken.
8. Draht- oder Schraubendurchtrittsstellen auf Entzündungszeichen beobachten.
9. Ggf. Extremität mit elastischer Binde wickeln.
10. Patienten informieren und bequem lagern.
11. Gebrauchte Materialien entsorgen.
12. Durchblutung, Motorik und Sensibilität distal des Verbandes prüfen und Patienten nach Schmerzen fragen.
13. Durchtrittsstellen mit einem geeigneten Hautdesinfektionsmittel desinfizieren.
14. Bestehende Weichteilverletzungen versorgen.
15. Durchtrittsstellen mit Kompressen und Mullbinde verbinden.
16. Patienten bequem lagern.
17. Maßnahme und Beobachtungen dokumentieren.
18. Hände desinfizieren.

Lösung: ______________________________

Aufgabe 2
(PH 27.1.3)

Pflege von Patienten mit Extension

Sie pflegen einen Patienten mit einer suprakondylären Extension. Ordnen Sie den Fragen die korrekten Pflegemaßnahmen zu.

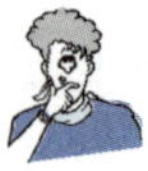

Probieren Sie anschließend die von Ihnen geschilderte Lagerung an einer Mitschülerin/einem Mitschüler aus.

Wie sollte das Bein insgesamt gelagert werden?

___

Wie sollte das Kniegelenk gelagert werden?

___

Wie sollte das Fußgelenk gelagert werden?

___

Wie sollte die Ferse gelagert werden?

___

Wie hoch über dem Bettniveau sollte die Schiene sein?

___

Wie viel % des Körpergewichtes sollte das Zuggewicht ungefähr betragen?

___

Pflege bei Arthroskopie

Aufgabe 3
(PH 27.3.4)

Neben den allgemein bekannten postoperativen Pflegemaßnahmen sollen Sie in dieser Aufgabe die speziellen Pflegemaßnahmen bei einem Patienten nach diagnostischer Arthroskopie in die Kästchen eintragen. Versuchen Sie, Ihre Entscheidung zu begründen.

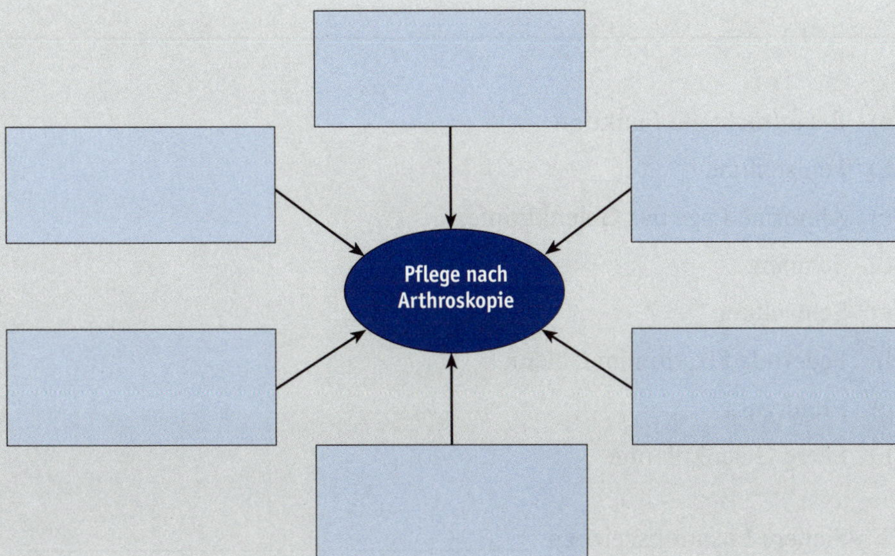

Wundheilungsstörungen

Aufgabe 4
(PH 27.4.2)

Nennen Sie bitte mindestens sechs Faktoren, die eine Wundheilung ungünstig beeinflussen und somit zu Wundheilungsstörungen führen können.

1. ______________________________
2. ______________________________
3. ______________________________
4. ______________________________
5. ______________________________
6. ______________________________

Aufgabe 5
(PH 27.5)

Luxation

📖 *Definieren Sie zunächst in Stichworten den Begriff „Luxation“. Ordnen Sie anschließend die sicheren und die unsicheren Luxationszeichen korrekt zu.*

Luxation:

____

____

a) Beeinträchtigte Funktion
b) Fehlstellung
c) Abnorme Lage des Gelenkkopfes
d) Schmerz
e) Schwellung
f) Federnde Fixation im Gelenk
g) Bluterguss
h) Leere Gelenkpfanne

1. Sichere Luxationszeichen: ____________________________
2. Unsichere Luxationszeichen: ____________________________

Aufgabe 6
(PH 27.8.2)

Verletzungen der Wirbelsäule

Welche Aussage(n) bezüglich der Erstmaßnahmen am Unfallort bei Verdacht auf Wirbelsäulenverletzungen ist (sind) richtig? Begründen Sie Ihre Entscheidung und korrigieren sie die Falschaussage(n).

1. Wegen der Gefahr einer Fragmentverschiebung sollte der Verletzte nur wenig gedreht werden.
2. Bei Bewusstlosigkeit, bei noch intakter Atmung sollte der Verletzte wegen der Aspirationsgefahr in die stabile Seitenlage gebracht werden.
3. Der Verletzte muss immer von der Unfallstelle weggebracht werden. Dabei sollten keine unnötigen Manipulationen an der Wirbelsäule vorgenommen werden.
4. Für die Bergung und den Transport des Verletzten können beispielsweise Decken dienen, die eine wirbelsäulenstabilisierende Mobilisation ermöglichen.
5. Um die Bewusstseinslage des Verletzten zu überprüfen, wird er seitlich vom Ersthelfer angesprochen.

a) Die Aussagen 1, 2, 4 und 5 sind richtig
b) Die Aussagen 1, 2, 3 und 4 sind richtig
c) Alle Aussagen sind richtig
d) Die Aussagen 1, 2 und 4 sind richtig
e) Alle Aussagen sind falsch

Pflege bei Frakturen der BWS und LWS

Aufgabe 7 (PH 27.8.2)

Für die Lagerung des Patienten gelten spezielle Regeln. Versuchen Sie, für die genannten Problembereiche/Fragestellungen die jeweils passenden pflegerischen Maßnahmen zu finden.

1. Dekubitusgefahr

____

____

2. Wie sollte die Lagerung beim Essen aussehen?

____

____

3. Wie sollte der Rumpf gelagert werden?

____

____

4. Wie kann der Patient auf die Seite gedreht werden?

____

____

5. Welche Maßnahmen kommen für die Mobilisation des Patienten in Frage?

____

____

Aufgabe 8
(PH 27.10)

Rippenfraktur

Überprüfen Sie beide Aussagen auf ihren Inhalt und legen Sie fest, ob die Kombination beider Aussagen sinnvoll ist.

1. Die Therapie einer Rippenfraktur besteht in erster Linie in regelmäßiger Gabe von Analgetika und schleimlösenden Arzneimitteln sowie Atemtherapie und Pneumonieprophylaxe,
2. damit die schmerzbedingte Hypoventilation vermindert und dadurch einer Pneumonie vorgebeugt wird.

	Aussage 1	Aussage 2	Verknüpfung
A	falsch	richtig	sinnlos
B	richtig	falsch	sinnlos
C	richtig	richtig	richtig
D	falsch	falsch	sinnlos
E	richtig	richtig	falsch

28 Pflege bei Infektionskrankheiten

Krankheitserreger

Aufgabe 1
(PH 28.1.1)

Lösen Sie das Kreuzworträtsel, in dem sich die für den Menschen pathogenen Mikroorganismen verstecken.

1. Parasitisch lebende Einzeller, zu denen auch die Amöben gehören.
2. Kleinste Krankheitserreger, die nur aus Erbinformationen bestehen. Diese rufen z.B. die Masern oder eine Hepatitis hervor (Achtung: 2 X eintragen).
3. Einzeller ohne Zellorganellen und ohne Zellkern. Die Streptokokken gehören dazu.
4. Parasitisch lebende Tiere (Eukaryonten). Ein Vertreter ist die Krätzmilbe.
5. Infektiöse Proteinpartikel, die ihnen ähnliche körpereigene Proteine verändern können. Erreger der Creutzfeld-Jakob-Krankheit.
6. Pflanzenähnliche Mikroorganismen, jedoch ohne Fähigkeit zur Photosynthese.

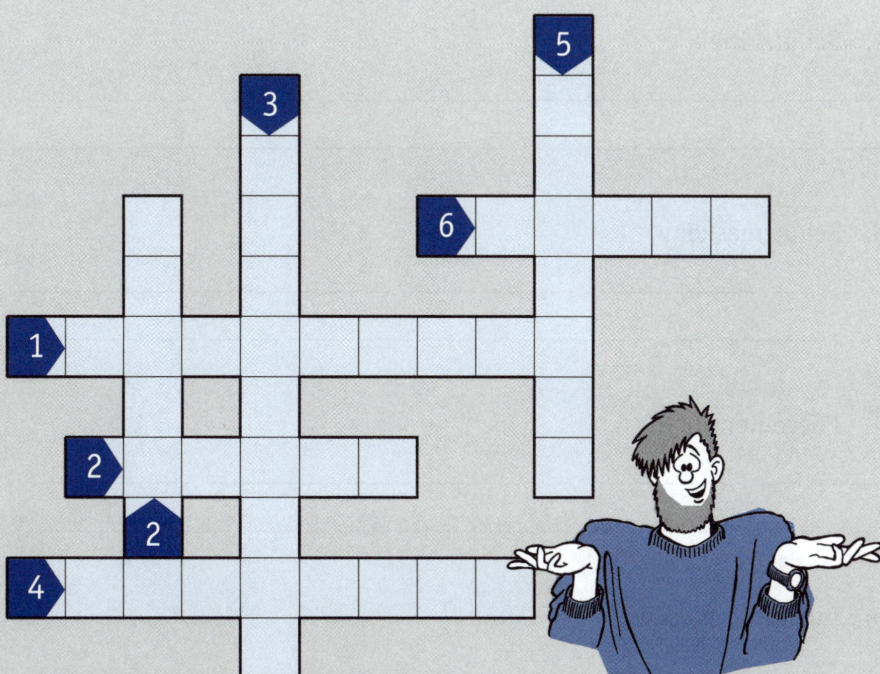

Aufgabe 2
(PH 28.2.2)

Pflege auf Infektionsstationen

Tragen Sie Ihre speziellen hygienisch-pflegerischen Maßnahmen ein, die sich auf den Umgang mit Patienten auf der Infektionsstation beziehen. Es handelt sich nicht um ein spezielles Krankheitsbild, vielmehr sind die allgemeinen Maßnahmen gefragt. Ein Beispiel ist dabei schon vorgegeben.

1. Handschuhe; Händehygiene:
   Bei allen Pflegetätigkeiten Handschuhe tragen; nach jedem Ausziehen der Handschuhe, nach jedem Patientenkontakt und vor Verlassen der Patienteneinheit: Hände desinfizieren;

2. Schutzkittel:

3. Schutzmasken:

4. Pflegeutensilien:

5. Infektiöse Wäsche:

6. Geschirr:

7. Patientenausscheidungen:

Pflege bei Antibiotikatherapie

Aufgabe 3 (PH 28.5)

Finden Sie die richtige(n) Aussage(n) aus dem unten abgedruckten Text heraus, in dem es um die Pflege bei der Antibiotikatherapie geht. Hier ist schwerpunktmäßig der Umgang mit den Medikamenten gefragt. Begründen Sie Ihre Entscheidung.

1. Wie bei allen hochwirksamen Arzneimitteln ist das genaue Einhalten der Dosierung und der Dosierungsintervalle wichtig. „Dreimal täglich" bedeutet somit „morgens, mittags, abends".
2. Bei schweren Infektionen wird die intravenöse Applikation der Antibiotika bevorzugt, z.B. als Kurzinfusion.
3. Der Venenzugang muss mehrmals täglich auf Entzündungszeichen hin beobachtet werden, da Antibiotika die Gefäßwände stark reizen können.
4. Häufigste Nebenwirkungen sind Magen-Darm-Beschwerden und Pilzinfektionen der Haut.
5. Allergien gegen Antibiotika sind relativ selten, daher muss in diesem Bereich keine spezielle Hautbeobachtung durch das Pflegepersonal erfolgen.

Richtige Aussage(n): ________________

Resistenzen

Aufgabe 4 (PH 28.5.3)

📖 *Was bedeutet die in vielen Kliniken häufig benutzte Abkürzung „MRSA"?*

____

Resistenzen

Aufgabe 5 (PH 28.5.3)

📖 *Welche Maßnahmen, außer der systemischen antibiotischen Therapie, können noch gegen eine Ausbreitung resistenter Staphylokokken wirksam sein (mind. 5)?*

1. ________________________
2. ________________________
3. ________________________
4. ________________________
5. ________________________

Aufgabe 6
(PH 28.5.6)

Pflege bei Diarrhoe

Die Pflege von Patienten mit infektiösen Durchfallerkrankungen ist im Wesentlichen unabhängig vom jeweiligen Krankheitserreger. Lesen Sie die Aussagen unten durch und finden Sie die richtige(n) Aussage(n) heraus. Begründen Sie Ihre Entscheidung.

1. Die Patienten werden bei einem noch unbekannten Erreger in einem Mehrbettzimmer betreut. Bei gesicherter Diagnose kann dann evtl. eine Schutzisolierung des Patienten notwendig werden.
2. Eine Desinfektion der Ausscheidungen wird obligatorisch durchgeführt, um eine Weiterverbreitung der Erreger zu verhindern.
3. Die massiven Durchfälle können den Patienten schwächen. Treten Kreislaufstörungen auf, dürfen die Betroffenen nur in Begleitung aufstehen.
4. Häufige Stuhlentleerungen reizen die Analregion. Dagegen hilft eine durchblutungsanregende Salbe, die nach jeder Darmentleerung aufgetragen wird (z.B. Finalgon®).
5. Bei leichten Krankheitsverläufen ist eine orale Ernährung möglich. Die Kost sollte vor allem ballaststoffarm sein (z.B. Tee und Zwieback).

Richtige Aussage(n): ____________________

Aufgabe 7
(PH 28.5.6)

Krankenbeobachtung bei Diarrhoe

Bei schweren Krankheitsverläufen einer infektiösen Durchfallerkrankung darf der Patient in der Regel nichts essen und wird parenteral ernährt. In dieser Situation ist es pflegerische Aufgabe, die spezielle Krankenbeobachtung durchzuführen und zu dokumentieren.

Welche Parameter überwachen Sie in diesem Fall?

1. ____________________
2. ____________________
3. ____________________
4. ____________________
5. ____________________
6. ____________________

Pflege bei Tetanus

Aufgabe 8
(PH 28.5.15)

Überprüfen Sie beide Aussagen auf ihren Inhalt und legen Sie fest, ob die Kombination beider Aussagen sinnvoll ist. Begründen Sie Ihre Entscheidung.

1. Ein an Tetanus erkrankter Patient ist in einem sehr frühen Krankheitsstadium bereits bewusstseinseingetrübt (somnolent),
2. deshalb sollten alle Pflegehandlungen sehr ruhig und ohne viel zu reden (z.B. ausführliche Erklärungen über Pflegehandlungen) gestaltet werden.

	Aussage 1	Aussage 2	Verknüpfung
A	falsch	richtig	sinnlos
B	richtig	falsch	sinnlos
C	richtig	richtig	richtig
D	falsch	falsch	sinnlos
E	richtig	richtig	falsch

Aufgabe 9
(PH 28.6.3)

Pflege bei Herpes Zoster

Tragen Sie Ihre speziellen Pflegmaßnahmen und Pflegestrategien bei einem Patienten mit Herpes Zoster stichpunktartig zu den übergeordneten Pflegebereichen ein.

1. Wie sieht die Körperpflege der betroffenen Hautpartien aus?

2. Wie kann das Einschlafen gefördert werden?

3. Wie sollten etwaige Verbände aussehen?

4. Wie steht es mit der Mobilisation/Belastung des Patienten?

5. Wie können Schmerzen gelindert werden?

6. Wie sieht es mit der (Eigen-)Hygiene aus?

7. Worauf müssen Pflegende speziell achten (Krankenbeobachtung)?

Meldepflicht bei Infektionskrankheiten

Aufgabe 10
(PH 28.10)

Anfang 2001 ist das Infektionsschutzgesetz (IfSG) in Kraft getreten.

Welche drei großen Ziele verfolgt dieses Gesetz?

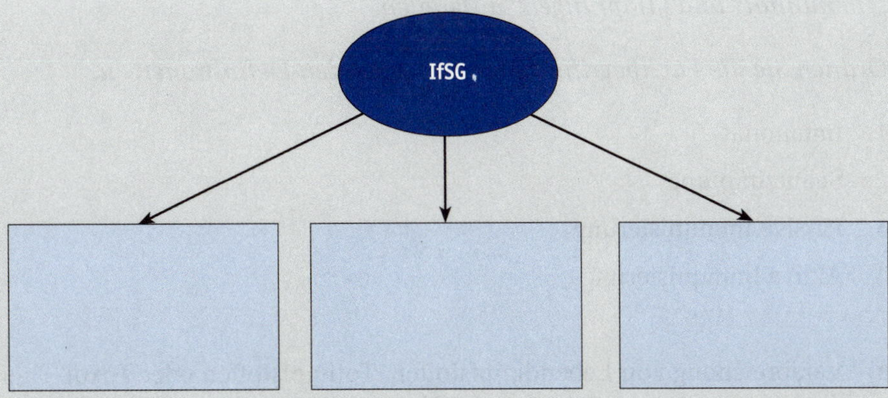

Meldepflichtige Krankheiten

Aufgabe 11
(PH 28.10)

*Welche der folgenden Krankheiten sind bei Krankheitsverdacht, Erkrankung und Tod **nicht** meldepflichtig?*

1. Botulismus
2. Cholera
3. Herpes simplex
4. HIV
5. Masern
6. Tollwut
7. Diphterie
8. Röteln
9. Varizellen (Windpocken)
10. Typhus/Paratyphus

Lösung: ______

Pflege bei Erkrankungen des Immunsystems

Aufgabe 1
(PH 29.1)

Begriffe

In dieser Aufgabe sind einige Grundbegriffe aufgeführt, die das Thema „Immunität" und „Impfungen" aufgreifen.

Ordnen Sie die Fachbegriffe den entsprechenden Definitionen zu.

1. Immunität
2. Schutzimpfung
3. Passive Immunisierung
4. Aktive Immunisierung

a) Verabreichung von Lebendimpfstoffen, Totimpfstoffen oder Toxoidimpfstoffen, um im Körper des Geimpften einen „kontrollierten Übungskampf" zu erzeugen und so eine Unempfänglichkeit des Organismus zu erreichen.
b) Künstliche Immunisierung gegen bestimmte Erkrankungen, ohne dass der Betroffene zuvor die Erkrankung durchmachen muss.
c) Unempfänglichkeit eines Organismus für eine Infektion mit pathogenen Mikroorganismen bzw. deren Toxinen.
d) Übertragung von spezifischen Antikörpern gegen bestimmte Erreger oder Toxine, die von einem anderen Organismus gebildet worden sind.

Lösung: ______________________________

Aufgabe 2
(PH 29.3.1)

HIV-Risikogruppen

🕮 *Nennen Sie die Hauptrisikogruppen für eine HIV-Infektion.*

____

____

____

____

____

____

Terminologie

Aufgabe 3
(PH 29.3)

a) Wofür steht die Abkürzung „HIV“ (englisch oder deutsch)?

b) Wofür steht die Abkürzung „AIDS“ (englisch oder deutsch)?

Infektionsschutz

Aufgabe 4
(PH 29.3.3)

Nennen Sie die beiden Hauptpfeiler der Infektionsprophylaxe, die einer HIV-Infektion des Personals im Krankenhaus vorbeugen.

Pflege immunsupprimierter Patienten

Aufgabe 5
(PH 29.5)

Was würden Sie einem Patienten oder einer Patientin, die Zytostatika erhalten, hinsichtlich der Empfängnisverhütung raten?

Pflege bei Haut- und Geschlechtskrankheiten

Unterstützung bei den ATL

Aufgabe 1
(PH 30.2.1)

Tragen Sie Ihre Pflegemaßnahmen bzw. Ihr pflegerisches Beratungsangebot ein, das sich auf die Pflege in der Dermatologie bezieht. Dabei soll nicht ein spezielles Krankheitsbild aufgegriffen werden, vielmehr geht es darum, die gemeinsamen Grundsätze und Strategien aufzuzeigen.

1. Welche Körperpflegemittel empfehlen Sie?

____

2. Welche Kleidung sollte der Patient tragen?

____

3. Darf der Patient duschen oder baden?

____

4. Wie sieht es mit der Körper- und Zimmerhygiene aus?

____

Pruritus

Aufgabe 2
(PH 30.3.2)

Viele Hauterkrankungen gehen mit einem Juckreiz einher, der den Patienten unerträglich quälen kann.

Nennen Sie 4 Pflegemaßnahmen, die außer einer lokalen und systemischen Medikamententherapie den Juckreiz eines Patienten lindern können.

1. ___________________________________
2. ___________________________________
3. ___________________________________
4. ___________________________________

Diagnose und Krankenbeobachtung

Aufgabe 3
(PH 30.4.1)

Häufig lässt sich eine Infektionserkrankung schon anhand eines typischen Exanthems eingrenzen.

Ordnen Sie die Exanthembeschreibungen der jeweiligen Krankheit zu.

1. Masern
2. Röteln
3. Scharlach
4. Windpocken
5. Dreitagefieber

a) Klein- und mittelfleckig, bevorzugt am Rumpf.
b) Mittelfleckiges Exanthem, vor allem an den Streckseiten der Extremitäten, am Rücken und im Gesicht.
c) Grobfleckiges, zusammenfließendes Exanthem am ganzen Körper, stark juckend.
d) Feinfleckiges, dichtstehendes Exanthem bevorzugt am Unterbauch. Gesicht gerötet mit blasser Mundregion.
e) Stecknadelkopf- bis linsengroße, juckende Bläschen, die schubweise am ganzen Körper aufschießen.

Lösung: ______________________________

Umgang mit Lokaltherapeutika

Aufgabe 4
(PH 30.5.2)

Finden Sie aus den unten aufgeführten Regeln für den Umgang mit Lokaltherapeutika die falsche(n) heraus. Begründen Sie Ihre Entscheidung.

1. Bett und Kleidung eines Patienten müssen vor einem Kontakt mit Lokaltherapeutika geschützt werden.
2. Aus hygienischen Gründen immer mit Einmalhandschuhen arbeiten. Latexhandschuhe dürfen nur verwendet werden, wenn beim Patienten und beim Personal keine Allergie vorliegt.
3. Nach dem Auftragen des Präparates ist eine sorgfältige Hautbeobachtung erforderlich, um die betroffene Hautpartie korrekt beurteilen zu können.

4. Nie mit den Fingern in das Arzneimittelgefäß greifen. Bei Salbentöpfen immer einen Spatel verwenden.
5. Nach Abnahme des Verbandes ist ruhiges Vorgehen sinnvoll. Nicht zu schnell arbeiten, da die Oxigenierung der Wunde meist einen kühlenden und somit juckreizstillenden Effekt hat.

Lösung: ______________

Psoriasis

Aufgabe 5
(PH 30.7)

Zahlreiche endogene und exogene Faktoren beeinflussen den Krankheitsverlauf einer Psoriasis. Tragen Sie unten die Faktoren ein, die zu einer Verbesserung (1.) und diejenigen, die zu einer Verschlechterung (2.) der Symptomatik führen.

Psoriasis

1. Positive Faktoren

____

____

____

2. Negative Faktoren

____

____

____

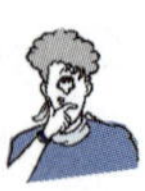

Können Sie aus diesen Erkenntnissen konkrete Folgen für Ihr pflegerisches Handeln ableiten?

Skabies

Aufgabe 6
(PH 30.8.3)

Lesen Sie die Aussagen zu Pflegemaßnahmen und zum hygienischen Vorgehen bei einem Patienten mit Krätzemilbe durch und kreuzen Sie anschließend die korrekte Antwortkombination an.

1. Beim Bettenmachen und anderen Pflegetätigkeiten mit unmittelbaren Kontakt zum Patienten müssen Schutzkittel und Einmalhandschuhe getragen werden.
2. Das Tragen eines Mund-Nasenschutzes und ein Wechseln der Schuhe sind nicht erforderlich.
3. Die Händedesinfektion ist nicht wirksam, daher müssen die Hände nach allen Verrichtungen im Patientenzimmer gründlich mit Seifenlösung gewaschen werden.
4. Der Abfall des Patienten ist nur verschlossen zu transportieren. Er wird zusammen mit dem Krankenhausabfall entsorgt.
5. Nach der Entlassung des Patienten müssen die Matratzen, Kissen und Decken mit Dampf desinfiziert (entwest) werden.

a) Die Aussagen 2, 3 und 4 sind richtig
b) Die Aussagen 3, 4 und 5 sind richtig
c) Alle Aussagen sind richtig
d) Die Aussagen 2, 3 und 4 sind richtig
e) Alle Aussagen sind falsch

Geschlechtskrankheiten

Aufgabe 7
(PH 30.8.3)

Ordnen Sie die den beiden bekannten Geschlechtskrankheiten die jeweiligen Definitionen korrekt zu.

1. Gonorrhoe
2. Syphilis

a) Bakteriell hervorgerufene Infektionskrankheit mit meist deutlichen Beschwerden beim Mann und symptomarmen Verlauf bei der Frau. Manifestiert sich v.a. an den Schleimhäuten des Urogenitaltraktes, des Analkanals und des Rachens.
b) Durch das Stäbchenbakterium Treponema pallidum hervorgerufene Geschlechtskrankheit mit typischem stadienhaften Verlauf. Früher v.a. wegen ihrer neurologischen Spätschäden gefürchtet, heute gut mit Antibiotika zu behandeln.

Lösung: ___________

Pflege bei Erkrankungen der Niere und der ableitenden Harnwege

Pflege bei nephrologischen und urologischen Erkrankungen

Aufgabe 1
(PH 31.2 + 31.2.1)

Untersuchen Sie den folgenden Text auf inhaltliche Fehler. Es haben sich insgesamt drei davon eingeschlichen. Begründen Sie, warum es sich dabei um Fehler/Falschaussagen handelt und ersetzen Sie die Falschaussagen durch korrekte Aussagen.

1. Chronisch Nierenkranke sind oft gut informierte, kritische und fordernde, aber auch ängstliche Patienten. Bedenkt man aber die oft jahrelange Leidensgeschichte, die meist an der Dialyse endet, und die verminderte Lebensqualität durch eine strenge Diät, wird das Verhalten der Patienten verständlicher.
2. Patienten mit Nierentumoren bleibt mit der Dialyse die einzige Hoffnung auf eine lebensrettende Maßnahme. Leider werden die in der Nephrologie und Urologie häufigen Karzinome meist zu spät erkannt.
3. Wenn der Patient alleine Wasser lassen kann, besteht die Aufgabe des Pflegepersonals vor allem in der Dokumentation der täglichen Urinmenge und in der Beobachtung des Harns auf krankhafte Veränderungen.
4. Viele Nierenkranke leiden im fortgeschrittenen Stadium der Erkrankung unter Appetitlosigkeit, Übelkeit oder Erbrechen. Darauf nehmen die Pflegenden bei der Essensbestellung Rücksicht.
5. Vorsicht! Auch „kleine Sünden" haben große Folgen: Schon eine Tafel Schokolade kann bei einem Patienten mit einer hochgradigen Niereninsuffizienz zu einer lebensbedrohlichen Hypokalzämie führen.
6. Patienten mit Nierensteinen oder Entzündungen der ableitenden Harnwege, sowie Patienten unter Nierenersatztherapie sollen viel trinken. Ausnahmen sind Patienten, bei denen aufgrund von Begleiterkrankungen, z.B. einer Herzinsuffizienz, eine Trinkmengenbeschränkung erforderlich ist.

Falsche Aussagen:

1. ______________________________
2. ______________________________
3. ______________________________

Katheterstärken

Aufgabe 2
(PH 31.2.2)

Nennen Sie die jeweiligen Katheterstärken, die Sie bei der jeweiligen Patientengruppe auswählen würden.

Männer ⇒ ____________Ch

Frauen ⇒ ____________Ch

Kinder ⇒ ____________Ch

Was bedeutet die Abkürzung „Ch"? Wie kann man diese Einheit in mm umrechnen?

Ch = ___________ 1 Ch entspricht _____ mm

Legen eines Blasendauerkatheters beim Mann

Aufgabe 3
(PH 31.2.2)

Im Folgenden finden Sie Handlungsschritte, die beim Legen eines Blasendauerkatheters beim Mann zum Tragen kommen.

Bringen Sie die Handlungskette in die richtige Reihenfolge und begründen Sie Ihre Wahl.

1. Kugeltupfer in der Schale mit Schleimhautdesinfektionsmittel tränken.
2. Einwirkzeit des Desinfektionsmittels beachten.
3. Katheter mit Auffangsystem von der Arbeitsfläche nehmen.
4. Patienten flach auf den Rücken lagern, Beine etwas gespreizt legen lassen.
5. Sterile Handschuhe anziehen.
6. Penisschaft fassen, Vorhaut zurückschieben, Harnröhrenmündung spreizen, Tupfer entnehmen und Eichel desinfizieren.
7. Katheter auf der Arbeitsfläche mit dem Urinauffangsystem verbinden.
8. Katheter einführen (bei Schmerzen des Patienten Vorgang abbrechen).
9. Schutzunterlage, Loch- oder Schlitztuch aus dem Katheterset entnehmen.
10. Katheter noch etwas vorschieben, damit das Blocken nicht in der Harnröhre geschieht.
11. Lochtuch/Tuch so auflegen, dass es nur den Penis frei lässt.
12. Gleitgel auf die Harnröhrenmündung und in die Harnröhre geben.
13. Tütchen oder Spritze mit anästhesierendem Gleitgel öffnen.

Lösung: ________________________________

Aufgabe 4
(PH 31.2.3)

Suprapubische Blasendrainage

Welche Aussage(n) zur suprapubischen Blasendrainage sind richtig? Begründen Sie Ihre Entscheidung.

1. Bei der suprapubischen Blasendrainage wird der Katheter durch die Bauchdecke hindurch in die gefüllte Blase eingeführt und fixiert.
2. Auch bei fachgerechter Durchführung ist sie mit vielen Komplikationen behaftet, da sie mittels einer scharfen Punktionsnadel durchgeführt werden muss.
3. Die Indikationen einer suprapubischen Blasendrainage entsprechen denen der transurethralen Harnableitung.
4. Zusätzlich kann sie bei Harnröhrenverletzungen und/oder Harnröhrenverengungen eingesetzt werden.
5. Bei Blasentumoren und bei Schwangeren darf die suprapubische Blasendrainage nicht eingesetzt werden.

Richtige Aussage(n): ________________

Aufgabe 5
(PH 31. 2.4)

Pflege bei Nephrostomie

Welche Aussage(n) zur Pflege bei liegendem Nephrostomiekatheter ist (sind) falsch (bitte ankreuzen)? Korrigieren Sie die Falschaussage(n) durch die Richtige(n).

1. Die Urinausscheidung wird regelmäßig kontrolliert (Menge, Farbe, Beimengungen).
2. Der Katheter wird engmaschig auf Lage und Durchgängigkeit überprüft.
3. Bei Verdacht auf Katheterverstopfung muss der Katheter unverzüglich vom Pflegepersonal angespült werden (NaCl 0,9 %).
4. Um einer Katheterverstopfung vorzubeugen, soll der Patient reichlich trinken.
5. Bei komplikationslosem Verlauf reicht es aus, den Verband alle zwei Tage zu wechseln.

Falschaussage(n)/Korrektur(en):

____

____

Pflege bei Ureterenkatheter

Aufgabe 6
(PH 31.2.5)

Beim Ureterenkatheter (Splint, Schienungsdrain, Ureterenschienung) handelt es sich um eine Hohlsonde aus Kunststoff, die den Harnleiter von innen schient und so den Urinabfluss gewährleistet.

Lesen Sie die folgenden Sätze durch und entscheiden Sie, ob die Einzelsätze und/oder deren Verknüpfung richtig oder falsch sind.

1. Beim Pigtail-Katheter sind die Enden eingerollt, **weil** so die Verletzungsgefahr der Schleimhaut gesenkt wird.

1. Satzteil	2. Satzteil	Verknüpfung

2. Beim äußeren Splint wird der Urin durch die Harnröhre nach außen geleitet, **daher** sind keine besonderen Pflegemaßnahmen bei dieser Ableitungsart erforderlich.

1. Satzteil	2. Satzteil	Verknüpfung

3. Beim äußeren Splint darf der Katheter nicht abgeklemmt werden, **weil** sonst die Gefahr des Überdruckes im Nierenbecken besteht.

1. Satzteil	2. Satzteil	Verknüpfung

Aufgabe 7
(PH 31.2.6)

Pflege von Patienten mit Peritonealdialyse

Bei der kontinuierlichen ambulanten Peritonealdialyse (CAPD) und der kontinuierlichen zyklischen Peritonealdialyse (CCPD) handelt es sich um intrakorporale Blutreinigungsverfahren zur Nierenersatztherapie, wobei das Peritoneum als semipermeable Membran dient.

Lesen Sie die Aussagen zu diesem Thema durch und kreuzen Sie anschließend die richtige Antwortkombination an. Begründen Sie Ihre Entscheidung.

1. Die Dialyseflüssigkeit muss vorsichtig auf Körpertemperatur angewärmt werden.
2. Es muss dokumentiert werden, wie viel Flüssigkeit zugeführt und abgelassen wurde.
3. Die Austrittstelle des Tenckhoff-Katheters und die umgebende Bauchhaut müssen auf Infektionszeichen beobachtet werden.
4. Wegen des Proteinverlustes über das Peritoneum muss für eine ausreichende Eiweißzufuhr gesorgt werden.
5. Wegen der Infektionsgefahr sollte die Katheteraustrittstelle vor dem Baden/Schwimmen abgedichtet werden.

a) Die Aussagen 1, 2 und 4 sind richtig
b) Die Aussagen 1, 2, 4 und 5 sind richtig
c) Alle Aussagen sind richtig
d) Die Aussagen 2, 4 und 5 sind richtig
e) Alle Aussagen sind falsch

Aufgabe 8
(PH 31.2.6)

Patientenberatung bei Nierenersatztherapie

Worüber sollten die Patienten mit einer Nierenersatztherapie (z.B. Patienten mit Peritonealdialyse) Ihrer Meinung nach Bescheid wissen?

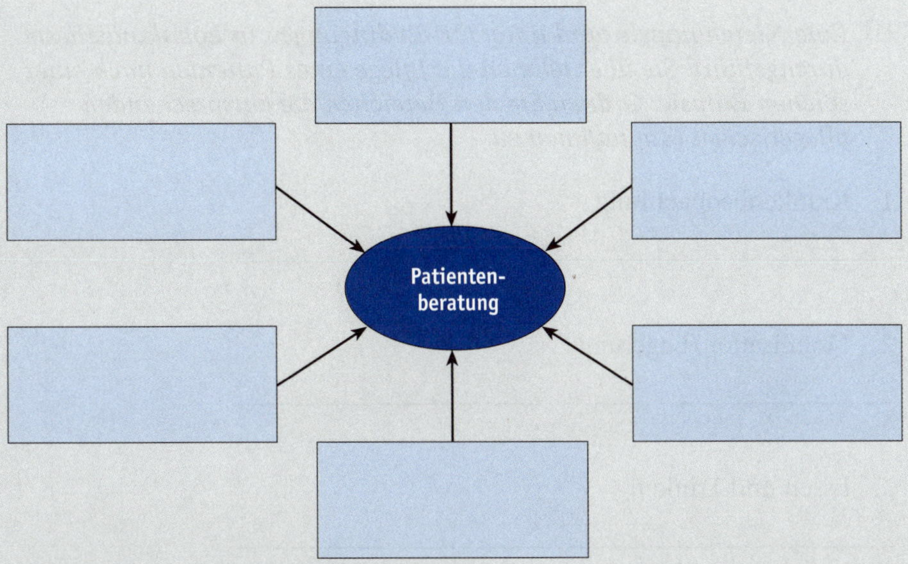

Leitsymptome

Aufgabe 9
(PH 31.3)

Ordnen Sie die aufgeführten Leitsymptome in der Urologie und Nephrologie den korrekten Definitionen zu.

1. Oligurie
2. Anurie
3. Polyurie
4. Pollakisurie
5. Nykturie
6. Dysurie

a) Erschwertes Wasserlassen, meist verbunden mit Schmerzen oder Brennen.

b) Erhöhung der Urinmenge auf mehr als 3 l täglich, in Extremfällen bis zu 10 – 20 l.

c) Verminderung der Harnausscheidung auf 100 – 500 ml täglich.

d) Häufiger Harndrang mit jeweils nur geringer Urinmenge bei in aller Regel normaler Urinmenge über 24 Stunden.

e) Verminderung der Harnausscheidung auf weniger als 100 ml täglich.

f) Vermehrtes nächtliches Wasserlassen.

Pflege nach Nierenbiopsie

Aufgabe 10
(PH 31.4.10)

Eine Nierenbiopsie wird unter OP-Bedingungen in Lokalanästhesie durchgeführt. Sie übernehmen die Pflege eines Patienten nach einer solchen Biopsie. Ordnen Sie den Bereichen die entsprechenden pflegerischen Maßnahmen zu.

1. Krankenbeobachtung

____

2. Mobilisation/Lagerung

____

3. Essen und Trinken

____

4. Patienteninformation

____

Pflege bei Glomerulonephritis

Aufgabe 11
(PH 31.6.6)

Bei der Glomerulonephritis handelt es sich um eine abakterielle Nierenentzündung. Die akute Form tritt häufig im Rahmen einer fehlgeleiteten Immunreaktion 1 – 4 Wochen nach einer Infektion auf.
Ordnen Sie den genannten Bereichen die entsprechenden pflegerischen Maßnahmen zu.

Körperpflege/Prophylaxen

____

Krankenbeobachtung

____

Essen und Trinken

____

Patienteninformation

____

Pflege bei nephrotischem Syndrom

Aufgabe 12
(PH 31.6.7)

Dieser Begriff steht als Sammelbezeichnung für verschiedene Erkrankungen, die mit massiven Eiweißverlusten über die Nieren und Ödemen einhergehen.

Suchen Sie aus den unten aufgeführten Aussagen die falsche(n) heraus und begründen Sie Ihre Wahl.

1. Pflegerische Aufgabe ist es, für die körperliche Schonung des Patienten zu sorgen.
2. Wegen der erhöhten Thrombosegefahr müssen Maßnahmen zur Thromboseprophylaxe erfolgen.
3. Puls, Blutdruck und Körpergewicht müssen engmaschig kontrolliert werden.
4. Zur exakten Feststellung der Stunden-Urinmenge wird ein transurethraler oder suprapubischer Katheter gelegt.
5. Auf Infektionszeichen muss wegen des Immunglobulinverlustes geachtet werden.
6. Die Patienten müssen auf Pleuraergüsse, Lungenödem und Hirnödem beobachtet werden.

Falsche Aussage(n) und Begründung:

____

____

Pflege bei akutem Nierenversagen

Aufgabe 13
(PH 31.6.8)

Für die Pflege eines Patienten mit akutem Nierenversagen greifen zu verschiedenen Krankheitsstadien auch verschiedene pflegerische Maßnahmen.

Ordnen Sie den Bereichen auf der linken Seite die entsprechenden Pflegemaßnahmen zu.

Bereich	Pflegemaßnahme(n)
Stadium der Oligo- und Anurie	
1. Urinbeobachtung/ Flüssigkeitsbilanzierung	
2. Flüssigkeitszufuhr	
3. Ernährung	
4. Psychische Betreuung	
Stadium der Polyurie	
5. Flüssigkeitszufuhr	
6. Ernährung	

Diuretika

Aufgabe 14
(PH 31.6.9)

Wenn Patienten längerfristig Diuretika erhalten, ist eine besondere Pflege und Krankenbeobachtung der Patienten erforderlich.

Nennen Sie sechs spezielle Pflegemaßnahmen und Parameter, die Sie bei Patienten mit Diuretikatherapie ergreifen bzw. beobachten.

1. ______________________________
2. ______________________________
3. ______________________________
4. ______________________________
5. ______________________________
6. ______________________________

32 Pflege in der Gynäkologie

Genitalspülung

Aufgabe 1
(PH 32.2.1)

Sie sollen bei einer Patientin nach einer vaginalen Operation eine Genitalspülung durchführen.

Welche Materialien stellen Sie zusammen? Was gehört noch zur Vorbereitung?

Materialien:

1. ____________________
2. ____________________
3. ____________________
4. ____________________
5. ____________________
6. ____________________
7. ____________________
8. ____________________
9. ____________________
10. ____________________

Weitere Vorbereitungen:

____

____

____

____

Aufgabe 2
(PH 32.2.5)

Postoperative Pflege

Welche der aufgeführten Maßnahmen bezüglich der postoperativen Pflege in der Gynäkologie können generell als sinnvoll erachtet werden? Begründen Sie Ihre Entscheidung.

1. Pflegende müssen verstärkt auf vaginale Blutungen achten.
2. Die Mobilisation erfolgt schon am 2. postoperativen Tag.
3. In der ersten Woche wird die vaginale Körperpflege vom Pflegepersonal übernommen.
4. Der Kostaufbau hängt von der durchgeführten Operation ab. Nach kleineren Eingriffen können die Patientinnen i.d.R. bereits am Operationsabend leichte Kost zu sich nehmen.
5. Zur Entlastung des operierten Gebietes werden die Patientinnen ca. 6 Stunden nach der Operation einmalkatheterisiert, da eine spontane Blasenentleerung nur unter Schmerzen möglich wäre.

Sinnvolle Aussagen: ______________

Aufgabe 3
(PH 32.4.3)

Gynäkologische Untersuchung

🕮 *Beschreiben Sie die Aufgaben der Pflegenden bei gynäkologischen Untersuchungen. Die übergeordneten Pflegebereiche sind vorgegeben.*

1. Untersuchungsraum vorbereiten

____

2. Materialien vorbereiten

____

3. Patientin vorbereiten

____

4. Nachsorge

____

Hysterosalpingographie

Aufgabe 4
(PH 32.4.8)

Was bedeutet der Begriff „Hysterosalpingographie" im Rahmen der gynäkologischen Diagnostik? Wann wird diese Untersuchung angewendet?

Definition: ______________________________

Indikation: ______________________________

Pflege bei Hysterosalpingographie

Aufgabe 5
(PH 32.4.8)

Lesen Sie die Aussagen bezüglich der Pflege bei Hysterosalpingographie (HSG) durch und kreuzen Sie anschließend die korrekte Antwortkombination an. Begründen Sie Ihre Entscheidung.

1. Die Untersuchung sollte für die zweite Zyklushälfte geplant werden, um sicherzustellen, dass keine Schwangerschaft vorliegt.
2. Vor der Untersuchung wird die Blase zur besseren Darstellung mittels eines Einmalkatheters mit körperwarmen NaCl 0,9 % aufgefüllt.
3. Vor dem Eingriff ist keine spezielle Analgesie erforderlich, da dieser immer in Kurznarkose durchgeführt wird.
4. Nach der Untersuchung wird die Patientin i.d.R. ca. 3 – 4 Tage auf der Station überwacht. Nach einer abschließenden ärztlichen Untersuchung kann sie entlassen werden.
5. Nach der Untersuchung muss die Patientin auf Anzeichen einer allergischen Reaktion beobachtet werden (z.B. einer Kontrastmittelallergie).

a) Die Aussagen 2, 4 und 5 sind richtig.
b) Die Aussagen 4 und 5 sind richtig.
c) Alle Aussagen sind richtig.
d) Nur Aussage 5 ist richtig.
e) Nur Aussage 4 ist richtig.

Aufgabe 6
(PH 32.6.2)

Pflege bei Mammakarzinom

Ergänzen Sie den Lückentext, der Aussagen zur Pflege einer Patientin mit einem Mammakarzinom enthält. Einige Buchstaben sind dabei als Hilfe schon vorgegeben.

Zur Vermeidung eines L . . p h . d . . . wird der Arm der betroffenen Seite postoperativ in leichter . . d . k . . o . auf einem Kissen erhöht gelagert. Die Redondrainagen und der Verband müssen auf . . c h . . u . . . g . . hin beobachtet werden.

Neben der K . . . . a . . . . . n . . o p h . . . x . sind postoperativ auch immer Maßnahmen zur . . . . m o . . . - und T . . . m b . . . . . o p h . . . x . erforderlich.

Einigen Frauen hilft es im Rahmen der psychischen Verarbeitung, wenn sie aktiv bei der Pflege mithelfen können. Sie können zum Beispiel die Narbe mit . . n g . l . . . . . n . . l . e oder auch J . . . . . i s . . a u . . . pflegen.

Aufgabe 7
(PH 32.6.2)

Psychische Begleitung: Organverlust

Nach einer Brustamputation kann die Patientin häufig in vielen Lebensbereichen physisch und vor allem auch psychisch betroffen sein. Wie können Sie einer Patientin helfen, die massiv unter diesem Organverlust leidet und dadurch ein gemindertes Selbstwertgefühl zeigt?

Tragen Sie Ihre Vorschläge stichpunktartig in die Grafik ein.

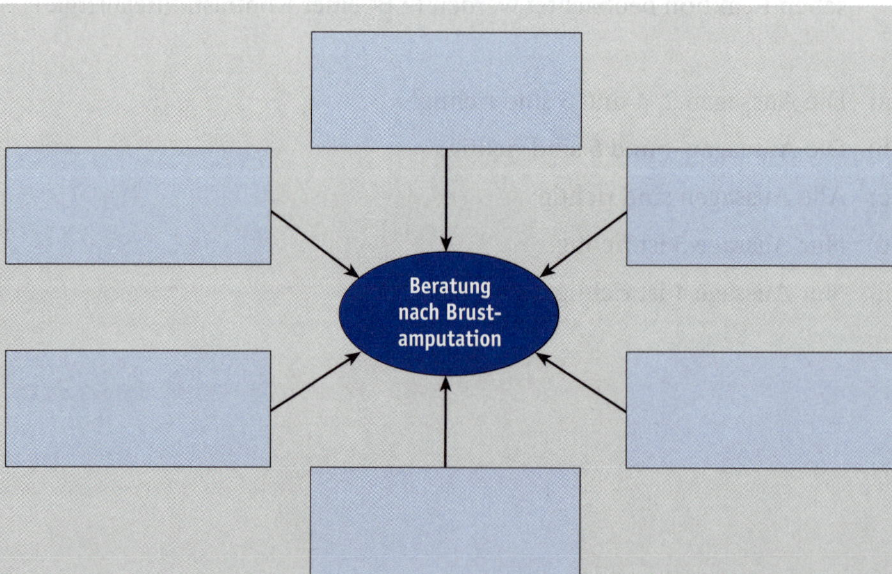

Diskutieren Sie anschließend in der Klasse über Ihre Ergebnisse.

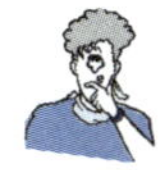

Pflege bei Hysterektomie

Aufgabe 8
(PH 32.8.2)

Welche Hinweise und Tipps geben Sie einer Patienten, die nach einer Hysterektomie nach Hause entlassen werden soll? Welche Maßnahmen sollte sie hinsichtlich ihrer Genesung weiter fortführen? An wen kann sie sich wenden?

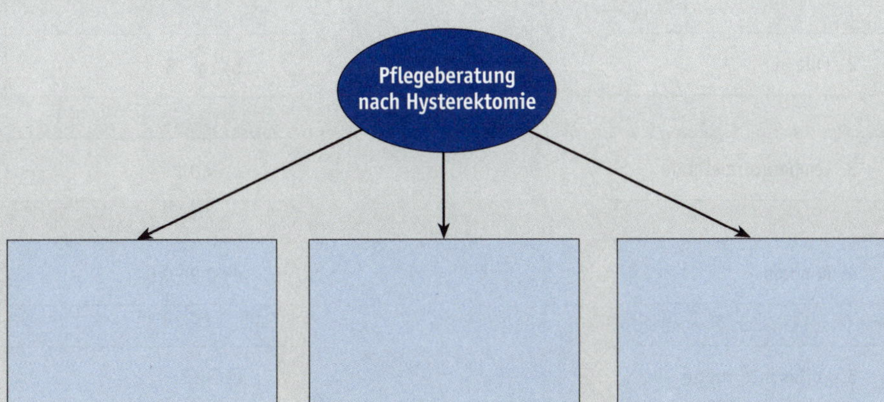

Empfängnisverhütung

Aufgabe 9
(PH 32.14)

Die Zuverlässigkeit einer Verhütungsmethode wird mit dem „Pearl-Index“ angegeben.

Wie ist dieser definiert?

Pearl-Index = ____

Aufgabe 10
(PH 32.14)

Empfängnisverhütung

Ordnen Sie nun die Verhütungsmethoden dem jeweils korrekten Pearl-Index zu.

Methode:	Pearl-Index:
1. Sterilisation	a) 1–3
2. Pille	b) ca. 25
3. Temperaturmethode	c) < 0,2
4. Kondom	d) 0,2–0,5
5. Coitus interruptus	e) 3–7

33 Pflege bei Augenerkrankungen

Für Sicherheit sorgen

Aufgabe 1 (PH 33.2.1)

Der sehbehinderte Patient ist erhöht verletzungsgefährdet. Die durch die Sehbehinderung bedingte Unsicherheit steigert die Verletzungsgefahr noch weiter, daher sind viele pflegerische Maßnahmen zur Sturz- und Unfallprophylaxe erforderlich. Was können Sie im Krankenhaus tun, um für den sehbehinderten oder blinden Patienten ein Höchstmaß an Sicherheit zu erreichen? Nennen Sie mindestens 5 Maßnahmen.

1. ______________________________
2. ______________________________
3. ______________________________
4. ______________________________
5. ______________________________

Augenspülung

Aufgabe 2 (PH 33.2.2)

Welche Aussage(n) zur Augenspülung ist (sind) richtig? Begründen Sie Ihre Entscheidung.

1. Nach einer Verätzung durch Kalk, Säuren oder Laugen wird das Auge noch am Unfallort mit Wasser, notfalls auch mit Bier oder Sprudel, gespült.
2. Feste Partikel werden mit einem Tuch aus dem Auge gewischt.
3. Die möglichst rasche Entfernung der schädigenden Substanz ist entscheidend für eine günstige Prognose.
4. Dann wird der Verletzte in das nächstgelegene Krankenhaus gebracht, wo die Spülung fortgesetzt wird.

Richtige Aussage(n): ______________________

Aufgabe 3
(PH 33.2.3)

Applikation von Augentropfen

🕮 *In dieser Aufgabe finden Sie eine durcheinander gewürfelte Handlungskette, in der beschrieben wird, wie man einem Patienten fachlich korrekt Augentropfen verabreicht. Leider ist die Reihenfolge der einzelnen Schritte nicht ganz richtig. Korrigieren Sie diese und begründen Sie Ihre Entscheidung. Das Lösungswort enthält den lateinischen Namen für einen Teil des Auges.*

- Patienten informieren ⇒ C
- Hände desinfizieren ⇒ A
- Patienten hinsetzen, Kopf rückwärts anlehnen und leicht nach hinten neigen lassen ⇒ N
- Hände desinfizieren ⇒ O
- Patienten nach oben blicken lassen, damit die Tropfen nicht direkt auf die Hornhaut gelangen ⇒ J
- Einen Tropfen in die Mitte des Bindehautsackes geben ⇒ C
- Das Unterlid mit einem Tupfer leicht nach unten ziehen ⇒ U
- Arzneimittel applizierende Hand an der Stirn des Patienten abstützen ⇒ N
- Flasche sofort wieder verschließen ⇒ V
- Patienten die Augen langsam schließen lassen (zur besseren Verteilung des Medikamentes) ⇒ T
- Überflüssige Lösung abtupfen ⇒ I

Lösung: ________________________________

Aufgabe 4
(PH 33.2.6)

Postoperative Pflege

Neben den nach jeder Operation erforderlichen Pflegemaßnahmen sind nach manchen Augenoperationen spezielle Maßnahmen erforderlich. Notieren Sie diese stichpunktartig und begründen Sie Ihre Entscheidung.

____

____

____

____

____

____

Augenschutz

Aufgabe 5
(PH 33.2.8)

Überprüfen Sie beide Aussagen auf ihren Inhalt und legen Sie fest, ob die Kombination beider Aussagen sinnvoll ist.

1. Auch mit den Hilfsmitteln der modernen Medizin gelingt es nur selten, Blinden das Sehen wieder zu ermöglichen,
2. daher sind der Schutz der empfindlichen Augen vor Verletzungen und die Früherkennung von Augen- oder Allgemeinerkrankungen, die das Augenlicht gefährden, von besonders großer Bedeutung.

	Aussage 1	Aussage 2	Verknüpfung
A	falsch	richtig	sinnlos
B	richtig	falsch	sinnlos
C	richtig	richtig	richtig
D	falsch	falsch	sinnlos
E	richtig	richtig	falsch

Lösung: ____

Pflegeberatung: Glaukom

Aufgabe 6
(PH 33.9)

Als Glaukom wird eine Erhöhung des Augeninnendrucks bezeichnet, die sich unterschiedlich stark äußern kann. Was sollten betroffene Patienten unbedingt wissen? Wie sieht Ihr pflegerisches Beratungsangebot aus?

____

____

____

____

____

____

Pflege in der Hals-Nasen-Ohrenheilkunde

Unterstützung bei den ATL

Aufgabe 1
(PH 34.2)

Füllen Sie die Lücken im Text! Die Konsonanten in Klammern geben eine kleine Hilfe.

.... (mkrtnsmSlgnn) oder .... (chwSlngnl) des Rachenraumes und der Trachea führen häufig zur Behinderung der ...... (nmtg), weshalb atemerleichternde Maßnahmen als .... (lhrcfh), ... (hrdshtsvrmtctln) und .... (bnngtbds) empfunden werden.

Bei Erkrankungen im HNO-Bereich kommt es postoperativ häufig zu .... (cchlkgrSstnn) und zu .... (mzhScrn). Daher ist postoperativ oft eine .... (kfsbt) angebracht. Säurehaltige und mit Kohlensäure versetzte .... (nGrkt) sollten anfangs gemieden werden. Bei .... (gSrcsptrnnh) kann man mit .... (nchlrbStf) eine .... (tKmknmn) ermöglichen.

Salben- und Tropfenapplikation

Aufgabe 2
(PH 34.2.2)

🕮 *Bei jeder Gabe von Salben und Tropfen in Nase und Ohr sind grundsätzliche Hygienemaßnahmen einzuhalten. Welche sind das?*

___

___

___

Ohrspülung

Aufgabe 3
(PH 34.2.4)

Lesen Sie die Aussagen durch und kreuzen Sie anschließend die richtige Antwortkombination an. Begründen Sie Ihre Entscheidung.

1. Einer Ohrspülung müssen immer eine ärztliche Untersuchung und die Anordnung der Spülung vorausgehen.
2. Ist der Pfropfen sehr hart, kann er durch Einträufeln von speziellen Tropfen aufgeweicht werden.
3. Der Erfolg der Spülung wird mit dem Laryngoskop kontrolliert, bei Nicht-Erfolg muss der Arzt hinzugezogen werden.
4. Ohrspülungen sind bei einer Trommelfellperforation kontraindiziert.
5. Nach einer Ohrspülung können beim Patienten Schwindel- und Kreislaufprobleme auftauchen.

a) Die Aussagen 1, 2, 3 und 4 sind richtig
b) Die Aussagen 1, 3, 4 und 5 sind richtig
c) Alle Aussagen sind richtig
d) Die Aussagen 1, 4 und 5 sind richtig
e) Die Aussagen 1, 2, 4 und 5 sind richtig

Pflege nach Nasenoperationen

Aufgabe 4
(PH 34.2.5)

In den folgenden Text haben sich zwei inhaltliche Fehler eingeschlichen. Benennen Sie diese und begründen Sie, warum es sich dabei um Fehler handelt.

Nach einer Nasenoperation muss der Kreislauf engmaschig überwacht werden. Der Rachen muss regelmäßig inspiziert und die Tamponade auf ihre korrekte Lage hin überprüft werden.

Bei geringfügigen Blutungen reicht es aus, einen Eisbeutel auf die Stirn zu legen, bei starken Blutungen hingegen sollte der Arzt benachrichtigt werden.

Zur Analgesie werden dem Patienten Schmerzmittel, wie z.B. ASS (Aspirin®), auf Arztanordnung gegeben.

Der Patient muss zur ausreichenden Mundpflege und -befeuchtung angeleitet werden, da die Nasenschleimhaut wegen der Tamponade die Anfeuchtung der Atemluft nicht leisten kann.

Inhaltliche Fehler:

1. ______________________
2. ______________________

Pflege nach HNO-Operationen

Aufgabe 5
(PH 34.2.5)

Beschreiben Sie in eigenen Worten die pflegerischen Grundsätze/Pflegemaßnahmen, die nach Operationen im HNO-Bereich zum Tragen kommen. Orientieren Sie sich dabei an den zwei großen vorgegebenen Bereichen (Lagerung/Mobilisation). Versuchen Sie in einem zweiten Schritt, Ihre Maßnahmen zu begründen.

1. Mobilisation

____

2. Lagerung

____

Pflege nach Operationen am Hals

Aufgabe 6
(PH 34.2.5)

Sie übernehmen die postoperative Pflege eines Patienten nach einer Neck dissection. Hier kann es im postoperativen Verlauf zu erheblichen Bewegungseinschränkungen im Kopf-Hals-Bereich kommen. Was würden Sie dem Patienten raten?

Nennen Sie mindestens 4 Pflegemaßnahmen, die Sie oder der Patient durchführen sollte.

1. ______________________
2. ______________________
3. ______________________
4. ______________________

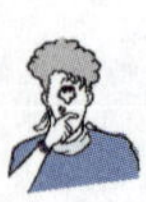

Was ist eigentlich eine „Neck-dissection“?

Pflege bei Otitis media acuta

Aufgabe 7
(PH 34.5.2)

Ergänzen Sie die Pflegemaßnahmen, die bei einem Patienten mit einer akuten Mittelohrentzündung angezeigt sind.

1. Viele Patienten haben Schwierigkeiten, die verordneten Nasentropfen richtig einzubringen, daher ...

2. Je nach Schwere der Erkrankung sind auf Arztanordnung weitere Maßnahmen zur Beschwerdelinderung angezeigt. Welche können das sein?

3. Welche Parameter müssen besonders beobachtet werden?

Pflege nach Tonsillektomie

Aufgabe 8
(PH 34.7.1)

Tragen Sie zu den übergeordneten Bereichen Ihre Pflegemaßnahmen ein, die für die Pflege eines Patienten nach operativer Entfernung der Gaumenmandeln gelten.

1. Lagerung

2. Mobilisation

3. Wundkontrolle und -versorgung

4. Ernährung

5. Körperpflege

____

6. Schmerzen

____

Aufgabe 9
(PH 34.9.4)

Pflege nach Tracheotomie

Lesen Sie die folgenden Sätze durch und entscheiden Sie, ob die Einzelsätze und/oder deren Verknüpfung richtig oder falsch sind.

1. Die Pflegenden inspizieren Mund und Nase regelmäßig, **damit** nachfolgende Komplikationen so gering wie möglich gehalten werden

1. Satzteil	2. Satzteil	Verknüpfung

2. Tracheotomierte Patienten müssen lebenslang über eine nasogastrale Sonde ernährt werden, **da** die Anschwellung des OP-Gebietes und die Schmerzen zu Schluckstörungen führen.

1. Satzteil	2. Satzteil	Verknüpfung

3. Für den Kanülenwechsel sollte stets zwischen zwei unterschiedlich langen Kanülen abgewechselt werden, **damit** sich in der Trachea keine Scheuerstellen bilden.

1. Satzteil	2. Satzteil	Verknüpfung

Kanülenwechsel

Wenn Pflegende einen Patienten mit einem Tracheostoma betreuen, ist es deren Aufgabe, die Trachealkanüle regelmäßig zu wechseln und zu reinigen. Bringen Sie die Handlungskette bzgl. eines Trachealkanülenwechsels in die richtige Reihenfolge. Begründen Sie Ihre Entscheidung.

1. Tracheokompresse so an die Außenkanüle anlegen, dass sie beim Einführen der Außenkanüle zwischen Außenkanüle und Haut zu liegen kommt. Bei Verwendung spezieller Kompressen muss die metallisierte Schicht auf der Haut liegen.
2. Bei Kunststoffkanülen: Innenkanüle nach dem Trocknen zur besseren Gleitfähigkeit mit Silikonspray einsprühen (alternativ kann auch ein spezielles Öl verwendet werden).
3. Innenkanüle einsetzen.
4. Kanülentrageband lösen, Außenkanüle herausnehmen (bei Unsicherheit: Rücksprache mit erfahrenem Kollegen oder Arzt).
5. Material bereitlegen.
6. Innenkanüle reinigen und gut mit Wasser abspülen. Ggf. speziellen Beipackzettel des Produktes zu Rate ziehen.
7. Haut feucht reinigen (keine Seife oder Watte). Entzündete Haut mit Zinkpaste abdecken, anschließend pflegende Fettsalben auftragen.
8. Nachsorge von Arbeitsplatz und benutztem Material.
9. Innenkanüle am Ansatz anfassen und herausziehen.
10. Außenkanüle einführen und mit Trageband fixieren.

Lösung: ____________________

Pflege in der Neurologie und Neurochirurgie

ATL Für Sicherheit sorgen

Aufgabe 1
(PH 35.2.1)

Ist die Beweglichkeit eines neurologischen Patienten eingeschränkt, hat er Koordinationsprobleme, einen Tremor oder Seh- bzw. Wahrnehmungsstörungen, besteht eine erhöhte Verletzungsgefahr. Die Pflegenden können durch viele Maßnahmen entscheidend zum Schutz des Patienten beitragen. Nennen Sie mindestens 5 derartige Maßnahmen (Tipp: Denken Sie auch an die allgemeinen Maßnahmen zur Sturzprophylaxe und an die baulichen Voraussetzungen im Krankenhaus).

1. ______________________________
2. ______________________________
3. ______________________________
4. ______________________________
5. ______________________________

Lähmungen

Aufgabe 2
(PH 35.3.3)

Ordnen Sie die Fachbegriffe korrekt zu.

1. Parese
2. Paralyse (Plegie)

a) Völlige Bewegungsunfähigkeit
b) Minderung der Bewegungsfähigkeit

Lösung: ______________

Symptome

Aufgabe 3
(PH 35.3.6)

Lösen Sie das Kreuzworträtsel, in dem sich Sprach- und Werkzeugstörungen in der Neurologie verstecken.

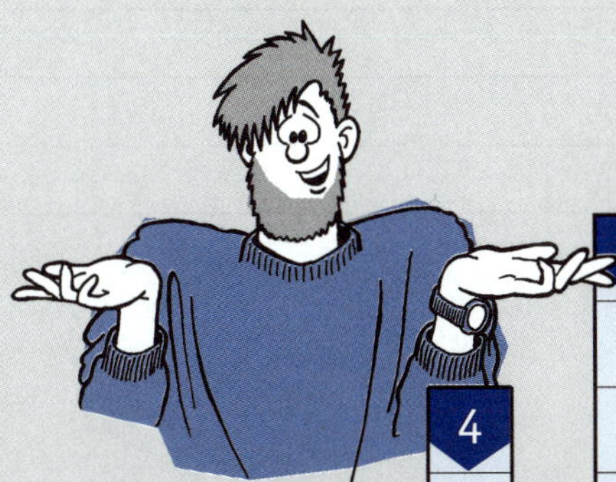

Senkrecht:

1. Unfähigkeit zu rechnen
3. Unfähigkeit, bestimmte Handlungen koordiniert und in der richtigen Reihenfolge auszuführen
4. Störungen des Erkennens (es können verschiedene Sinneswahrnehmungen betroffen sein)
6. Gestörter Bewegungsablauf durch mangelhafte Koordination der Muskeln

Waagrecht:

2. Unfähigkeit zu lesen
5. Unfähigkeit zu schreiben
6. Zentrale Sprachstörung bei intakten Sprechorganen (eine der häufigsten Werkzeugstörungen)

Aufgabe 4
(PH 35.4.2)

Nachsorge nach Lumbalpunktion

Welche pflegerischen Maßnahmen müssen Sie bei einem Patienten nach einer Lumbalpunktion durchführen?

Aufgabe 5
(PH 35.4.8)

Elektroenzephalographie (EEG)

In dieser Aufgabe werden die Aufgaben der Pflegenden vor einer Elektroenzephalographie beschrieben. Nennen Sie die Begründung für die jeweilige Pflegemaßnahme.

1. Haare und Kopfhaut vor der Untersuchung waschen lassen.

2. Patienten nicht nüchtern lassen.

3. Eingenommene Arzneimittel des Patienten dokumentieren und/oder zur Untersuchung mitgeben.

4. Patienten ggf. zur Untersuchung begleiten.

Bobath-Konzept

Aufgabe 6
(PH 35.5.6)

Beschreiben Sie die Ziele und die Grundlagen des Bobath-Konzeptes.

____

____

____

____

Wahrnehmungsförderung

Aufgabe 7
(PH 35.5.6)

Bei einem Patienten mit einem Schlaganfall ist die Wahrnehmungsförderung vor allem der stärker betroffenen Seite unabdingbar.

Nennen Sie die wichtigsten Maßnahmen und beschreiben Sie diese kurz.

1. ______________________________
2. ______________________________
3. ______________________________
4. ______________________________
5. ______________________________

Gehversuche

Aufgabe 8
(PH 35.5.6)

Überprüfen Sie beide Aussagen auf ihren Inhalt und legen Sie fest, ob die Kombination beider Aussagen sinnvoll ist.

1. Der Schlaganfallpatient sollte nie nur um des Gehens willen mit je einem Pflegenden rechts und links in einem Gehwagen oder mit Gehstützen zur Mobilisation gezwungen werden,
2. weil solche Versuche beim Patienten meist mit Frustration, spastischen Reaktionsmustern und Traumatisierung der stärker betroffenen Schulter enden.

	Aussage 1	Aussage 2	Verknüpfung
A	falsch	richtig	sinnlos
B	richtig	falsch	sinnlos
C	richtig	richtig	richtig
D	falsch	falsch	sinnlos
E	richtig	richtig	falsch

Aufgabe 9
(PH 5.7.2)

Status epilepticus

Nennen Sie sechs pflegerische Erstmaßnahmen bei einem Patienten mit einem Status epilepticus.

1. ______________________________
2. ______________________________
3. ______________________________
4. ______________________________
5. ______________________________
6. ______________________________

Aufgabe 10
(PH 35.7.2)

Status epilepticus

Wie ist der Begriff „Status epilepticus" definiert?

Def.: ____

____

Pflege bei Multipler Sklerose

Aufgabe 11
(PH 35.8.8)

Tragen Sie die allgemein gültigen Pflegemaßnahmen bei einem Patienten mit Multipler Sklerose ein. Die übergeordneten Bereiche sind schon vorgegeben.

1. Bewegungsübungen

2. Lagerung

3. Prophylaxen

4. Blasen- und Darmentleerung

Intrakranielle Druckerhöhung

Aufgabe 12
(PH 35.12)

📖 *Nennen Sie die wichtigsten Symptome einer intrakraniellen Druckerhöhung.*

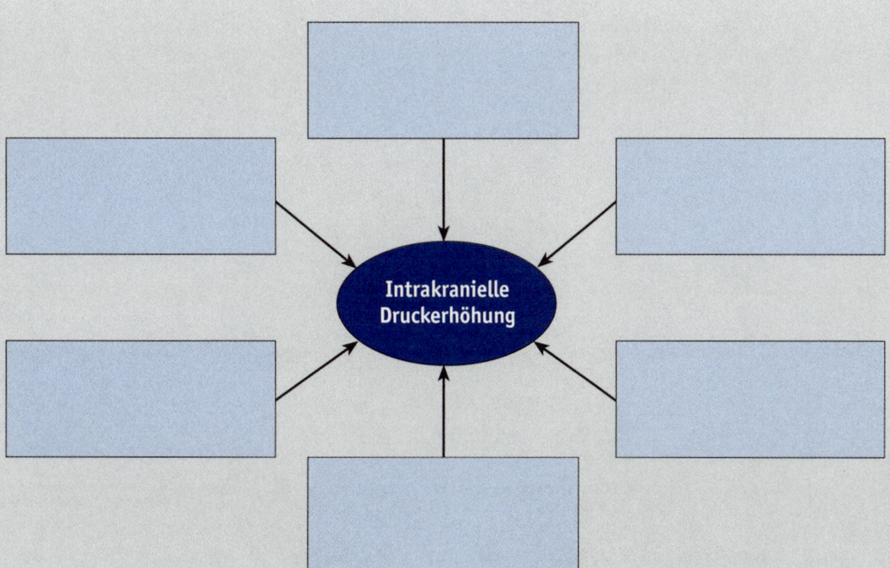

Aufgabe 13
(PH 35.14.1)

Schädel-Hirn-Trauma (SHT)

Tragen Sie die Symptome und Ausprägungen der Symptome der verschiedenen Stadien bei einem SHT ein. Orientieren Sie sich dabei an der Vorgabe I = leichteste Form; IV = schwerste Form.

SHT Grad I (leichtes SHT)

____

____

SHT Grad II (mittelschweres SHT)

____

____

SHT Grad III (schweres SHT)

____

____

SHT Grad IV (schwerstes SHT)

____

____

36 Pflege in der Psychiatrie

Ziel der modernen Psychiatrie

Aufgabe 1
(PH 36.1)

📖 *Ziel der modernen Psychiatrie ist die soziale Heilung des Patienten, das heißt seine Wiedereingliederung in die normale Lebenswelt.*

Was ist mit diesem Satz konkret gemeint?

1. ______________________________
2. ______________________________
3. ______________________________

Aufnahme des Patienten

Aufgabe 2
(PH 36.1.1)

Überprüfen Sie beide Aussagen auf ihren Inhalt und legen Sie fest, ob die Kombination beider Aussagen sinnvoll ist.

1. Für psychisch Kranke sind Unklarheiten besonders belastend und deshalb zu vermeiden,
2. daher werden erregten Patienten zunächst nur die notwendigsten Informationen gegeben.

	Aussage 1	Aussage 2	Verknüpfung
A	falsch	richtig	sinnlos
B	richtig	falsch	sinnlos
C	richtig	richtig	richtig
D	falsch	falsch	sinnlos
E	richtig	richtig	falsch

Aufgabe 3
(PH 36.1.1)

Schweigepflicht

Gerade in der Psychiatrie ist der sorgfältige Umgang mit der Schweigepflicht ein wichtiger Bestandteil der täglichen pflegerischen Arbeit.

Nennen Sie daher Grundregeln in Bezug auf den Umgang mit der Schweigepflicht.

1. ______________________________
2. ______________________________
3. ______________________________

Aufgabe 4
(PH 36.2.2)

Orientierungsstörungen

Eine genaue Beobachtung und Einschätzung der verschiedenen Ebenen einer Orientierungsstörung können maßgeblich zur Diagnostik und Therapie einer psychiatrischen Erkrankung beitragen. Beschreiben Sie die vier Ebenen der Orientierungsstörungen mit eigenen Worten.

Störung der ...

1. ... zeitlichen Orientierung

____

____

2. ... örtlichen Orientierung

____

____

3. ... situativen Orientierung

____

____

4. ... Orientierung zur eigenen Person

____

____

Einteilung schizophrener Erkrankungen

Aufgabe 5
(PH 36.4.1)

Ordnen Sie die verschiedenen Formen der Schizophrenie der jeweils korrekten Definition zu.

1. Paranoid-halluzinatorische Form
2. Katatone Form
3. Hebephrene Form
4. Schizophrenia simplex

a) Bei dieser Form stehen die Störungen des Antriebs und der Psychomotorik im Vordergrund.

b) Hier sind in erster Linie Denkstörungen, Antriebslosigkeit und Verkümmerungen des Realitätsbezuges zu beobachten.

c) Vorherrschende Symptome sind hier Halluzinationen und Wahn.

d) Es dominieren Affektstörungen; oft entwickelt sich schnell eine „Minussymptomatik" (Affekt-, Antriebs- und Sprachverarmung, Lustlosigkeit und sozialer Rückzug).

Lösung: ______________________________

Suchtkrankheiten

Aufgabe 6
(PH 36.6)

Ob und welche Sucht sich bei einem Menschen entwickelt, hängt von vielen verschiedenen Einflussfaktoren ab. Nennen Sie die wichtigsten Faktoren.

____

____

____

____

____

Sucht

Aufgabe 7
(PH 36.6)

Wie würden Sie den Begriff „Sucht" definieren?

____

____

____

Aufgabe 8
(PH 36.6.2)

Entzugsdelir

Patienten mit einem Alkoholentzugsdelir sind extrem gefährdet. Nennen Sie mindesten 5 Pflegemaßnahmen, die Sie bei einem derartigen Krankheitsbild durchführen.

1. ______________________
2. ______________________
3. ______________________
4. ______________________
5. ______________________

Aufgabe 9
(PH 36.12)

Suizid

📖 *Wie können Sie anhand von Patientenäußerungen oder -verhalten erahnen, dass dieser sich umbringen will? Tragen Sie diese Warnsignale für einen drohenden Suizid in die dafür vorgesehenen Felder ein.*

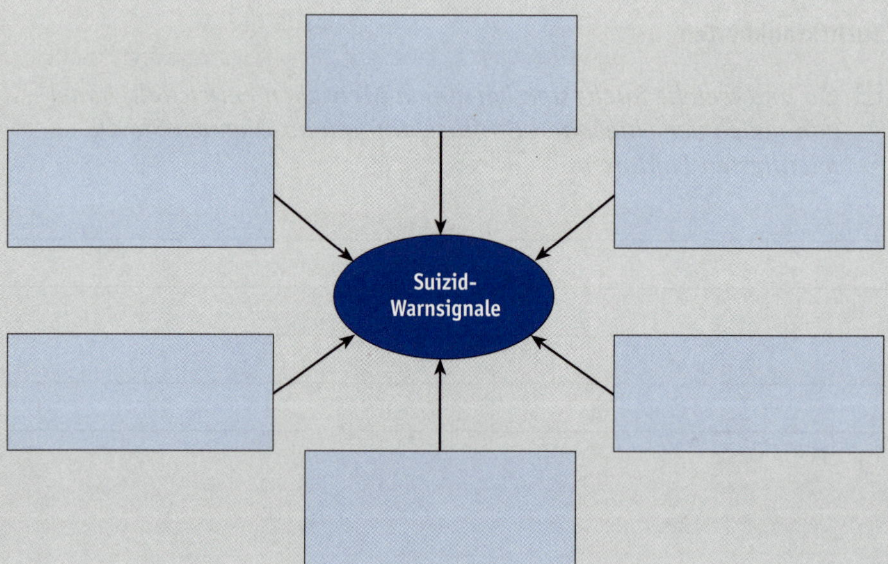

37 Grundlagen der Anästhesiepflege

Vor der Narkose

Aufgabe 1
(PH 37.2.2)

Bevor mit der Narkose begonnen wird, muss noch einiges beachtet werden. Welcher Punkt passt jedoch nicht dazu?

a) Identität des Patienten prüfen.
b) Sich dem Patienten vorstellen.
c) Unterlagen auf Vollständigkeit prüfen.
d) Einverständniserklärung zur Narkose kontrollieren.
e) Etwas zum Trinken anbieten.

Umgang mit Medikamenten

Aufgabe 2
(PH 37.3)

In der Anästhesie werden die einzelnen Injektionslösungen meistens aufgezogen.

Bewerten Sie dazu die Aussagen im einzelnen und im Zusammenhang auf Richtigkeit!

1. Die aufgezogenen Medikamente brauchen nicht zur späteren Identifzierung beschriftet zu werden,
2. weil in der Anästhesie die Regelung gilt, dass sich nur eine Person vollständig um die Medikation kümmert.

	Aussage 1	Aussage 2	Kombination
A	falsch	falsch	richtig
B	richtig	falsch	sinnlos
C	falsch	falsch	falsch
D	falsch	richtig	richtig
E	richtig	richtig	richtig

Aufgabe 3
(PH 37.3.2)

Muskelrelaxantien

Nach Gabe von Muskelrelaxantien werden manchmal Antagonisten eingesetzt, die die Wirkung des Muskelrelaxans aufheben. Dies stellt konkrete Anforderungen an die Überwachung des Patienten.
Der Text, der dies beschreibt, hat jedoch einige Lücken. Ergänzen Sie diese Lücken sinnvoll mit den genannten Wortstücken!

stills-abg-nger-Atem-nen-Muske-Vitalf-tand-lä-eklungen-lrelax-unktio-ans

Die Halbwertszeit eines nichtdepolarisierenden Muskelrelaxans kann ...... sein als die seines Gegenmittels. Dadurch kann die vorübergehend aufgehobene Wirkung des .... wieder eintreten. Dies kann p.o. im Aufwachraum oder sogar noch auf der Station zum .... führen. Deshalb müssen nach einer Antagonisierung die .... solange überwacht werden, bis die Wirkung des Muskelrelaxans sicher .... ist.

Aufgabe 4
(PH 37.5.1)

Kontrolle der Beatmung

Es ist verständlich, dass gerade in der Anästhesie besonders sorgfältig auf die Atmung und Beatmung geachtet werden muss. Welche der genannten Kriterien sprechen für eine korrekte Beatmung?

1. rosige Farbe von Lippen und Fingernägeln
2. normale Farbe von arteriellem und venösem Blut
3. Normalwerte bei Blutdruck und Puls
4. seitengleiche Thoraxbewegungen
5. erwartungsgemäße Auskultationsgeräusche beider Lungen

a) Nur 1, 3 und 5 sind richtig.
b) Nur 1 ist richtig.
c) Nur 1, 2 und 3 sind richtig.
d) Nur 2 und 4 sind richtig.
e) Alle Antworten sind richtig.

Der Anästhesiearbeitsplatz

Aufgabe 5 (PH 37.6)

Der Text beschreibt einige Grundsätze, die in der Anästhesie von Bedeutung sind.

Unterstreichen Sie jeweils die richtige Aussage!

Nach / Während / Vor – jeder Anästhesie müssen – einige / alle / handbetriebene – Geräte auf Funktionstüchtigkeit, das Instrumentarium auf Vollständigkeit und Funktionstüchtigkeit und die Medikamente und Infusionslösungen auf Vollständigkeit und – Herstellernamen / Verfallsdatum / Wirksamkeit – kontrolliert werden. Sowohl im Routinebetrieb als auch im – Urlaub / Notfall / Kaufhaus – ist die funktionstüchtige und vollständige Ausrüstung des Anästhesiearbeitsplatzes von – großer / unerheblicher / negativer – Bedeutung für den – Patienten / Krankenhausträger / Hersteller.

Hygiene in der Anästhesie

Aufgabe 6 (PH 37.6.7)

Welche Maßnahme ist für die Anästhesie unnötig?

a) Wischdesinfektion aller Oberflächen
b) Sterilisation der geeigneten Metall- und Kunststoffteile
c) chirurgische Händedesinfektion
d) Desinfektion von Materialien durch Einlegen in Lösungen
e) Tragen von Mundschutz, Kopfhaube, OP-Schuhen und Bereichskleidung

Prämedizierte Patienten

Aufgabe 7 (PH 37.7.2)

Welcher Grundsatz ist im Zusammenhang mit prämedizierten Patienten besonders für das Anästhesiepersonal von Bedeutung?

a) Der Patient darf auf keinen Fall aufstehen.
b) Gespräche mit dem Patienten sollten unterlassen werden.
c) Patienten dürfen nicht unbeaufsichtigt gelassen werden.
d) Äußerungen des Patienten können nicht ernst genommen werden.
e) Prämedizierte Patienten sollten unmittelbar vor der Narkose nochmals die Toilette aufsuchen.

Tuben in der Anästhesie

Aufgabe 8
(PH 37.8.1 – 37.8.3)

In der Anästhesie gibt es unterschiedliche Tuben, die den jeweiligen Anforderungen angepasst sind. Die Wahl des richtigen Tubus ist zwar Aufgabe des Arztes, trotzdem sollte auch das Pflegepersonal über die Funktion Bescheid wissen. Ordnen Sie den Tubusbezeichnungen die jeweils passende Beschreibung zu!

a) Der Oxford-Tubus ...

b) Die Larynxmaske ...

c) Der Guedel-Tubus ...

d) Der Magill-Tubus ...

e) Der Wendl-Tubus ...

f) Der Woodbridge-Tubus ...

1. ... findet Anwendung bei der Intubationsnarkose. Seine Metallspirale verhindert zum Beispiel bei Operationen im HNO-Bereich das Abknicken des Tubus durch extreme Lagerung.
2. ... verschließt mit dem aufblasbaren Luftkissen den Kehlkopfeingang.
3. ... fällt besonders durch seine rechtwinklige Form auf, die eine zu tiefe Intubation verhindert. Der starre und unflexible Tubus erleichtert schwierige Intubationsverhältnisse.
4. ... liegt ausschließlich im Mundraum, wird mit einer drehenden Bewegung eingeführt und verhindert das Zurückfallen der Zunge. Dadurch werden die Luftwege freigehalten.
5. ... wird durch die Nase bis in den Rachenraum eingeführt und verhindert so eine Verlegung der Atemwege.
6. ... ist halbmondförmig gebogen und kann sowohl oral als auch nasal intubiert werden.

Intubationsset

Aufgabe 9 (PH 37.8.3)

In der Abbildung sehen Sie die wichtigsten Materialien, die für eine Intubation benötigt werden.

Ordnen Sie den aufgezählten Materialien die entsprechenden Ziffern in der Abbildung zu!

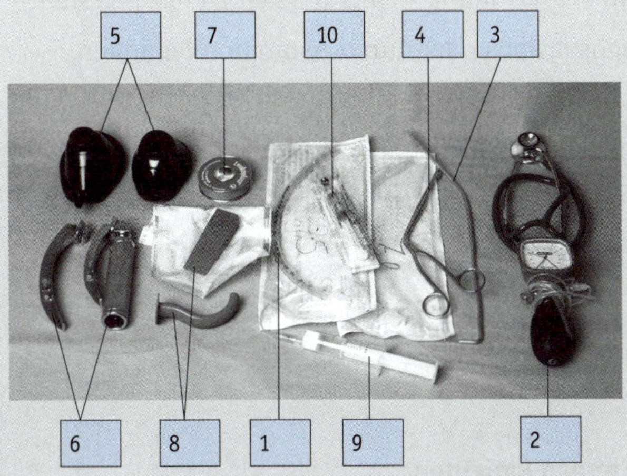

a) Atemmasken in verschiedenen Größen
b) Laryngoskop mit unterschiedlichen Spatelgrößen
c) Blockerspritze
d) Pflaster zum Fixieren des Tubus
e) Magillzange bei nasaler Intubation
f) Beißschutz: Gummikeil, Guedel-Tubus
g) Magill-Tuben in unterschiedlichen Größen oder je nach Anforderung andere Tuben
h) Führungsstab
i) Cuffmanometer
j) anästhesierendes Gleitgel

Komplikationen

Aufgabe 10 (PH 37.8.3)

Vor, während und auch nach einer Intubationsnarkose können Komplikationen auftreten. Dies hat auch Auswirkungen auf die Krankenbeobachtung, die sorgfältig und aufmerksam durchgeführt werden muss.

Unterstreichen Sie jeweils die richtige Aussage!

Bei der – Extubation / Intubation / Anamnese – wird der Tubus entweder durch den Mund oder durch die Nase bis in den Rachenraum eingeführt. Unter Sicht mit Hilfe eines – Stethoskops / Mikroskops / Laryngoskops – wird die Engstelle der Stimmritzen überwunden.
Auf diesem Weg kann es bereits zu Verletzungen der Zähne, Lippen, Mundschleimhaut, – Stimmbänder / Kreuzbänder / Schilddrüse – oder Trachea kommen.
Gelangt der – Führungsstab / Speisebrei / Tubus – in den Ösophagus, macht sich dies durch ein aufgeblähtes Abdomen, Blubbern über dem Magen und – gehetztes / fehlendes / normales – Atemgeräusch bemerkbar.

Auch während der Narkose gibt es Komplikationen, wie zum Beispiel das Verrutschen des Tubus oder die Verlegung der Atemwege durch Sekret und Blut.

Ebenso stellen der Tubus und das gesamte Beatmungssystem eine potentielle Fehlerquelle dar, so daß die Funktionstüchtigkeit aller – Personen / Komponenten / Biosysteme – ständig überprüft werden muß.

Nach der Extubation kann die – Atmung / Herztätigkeit / Freizeitgestaltung – durch einen Laryngospasmus oder durch Aspiration behindert werden.

Insgesamt ergeben sich viele Fehlerquellen, die das Leben des Patienten massiv gefährden können. Deswegen sei nochmals auf die Wichtigkeit der ständigen Überwachung hingewiesen.

Anästhesie bei nicht nüchternen Patienten

Aufgabe 11
(PH 37.11.1)

Stimmen Sie folgender Aussage zu?

Bei Notfällen, die eine sofortige Operation nötig machen, muss auf das Nüchternsein des Patienten verzichtet werden. Kernproblem ist drohendes Erbrechen während der Intubation und dadurch eine Verlegung der Atemwege. Deswegen wird vor der Intubation der Magen abgesaugt. Die Intubation muss unter ständiger Bereitschaft zum Absaugen erfolgen.

a) Die Aussage ist richtig.
b) Die Aussage ist falsch.

37

Der Aufwachraum

Aufgabe 12
(PH 37.12)

Nach einer Operation werden die Patienten zur weiteren Kontrolle im Aufwachraum betreut. Hier müssen vielfältige Dinge beachtet werden, bevor der Patient auf die Station verlegt werden kann.

Im Kreuzworträtsel wird nach den wichtigsten Punkten gefragt. Lösen Sie das Kreuzworträtsel, und finden Sie heraus, wie das Lösungswort lautet!

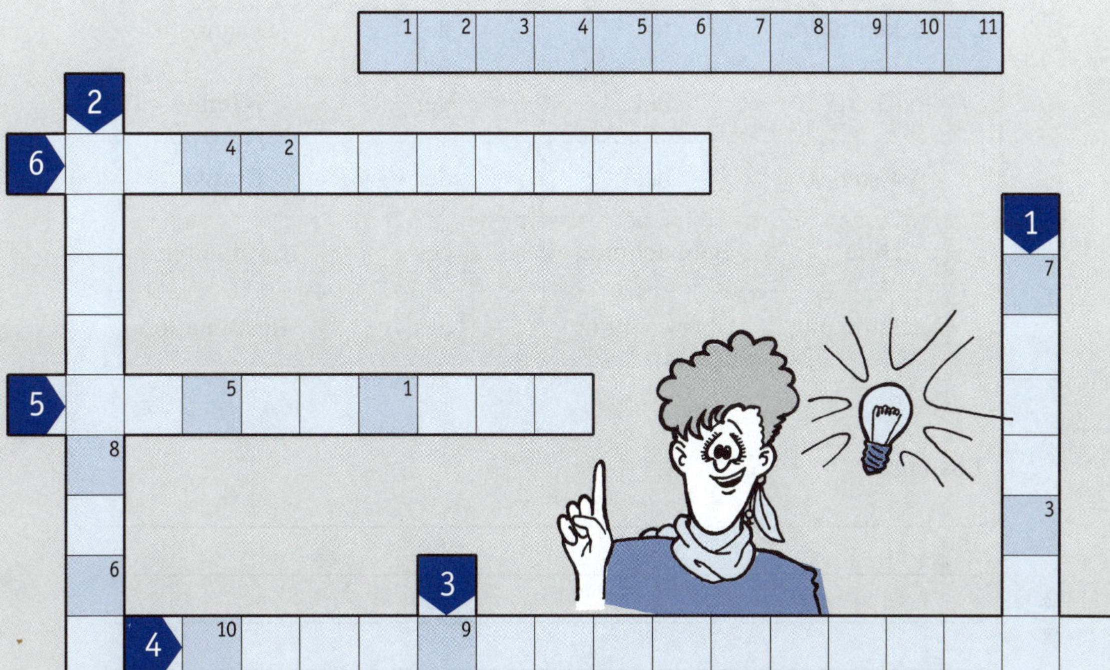

1. die „Funktion" dieses Organs kann anhand Blutdruck, Puls und Frequenz eingeschätzt werden
2. die Abkürzung RR beschreibt diesen Parameter, der regelmäßig gemessen wird
3. diese Funktion dient dem Gasaustausch und wird auf Rhythmus und Frequenz beobachtet
4. ist diese „Ausscheidung" erniedrigt, kann dies ein Zeichen von Hypovolämie oder einem Blutdruckabfall sein; ebenfalls muss kontrolliert werden, ob die Ablaufvorrichtung frei durchgängig ist
5. nach den meisten Operationen dienen diese Ablaufvorrichtungen zum Beispiel dem Sekretablauf aus Wunden oder dem Magen
6. hat der Patient keine neurologischen Ausfälle, eine normale Pupillenreaktion und ist er ansprechbar, so ist der Patient bei ???

Grundlagen der Intensivmedizin und Intensivpflege

Aufgaben der Intensivpflege

Aufgabe 1
(PH 38.1.1)

Verbinden Sie die passenden Wörter zu Aufgaben!

spezielle	Bedienung	den	ATL
lückenlose	bei	der	Diagnostik
sichere	bei	der	Geräte
Assistenz	bei	der	Kranken
Hilfe	Beobachtung	des	Patienten
Unterstützung	Überwachung	des	Reanimation

Lösung:

____

____

____

____

____

____

Intensivüberwachung

Aufgabe 2
(PH 38.3.1)

Aus Versehen hat jemand die Tagespflegekurve auf der Intensivstation in kleine Fetzen gerissen. Ordnen Sie die einzelnen Werte einem Parameter zu, also z.B. „120 mg/dl" zu „Blutzucker".

1. unruhig und aufgedreht, aggressiv	a) Atemfrequenz
2. blaß, kaltschweißig	b) Bewußtsein
3. somnolent, apathisch, komatös	c) arterieller Blutdruck
4. 125 Schläge/Minute	d) O_2-Sättigung
5. Kammerflimmern, Asystolie	e) Haut
6. 160/90 mm Hg	f) Verhalten
7. 8 cm H_2O	g) Temperatur
8. 12 Züge / Minute	h) EKG
9. 39,1°C	i) ZVD
10. 96%	j) Herzfrequenz

Intubation

Aufgabe 3
(PH 38.4)

Bringen Sie die einzelnen Schritte in eine sinnvolle Reihenfolge!

1. Pflegeperson bläst den Cuff auf
2. Pflegeperson dokumentiert die durchgeführte Maßnahme
3. Pflegeperson beatmet den Patient mehrmals mit dem Beatmungsbeutel
4. Pflegeperson fixiert den Tubus

5. Das Bett wird flach gestellt, Kissen und Kopfteil entfernt
6. Arzt inspiziert die oberen Atemwege mit dem Laryngoskop, macht sie bei Bedarf durch Absaugen frei
7. Arzt führt den Tubus unter Sicht durch die Stimmritze in die Trachea ein
8. Arzt kontrolliert die gleichmäßige Belüftung beider Lungen mit dem Stethoskop

Lösung: ______________________________

Aufgabe 4
(PH 38.4.1)

Beatmungsformen

Weisen Sie der jeweiligen Beatmungsform ihre Abkürzung und die richtige Beschreibung zu!

A) Intermittierende Überdruckbeatmung:	1. CPAP	a) vollständige Übernahme der insuffizienten Beatmung durch ein Beatmungsgerät; positiver Atemwegsdruck in In- und Expiration
B) Kontinuierliche Überdruckbeatmung mit PEEP:	2. ASB	b) vollständige Übernahme der insuffizienten Beatmung durch ein Beatmungsgerät; nach der Expiration fällt der Beatmungsdruck auf Null
C) Spontanatmung mit gelegentlicher intermittierender Beatmung:	3. CPPV	c) Unterstützung der Spontanatmung durch ein Beatmungsgerät; Patient bestimmt Beginn und Ende des Atemzugs und das Atemzugvolumen, er wird nur in der Atemarbeit unterstützt
D) Spontanatmung mit kontinuierlichem positivem Atemwegsdruck:	4. IPPV	d) Unterstützung der Spontanatmung durch ein Beatmungsgerät; festgesetzte Mindestanzahl von Atemzügen / Minute
E) Druckunterstützung bei der Spontanatmung:	5. IMV	e) Unterstützung der Spontanatmung durch ein Beatmungsgerät; Einatmung wird durch kontinuierlichen Luftstrom in die Lunge erleichtert, Ausatmung gekräftigt

Erstmaßnahmen bei Volumenmangelschock

Aufgabe 5
(PH 38.5.1)

Finden Sie die richtigen Aussagen im Wortwurm!

Patientenberuhigenundhinlegenbeinehochlagernsauerstoffgabeblutungens tillenzugängelegenkatecholamineverabreichenbeibedarfschmerzmedikamenteundsedativainfusionstherapie.

Erstmaßnahmen bei kardiogenem Schock

Aufgabe 6
(PH 38.5.1)

Begründen Sie kurz die Maßnahmen!

1. Oberkörper erhöht, Beine tief lagern

2. Sauerstoffgabe

3. evtl. unblutiger Aderlaß

4. Infusionsgeschwindigkeit drosseln

5. Diuretika geben

6. Nitrate, Dopamin- oder Dobutaminperfusor

Erstmaßnahmen bei anaphylaktischem Schock

Aufgabe 7
(PH 38.5.1)

Welche der folgenden Maßnahmen würden Sie durchführen, wenn Sie den Patienten nicht noch mehr schädigen wollten?

1. auslösenden Reiz beseitigen (z.B. Infusion, Transfusion)
2. den Arzt Digitoxin, Nifedipin und Glukagon spritzen lassen
3. den Arzt Adrenalin, Glukokortikoide und Antihistaminika spritzen lassen
4. den Patienten beruhigen
5. Oberkörper erhöht, Beine tief lagern

Pflege von Patienten mit Verbrennungen

Aufgabe 8
(PH 38.5.2)

Setzen Sie die vorgegebenen Wörter sinnvoll in die Lücken ein!

Abstrich – entfernt – gewogen – Infusionstherapie – Inhalationstrauma – Prognose – rasiert – Urinausscheidung – Wärmeverlust

Nach der Aufnahme wird der Patient entkleidet und .... Schmutz- und Rußpartikel werden beim Duschen oder Baden ....
Die die Verbrennung umgebende Haut wird .... Die Wunde wird desinfiziert, Schweregrad, Ausdehnung und .... geschätzt. Nachdem der Arzt vielleicht Nekrosen abgetragen hat, wird ein mikrobiologischer .... entnommen.
Puls, Blutdruck, ZVD und .... werden stündlich kontrolliert, um den Flüssigkeitshaushalt zu beurteilen und die .... zu überwachen. Die Temperatur wird regelmäßig bestimmt, um den .... der Wunde zu ermitteln. Man achtet auf die Atmung, um ein .... frühzeitig zu erkennen.

Pflege nach Hauttransplantation

Aufgabe 9 (PH 38.5.2)

Unterstreichen Sie jeweils die richtige Aussage!

Nach einer – Amputation / Penetration / Transplantation – wird die Entnahmestelle mit Fettgaze abgedeckt und das betroffene Körperteil – hochgelagert / gekühlt / elastisch gewickelt –, um einer Ödembildung vorzubeugen. Um eine Verschiebung des Transplantates zu vermeiden, darf die betroffene Körperregion bis zum ersten Verbandswechsel nicht – geröntgt / bewegt / sonographiert – werden. Ist dann das Transplantat leicht – schwarz / rosa / grün – gefärbt, so ist es wahrscheinlich angewachsen.

Bei Spalthauttransplantaten müssen – Wundränder / Rötungen / Blasen – durch Punktion eröffnet und abgetupft werden. Mit Meshgraft abgedeckte Stellen sezernieren Wundsekret, das – abgetupft / gewogen / belassen – wird.

Magenspülung

Aufgabe 10 (PH 38.5.3)

Nennen Sie mindestens 4 Kontraindikationen für eine Magenspülung!

____

____

____

____

Facetten der Intensivpflege

Aufgabe 11

Tragen Sie die gesuchten Begriffe in die Kästchen ein! Die Buchstaben „ERNSTL" sind als kleine Hilfe schon vorgegeben.

1. anderes Wort für Geräte
2. Fremdwort für „Ausscheidung"; Bestimmung der Ein- und Ausfuhr
3. vorsorgliche Maßnahmen
4. wenn die rote Körperflüssigkeit dick wird; Quick und PTT sind ein Maß dafür
5. die Muskeln entspannen sich, z.B. durch Medikamente
6. die Ausscheidung wird durch sie bestimmt; Kreatinin ist ein Maß dafür
7. anderes Wort für Arzneimittel (Plural)
8. chemisch vom Brenzkatechin abgeleitete biogene Amine; z.B. Adrenalin, Noradrenalin, Dopamin
9. Seele, Gemüt
10. wir nehmen durch sie Sauerstoff auf und geben Kohlendioxid ab; man unterscheidet eine äußere und eine innere
11. wenn 1 die 10 übernimmt, spricht man von einer „maschinellen ..."
12. Fremdwort für „Verletzung"
13. röhrenförmiges Instrument zum Einführen in Hohlorgane oder Gefäße
14. Intensivüberwachung mit Hilfe eines Bildschirms
15. wie oft das Blut pro Minute durch den Körper gepumpt wird
16. Wärme; man misst sie mit einem Thermometer
17. Bewußtlosigkeit; schwerster Grad der Bewußtseinsstörung
18. wie man den Patienten im Bett plaziert

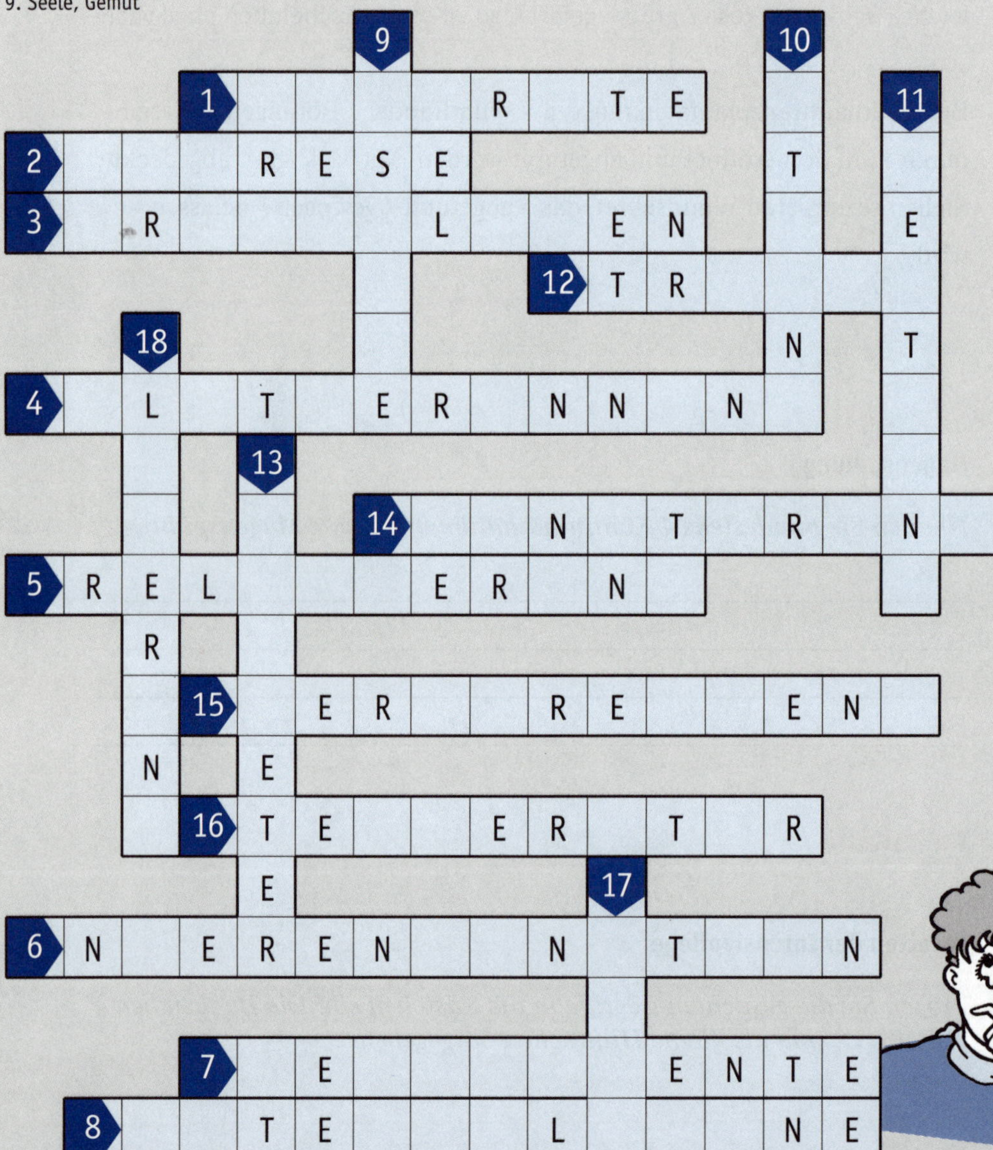

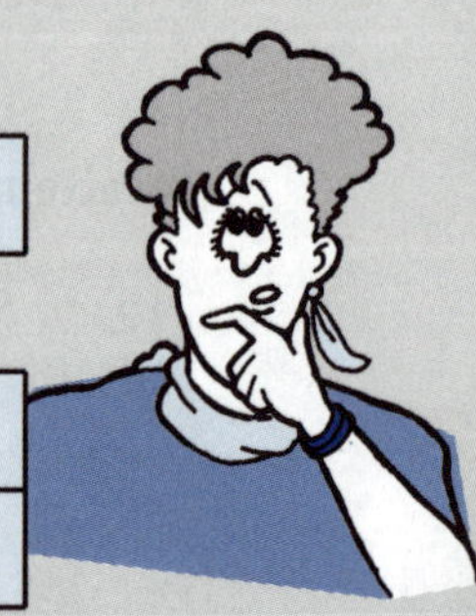

„Mind-Mapping" – eine kreative Lerntechnik

In diesem Sonderkapitel des Arbeitsbuches zu Pflege heute soll eine aktuelle und kreative Methode vorgestellt werden, die es jedem Lernenden ermöglicht, auch komplexe Themengebiete zu strukturieren und zu visualisieren, um sich dessen Inhalte als Fachwissen anzueignen.

Geschichtliches

In den 70er Jahren entwickelte der englische Pädagoge *Tony Buzan* die Methode des Mind-Mapping. Dabei machte er sich die Tatsache zu eigen, dass die beiden Hirnhälften (*Hemisphären*) eines Menschen für unterschiedliche Denkweisen verantwortlich sind. Kurzgefasst kann gesagt werden, dass die rechte Hemisphäre für das bildhafte Denken und die linke Hemisphäre für das logische Denken verantwortlich ist.

Mind-Mapping ist demnach eine Lerntechnik, welche die Vorteile beider Hemisphären miteinander verknüpft. Sie bildet eine Art Synthese beider Hirnhälften und nutzt dabei vor allen Dingen die bildhaften, kreativen Potenziale.

Ein Mind-Map kann am ehesten mit dem Begriff *Landkarte des Gehirns* übersetzt werden, das Mind-Mapping bezeichnet den Prozess der Entwicklung und der Erstellung von Mind-Maps.

Mind-Mapping und Pflege heute

Mit der 2. Auflage des Standardlehrwerkes *Pflege heute* liegt ein umfassendes Buch vor, dass sämtliche relevanten Zweige, Themen und Inhalte der professionellen Pflege darstellt. Dennoch erscheinen manche Kapitel derart komplex, dass es beim ersten Lesen unmöglich ist, alle Inhalte des jeweiligen Kapitels direkt zu verinnerlichen.

Natürlich müssen die angebotenen Inhalte aus *Pflege heute* zunächst im Unterricht thematisiert und erarbeitet werden. Auch der Transfer in die Pflegepraxis ist ein entscheidender Faktor zur Wissensvermittlung und -vertiefung. Dennoch sollte es möglich sein, auch im Eigenstudium oder in einer Lerngruppe (etwa vor anstehenden Prüfungen, Klausuren oder zur Vorbereitung auf ein Unterrichtsthema) alle Kapitel aus *Pflege heute* strukturiert abzuarbeiten. Hier liegt der Ansatzpunkt für das Mind-Mapping: Einerseits kann es dazu genutzt werden, bekannte Inhalte zu wiederholen, zu festigen und zu vertiefen, andererseits eignet es sich aber auch hervorragend dazu, neue Inhalte zu erschließen.

Für (Neu-)Einsteiger auf dem Gebiet des Mind-Mapping bietet *Pflege heute* zusätzlich noch eine ideale Strukturierungshilfe an: zu Beginn eines jeden Kapitels werden die Unterkapitel mit Seitenzahl aufgeführt. Diese Unterstrukturierung kann schon für die Erstellung eines einfachen Mind-Maps dienen, wobei die eigentliche Kreativität darin liegt, eigene inhaltliche Assoziationen zuzulassen und aufzuschreiben.

Material

Zum Erstellen eines Mind-Maps werden nur wenige Materialien benötigt, die sich in jedem (Schüler-)Schreibtisch finden lassen. Benötigt werden:

- Ein leeres Blatt Papier (möglichst DIN A3, mit DIN A4 funktioniert es aber auch) im Querformat platziert
- Ein Bleistift mit Radiergummi
- Einen (evtl. mehrere) Textmarker
- Verschieden farbige Stifte.

... und schon kann es losgehen!

Exemplarische Anwendung

Zu Beginn wird das Thema in die Mitte des Blattes geschrieben. Falls sich dazu Bilder finden lassen (einfache Zeichnungen genügen oftmals) sollten diese dazu geschrieben/gezeichnet werden. Diese werden vom fotographischen Gedächtnis eines Menschen besser gespeichert. Die Formulierung des Themas sollte dabei in möglichst wenige Worte gefasst werden, anschließend wird das Thema eingekreist, oder mit einer Wolke umrandet.

Für das ausgewählte Beispiel lautet das Thema: „Unterstützung bei den ATL“, dass sich im Kapitel 7 in *Pflege heute* wiederfindet.

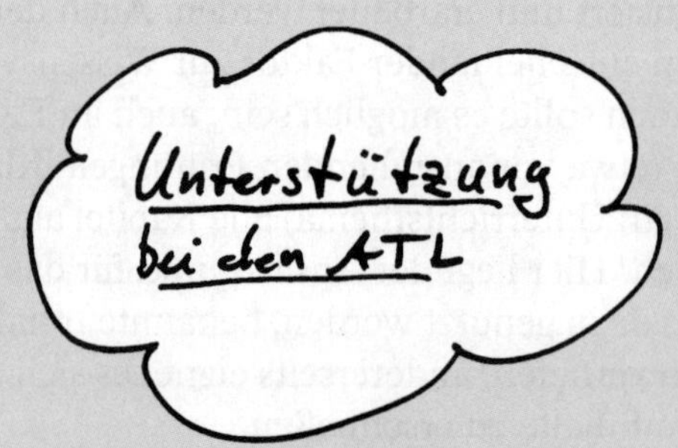

Im zweiten Schritt werden nun die Hauptäste an das Thema in der Mitte gehangen. Diese Hauptäste bilden die Ideenbereiche/Themenbereiche, so dass eine Auffächerung des gesamten Themas deutlich wird. Die Hauptäste sollten dabei nicht länger sein als das Wort selbst, dass auf ihnen steht. Hier sollte unbedingt mit Blockbuchstaben geschrieben werden. Auch an dieser Stelle gilt: möglichst prägnante, kurze Worte für die jeweiligen Bereiche finden.

Farbliche Zuordnungen können die einzelnen Bereiche dabei visuell unterstützen (einfach einmal ausprobieren!).

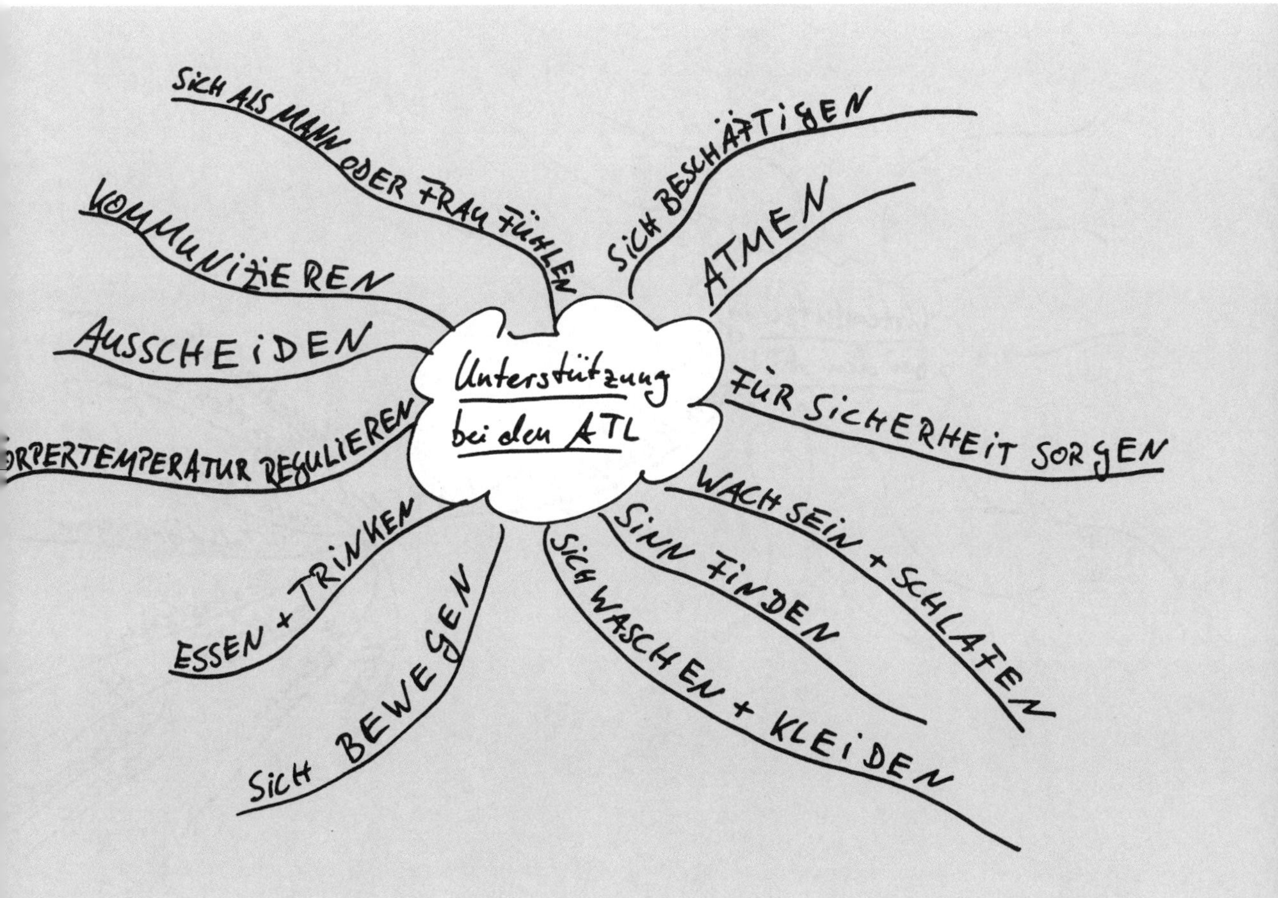

Dieses Mind-Map können Sie schon sehr individuell gestalten, indem Sie eine eigene Reihenfolge festlegen, oder auch die Kapitelnummern hinter die jeweilige ATL schreiben. Zur Visualisierung ist es aber sehr hilfreich, wenn Sie für jeden Hauptast auch Symbole (einfache Zeichnungen) finden können, die Sie einfach daneben zeichnen (evtl. mit einem Bezugspfeil).

Im nächsten Schritt werden die thematischen Unterpunkte auf die sog. „Nebenäste" geschrieben. Die Anzahl dieser Nebenäste ist dabei beliebig groß, allerdings sollte das Mind-Map noch überschaubar bleiben.

Zur Übersichtlichkeit können die einzelnen Hauptäste auch mit einem „Lasso" umkreist werden. Das Ganze wird dann als „Komplex" bezeichnet.

Falls es zu einem Hauptast sehr viele Nebenäste gibt, lohnt es sich eventuell, ein neues Mind-Map zu erstellen, in dem dann das Thema des Hauptastes in die Mitte geschrieben wird. Probieren Sie es ruhig einmal aus – Sie werden überrascht sein, wie viel neue Ideen dann entstehen.

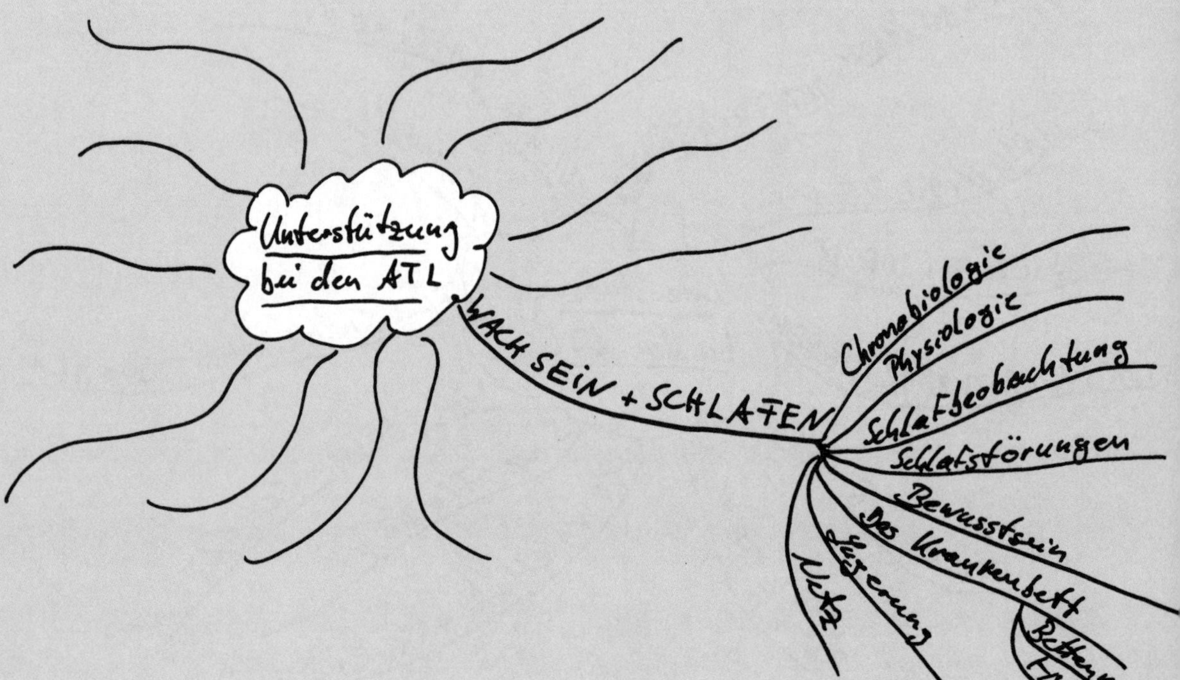

Symbole in Mind-Maps:

Wie schon mehrfach angesprochen, eignen sich einfache Symbole besonders gut dazu, um bestimmte markante Themenaspekte herauszustellen.

Das Gehirn prägt sich derartige Symbole besonders gut ein, wenn sie sich (auch in unterschiedlichen Mind-Maps) wiederholen – der Wiedererkennungseffekt ist dann sehr groß.

Einige Beispiele für gängige Symbole finden Sie hier (die Platzierung sollte natürlich nahe des betreffenden Haupt- bzw. Nebenastes sein), Sie sollten aber nicht davor zurückschrecken, eigene Symbole zu erstellen:

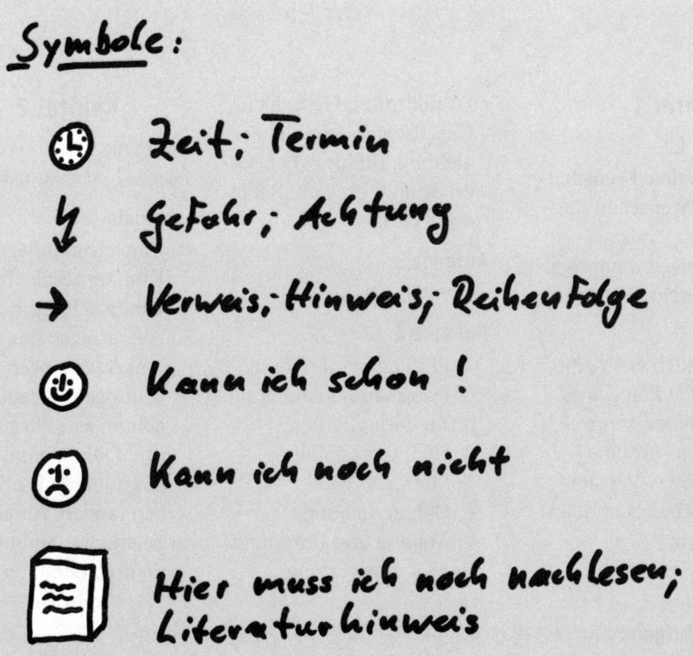

Zum Schluss

Sie haben nun die wichtigsten Grundzüge des Mind-Mapping kennen gelernt. Wir konnten an dieser Stelle die vielfältigen Möglichkeiten dieser Methode aber nur begrenzt darstellen. Trotzdem: Trauen Sie sich! Erarbeiten Sie einmal ein neues Thema nach dieser Methode.

Auch vor einem Praxiseinsatz kann ein Mind-Map eine echte Hilfe sein. Schreiben Sie vor einem Einsatz auf einer neuen Station ihre Wünsche, Erwartungen und Ängste in Form eines Mind-Maps auf. Gehen Sie dieses Mind-Map dann mir Ihrem Mentor/Ihrer anleitenden Bezugsperson durch.

Das Mind-Mapping selbst ist nur eine von vielen kreativen Lernmöglichkeiten. Viele hilfreiche Hinweise finden Sie auch im Buch „Lernen mit System" von Viola Zintl (Urban & Fischer Verlag 1998).

Lösungen

!

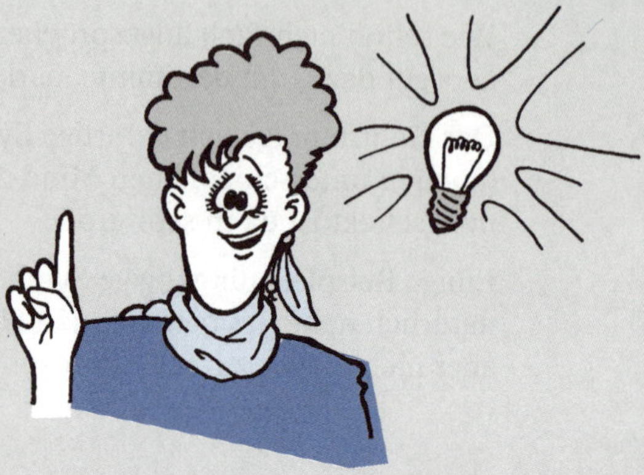

Kapitel 1

Aufgabe 1 🕮

Pflege: Soziale Dienstleistung von Menschen für Menschen. Umfasst *Selbstpflege*, *Laienpflege* und *professionelle Pflege*

Aufgabe 2

Def.: Versuch einer Antwort auf die Frage, was den Menschen kennzeichnet und was für ihn typisch ist, bzw. Versuch des Menschen, sich selbst zu erklären.

Grafik: Alter, Geschlecht, Gesellschaft, Familie, Erziehung, Bildung, Lebenserfahrung, Umwelt, Religion, Kultur

Aufgabe 3

1 c, 2 a, 3 b

Aufgabe 4 🕮

1. Problembeschreibung;
2. Informationssammlung;
3. Zielformulierung;
4. Hypothesenbildung;
5. Methodenwahl;
6. Datenerhebung;
7. Analyse und Interpretation; 8. Auswertung

Kapitel 2

Aufgabe 1 🕮

Siehe Abb. unten

Aufgabe 2

Einweisungsdiagnose; Krankengeschichte; Untersuchungsbefunde; Äußerungen des Patienten; Äußerungen der Angehörigen; Eigene Beobachtungen; Pflegeberichte und Dokumentationen aus anderen Einrichtungen (andere Abteilungen/ Altenheim/ambul. Pflegedienst); Berichte/Ge-

Kapitel 2, Aufgabe 1

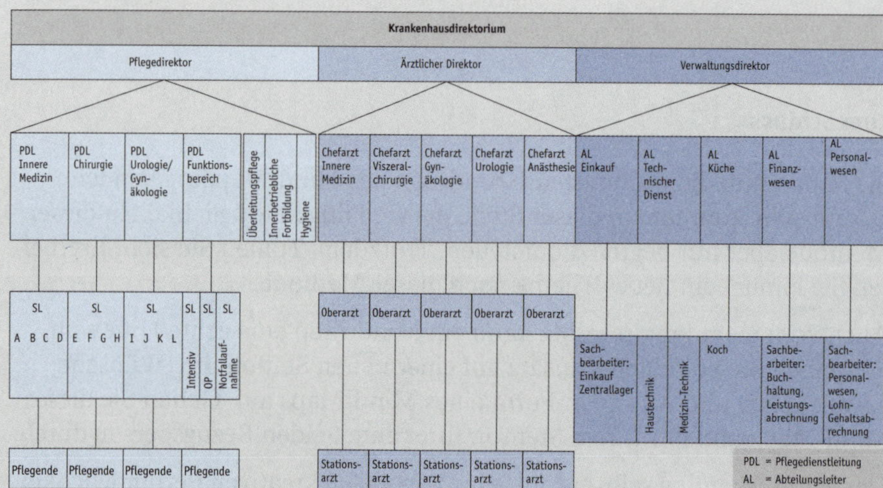

!

sprächsergebnisse anderer therapeutischer Teams, die mit dem Patienten Kontakt haben (Physiotherapeuten; Logopäden ...)

Aufgabe 3 🕮
1 b (Roper, Henderson, Orem); 2 d (Peplau, King); 3 a (Leininger, Watson); 4 c (Rogers, Roy)

Aufgabe 4 c

Aufgabe 5 🕮
1 a, 2 b

Aufgabe 6
1. Benchmarking; 2. Qualitätszirkel; 3. Pflegestandards; 4. Pflegeprozess; 5. Pflegedokumentationss ystem; 6. Pflegevisite; 7. Erstellen eines Pflegeleitbildes und Ausrichtung an einem Pflegemodell; 8. Pflegeforschung

Kapitel 3

Aufgabe 1 🕮
Rollenwechsel: Verlust der gewohnten Umgebung; keine Rückzugsmöglichkeit im KH; kaum Privatsphäre; Gefühl der Hilflosigkeit und des Ausgeliefertseins; Drohende Depersonalisation: erkranktes Organ steht im Vordergrund; keine Anerkennung individueller Bedürfnisse; Gefahr des Rückzugs; Pat. sieht keine Möglichkeit, aktiv am Genesungsprozess teilzunehmen; Infantilisierung und Regression: Auftreten entsprechender geistiger und körperlicher Symptome, z.B. Inkontinenz; Patienten können sich in eine pflegerische Abhängigkeit begeben

Aufgabe 2
1 b, 2 c, 3 a

Aufgabe 3 🕮
Sachinhalt (Sachohr), Selbstoffenbarung (Selbstoffenbarungsohr), Appell (Appellohr), Beziehung (Beziehungsohr)

Aufgabe 4
Kohärenz ist falsch. Muss durch *Kongruenz* ersetzt werden.
„Unter *Gestik* versteht man ...“ muss ersetzt werden durch „Unter *Mimik* versteht man ...“

Aufgabe 5 🕮
Offene Körperhaltung; geschlossene Körperhaltung; Aggression; Flucht; Verstecken; Unterwerfung

Kapitel 4

Aufgabe 1 3

Aufgabe 2 🕮
1. Pflegekräfte; 2. Ärzte; 3. Juristen; 4. Philosophen; 5. Theologen; 6. Bürger der Gemeinde

Kapitel 5

Aufgabe 1
Krankenversicherung, Pflegeversicherung, Rentenversicherung, Arbeitslosenversicherung, Unfallversicherung, Sozialhilfe

Aufgabe 2
Äußerer Kreis: Seelsorger, Friseur, Beratungsdienst der Wohlfahrtsverbände, Ergotherapeuten, Logopäden

Mittlerer Kreis: Krankengymnastik, Apotheken, Kranken-/Pflegekassen, Fußpflege, Hauswirtschaftliche Hilfe, Nachbarschaftshilfe, Krankenhäuser

Innerer Kreis: Niedergelassene Ärzte, Hausnotruf, Essen auf Rädern

Aufgabe 3
1 a, 2 b

Kapitel 6

Aufgabe 1
1 a, 2 c, 3 b

Aufgabe 2
Inhaltliche Fehler im zweiten Aufgabenteil:
1. Maßnahmen nicht als Verbot/Einschränkung aussprechen, sondern positiv formulieren („zu Ihrer Sicherheit“);
2. Persönliche Gegenstände machen das Patientenzimmer vertrauter und gemütlicher

Aufgabe 3 🕮
siehe Tab. auf S. 217 oben weitere Verfahren: Sterilisation mit Ethylenoxidgas, Formaldehydgas; Peressigsäure und Plasmasterilisation

Aufgabe 4
Alle Aussagen sind richtig

Aufgabe 5
Unfallversicherungsträger, Gesundheitsamt, Lebensmittel-Überwachungsbehörde

Kapitel 7

Aufgabe 1 🕮
Symptombezug; Krankheitsbezug; Verhaltens- und Erlebnisbezug; Interaktions- und Kommunikationsbezug

Aufgabe 2 🕮
1. Nähe, Wärme, Hautkontakt; 2. wie Neugeborenes, hinzu kommen: Bedürfnis nach Aufmerksamkeit, Schutz; 3. Geborgenheit, Schutz, Rückhalt; 4. Anerkennung Gleichaltriger, Schulabschluss, Weltfrieden, sichere Umwelt; 5. Finanzielle Absicherung, Unabhängigkeit, Entscheidungsfreiheit; 6. Selbständigkeit, Handlungsfähigkeit, gewohnte Umgebung

Kapitel 6, Aufgabe 3

Sterilisationsverfahren	Sterilisationswirkung durch	Anwendungsbeispiele
Dampfsterilisation (Autoklavieren): Feuchte Hitze	Eindringen von Wasserdampf in das Sterilisationsgut bei • Dampfdruck von 2 – 3 bar • Temperatur von 121 – 134 °C • Sterilisationszeit von 3 – 15 Min., abhängig von Druck und Sterilgut	• Instrumente • Textilien (Wäsche) • Verbandsstoffe • Glaswaren • Thermostabile Kunsstoffe • Gummiartikel
Heißluftsterilisation Trockene Hitze	Umspülen des Sterilisationsgutes mit heißer Luft bei • Temperatur von 180 – 200 °C • Sterilisationszeit 30 – 200 Min., abhängig von Temperatur und Sterilgut	Sollte heutzutage nicht mehr angewandt werden. Früher: • Metalle • Glas • Porzellan • Wasserfreie Flüssigkeiten • Keine Textilien, kein Papier (Brandgefahr!)
Ionisierende Strahlen z.B. Gammastrahlung	Einwirkung energiereicher Strahlung auf das Sterilisationsgut (nur in der industriellen Fertigung z.B. von Verbandstoffen oder Kathetern einsetzbar, da Anlagen wegen hoher Sicherheitsandorderungen sehr teuer sind). Vorteil ist, dass keine hohe Temperatur auf das Gut einwirkt.	• Einmalartikel aus Kunststoff, Latex, Gummi • Verbandsstoffe • Nahtmaterial

Aufgabe 3

Ernährungszustand; Körpergröße; Körpergewicht; Puls; Blutdruck; Atmung; Körpertemperatur; Ausscheidungen; Urin; Stuhl; Schweiß; Erbrechen; Sputum; Verhalten; Mimik; Gestik; Sprache; Haltung; Gang; Schlaf; Bewusstseinslage; Ernährung; Allgemeinzustand

Aufgabe 4

Nachtschrank: Schubladen (Gefahr von Quetschungen); ausgeklappte Tischplatte; zerbrochene Gläser oder Flaschen; Klingelschnüre; Kabel und Leitungen von med.-techn. Geräten; Drainagen, Katheter (-beutel); Infusionsständer; Geh- und Mobilisationshilfen; Bettgitter („Bettschere"); Lifter; Rollstuhl

Aufgabe 5

1 a, 2 c, 3 b; normal sind 16 – 20 Atemzüge beim Erwachsenen

Aufgabe 6

2 a, 1 c, 3 b

Aufgabe 7

siehe Abb. unten

Aufgabe 8

(Früh-)Mobilisation; Schmerzmittelgabe nach Arztanordnung; Atemstimulierende Einreibung; Atemunterstützende Lagerungen; Atemübungen und Atemgymnastik; Frischluftzufuhr; Sauerstoffgabe nach Arztanordnung

Aufgabe 9

9, 2, 6, 4, 10, 8, 5, 1, 3, 12, 7, 13, 14, 11

Aufgabe 10

siehe S. 218 oben

A. temporalis; A. axillaris; A. brachialis; A. radialis; A. ulnaris; A. carotis communis; A. femoralis; A. poplitea; A. tibialis posterior; A. dorsalis pedis

Kapitel 7, Aufgabe 7

Bezeichnung	Atemmuster
Normale Ruheatmung	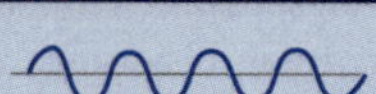
Kussmaul-Atmung	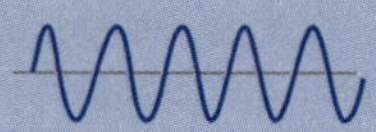
Cheyne-Stokes-Atmung	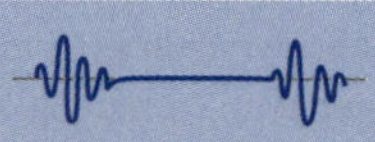
Schnappatmung	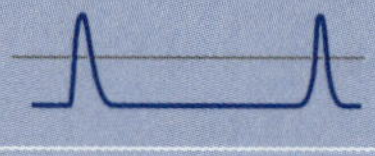
Biot-Atmung	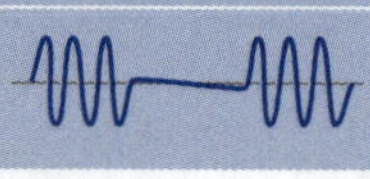

!

Kapitel 7, Aufgabe 10

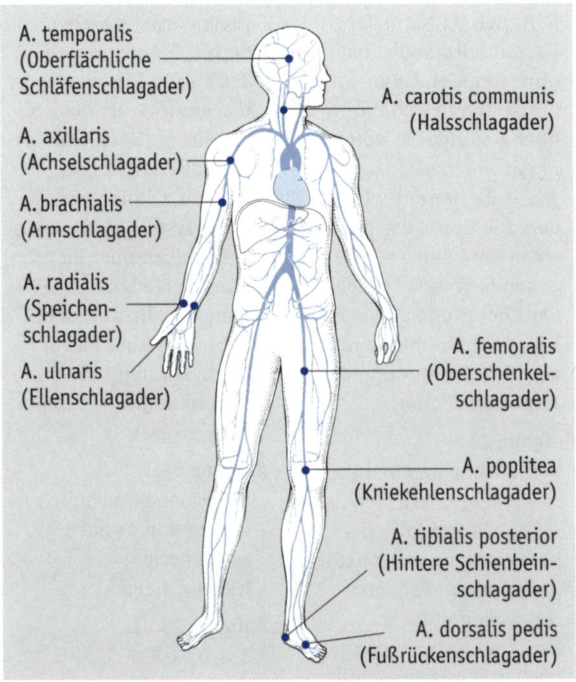

Aufgabe 11 🕮

1. 40/min; 2. 100/min; 3. 85/min; 4. 60 – 80/min

Aufgabe 12

10, 9, 13, 1, 12, 2, 6, 5, 7, 11, 4, 3, 8, 14

Aufgabe 13 🕮

Verlangsamte Blutströmung; Gefäßwandschaden; Erhöhte Gerinnungsneigung

Aufgabe 14 🕮

(Früh-)Mobilisation; Lagerung; Ausstreichen der Venen; Venenkompression durch Antithrombosestrümpfe und/oder Kompressionsverbände; Rückstrom fördernde Gymnastik (Aktivierung der Muskel-Venen-Pumpe); Heparinisierung (Arztanordnung)

Aufgabe 15

Sich tagsüber regelmäßig bewegen; Vernünftige Essgewohnheiten; Aktivitäten nicht zu spät beenden; Sich immer zur gleichen Zeit ins Bett legen; Einschlaftees; Zweite Bettdecke oder warme Socken bei kalten Füßen; Einschlafritual (Zimmer lüften, Umziehen, Zähne putzen, Toilettengang ...); Zusätzliches Kissen anbieten

Aufgabe 16

Von links nach rechts: Trennwand; Thermostat; Knautschzone; Sinnesorgan; Signal

Aufgabe 17 🕮

Gewohnheiten; Kleidung; Mobilisation und Lagerung; Aktivität; Hautzustand; Prothesen, Seh- und Hörhilfen; Inkontinenz; Übergeordnete Gesichtspunkte;
Tipp: Details sind in der Tab. 7.72 PH (S. 186) abgedruckt

Aufgabe 18

1. Die Reinigung steht *nicht* im Vordergrund;
2. Das Waschen gegen den Haarwuchs wird als *belebend* empfunden. Die *beruhigende* Körperwaschung gibt dem Patienten eine genaue Information über seine Körperform

Aufgabe 19 🕮

Von drei Seiten zugängliche Badewanne; verschiedene Halte- und Hebevorrichtungen an der Wanne; Dusche, Sitzbadewanne, Toilette, Sitz- und evtl. Liegemöglichkeit; Waschbecken mit kippbarem Spiegel; Klingelanlage (auch in der Wanne gut erreichbar); Schrank/Regal für Badezusätze; Evtl. Patientenlifter

Aufgabe 20 b

Aufgabe 21 🕮

1. Dekubitus; Intertrigo; 2. Thrombose; Durchblutungsstörungen; Orthostase; 3. Sekretstau; herabgesetzte Belüftung und Durchblutung der Lunge; Pneumonie; 4. Obstipation; Meteorismus; 5. Muskelschwund; Kräfteverfall; Reduzierte Gelenkbeweglichkeit; Gelenkfehlstellung; Kontrakturen;
6. Desorientierung; reduzierte Aufnahmefähigkeit und Verarbeitung von Informationen; Störungen des eigenen Körperbildes/der Körpererfahrung;
7. Beeinträchtigung des Konzentrationsvermögens; Schlafstörungen

Aufgabe 22

1. Unvollständige Lähmung; 2. Vollständige Lähmung; 3. Muskelzittern; 4. Bewegungslosigkeit; 5. Störung der Bewegungskoordination

Aufgabe 23 🕮

1. Druck (Auflagedruck); 2. Dauer (Druckverweildauer); 3. Disposition (Risikofaktoren)

!

Aufgabe 24 2, 6

Aufgabe 25 🕮

Immobilität, Bettlägerigkeit, stark herabgesetzte Beweglichkeit, Inaktivität (z.B. durch Gipsbehandlung oder Extensionen), Lähmungen, Schonhaltungen bei chronischen Schmerzen, großflächige Narben.

Aufgabe 26 🕮

Angst- und stressfreie Gestaltung des Bewegens und Aktivierens d. Patienten; Bewegungen werden gemeinsam mit dem Patienten durchgeführt; Patientenressourcen werden erkannt und eingesetzt; Eine Beziehung zum Patienten wird entwickelt; Bewegungsabläufe werden so physiologisch und kräfteschonend wie möglich gestaltet; Die Gesundheit des Patienten wird derart gefördert, dass er ein möglichst selbstbestimmtes Leben führen kann; Gesundheitsprophylaxe der Pflegenden durch die Vermeidung von unphysiologischem Heben und Tragen

Aufgabe 27

1. Gehbock; 2. Drei verschiedene Gehstöcke; 3. Vier-Punkt-Gehstütze; 4. Vier-Punkt-Gehstütze (anderer Schwerpunkt als bei 3.); 5. Unterarmgehstütze

Aufgabe 28 🕮

1. Passive B.: Ohne aktive Mitarbeit des Patienten; sämtliche Bewegungsmöglichkeiten des menschlichen Körpers werden genutzt, ohne Auslösung von Muskelaktivitäten; 2. Assistive B.: Der Patient hilft aktiv bei der Durchführung mit, die Pflegekraft führt und unterstützt. Geht anschließend in die aktive Form über; 3. Aktive B.: Kann der Patient selbständig und ohne fremdes Zutun durchführen; werden noch unterteilt in isotone und isometrische Übungen; 4. Resistive B.: Hier wird die Bewegung gegen einen tatsächlich vorhandenen oder einen gedachten Widerstand ausgelöst. Dient der Normalisierung des Muskeltonus und der Muskelkräftigung

Aufgabe 29

Standfläche und Standstabilität vergrößern; Physiologisch korrekte Sitzhaltung einnehmen; Umfeld organisieren; Patientenressourcen nutzen; Korrekt heben, tragen, bücken; Entlastung und Entspannung suchen; Hilfsmittel (Lifter o.ä.) einsetzen; Geeignetes Schuhwerk tragen; Zu zweit oder zu dritt arbeiten; Auf die eigene Atmung achten

Aufgabe 30

1. Unter der Zunge (auch: oral = im Mund) ⇒ 5 Min.; 2. In der Achselhöhle ⇒ 8 – 10 Min.; 3. In der Leistenbeuge ⇒ 8 – 10 Min.; 4. Im Mastdarm ⇒ 2 – 3 Min.; 5. In der Scheide ⇒ 2 – 3 Min.

Aufgabe 31 🕮

1 e, 2 a, 3 d, 4 c, 5 b

Aufgabe 32

a) 1,5 – 2 Liter; b) 200 – 400 ml; c) ca. 5 – 6; d) hell- bis dunkelgelb; e) unauffällig; f) keine

Aufgabe 33

1. Kontinuierliches Fieber: Typhus abdominalis, Viruspneumonien, Scharlach, Erysipel; 2. Remittierendes Fieber: Pyelonephritis, Tbc, akutes rheumatisches Fieber, Sepsis; 3. Intermittierendes Fieber: Pyelitis, Pleuritis, Sepsis; 4. Rekurrierendes Fieber (Rückfallfieber, periodisches Fieber): Malaria, Cholangitis, Cholezystitis, Borreliosen; 5. Undulierendes Fieber: Morbus Hodgkin, Tumoren, Brucellosen; 6. Biphasisches Fieber (Dromedartyp): Viruserkrankungen, Meningokokkensepsis

Aufgabe 34

... die man braucht, um 1 l Wasser von 14 auf 15 °C zu erwärmen.
1 kcal = 4,185 kJ

Aufgabe 35 🕮

2, 4, 3, 6, 5, 7, 1

Aufgabe 36

1. Von der Flüssigkeitszufuhr durch Trinken und Infusionen sowie dem Wassergehalt fester Nahrungsmittel; 2. Vom unmerklichen Flüssigkeitsverlust (Perspiratio insensibilis) über Haut und Atmung sowie vom spürbaren Flüssigkeitsverlust (Perspiratio sensibilis) durch Schwitzen; 3. Von der Funktionsfähigkeit der Nieren, die wiederum von verschiedenen Faktoren (z.B. Hormonen, Blutdruck ...) abhängig ist.

Aufgabe 37 4, 5

Aufgabe 38 🕮

1. Zerebrales Erbrechen (entsteht durch direkte Reizung des Brechzentrums im Hirnstamm); 2. Reflektorisches Erbrechen (entsteht durch indirekte Reizung des Brechzentrums über das vegetative Nervensystem).

Aufgabe 39 🕮

1 a, 2 b

!

Aufgabe 40

1. ca. 15 – 50 cm; beim Kind oder beim Partner; 2. ca. 50 – 75 cm; bei einem guten Freund; 3. ca. 1 – 3,5 m; auf Partys, im Büro; bei Sitzungen; auf der Liegewiese im Schwimmbad; 4. auf der Straße; in öffentlichen Verkehrsmitteln oder in Kaufhäusern

Aufgabe 41 🕮

1 b, 2 c, 3 a

Kapitel 8

Aufgabe 1 🕮

1. Gesellschaft, Arbeitsplatz, Umwelt, Lebensstil, Mikroorganismen; 2. Erbanlagen, Erbkrankheiten, genetische Risikofaktoren, Gewebsalterung

Aufgabe 2

1 d, 2 a, 3 b, 4 e, 5 c

Aufgabe 3

1 c, 2 b, 3 a

Aufgabe 4 🕮

Histamin, Prostaglandine, Zytokine, Komplementfaktoren und C-reaktives-Protein (CRP)

Aufgabe 5

Rubor (Rötung), Calor (lokale Überwärmung), Dolor (Schmerz), Tumor (Schwellung), Functio laesa (Funktionsstörung)

Kapitel 9

Aufgabe 1 🕮

Pflegende: Informationssammlung ⇒ Erkennen von Problemen und Ressourcen ⇒ Stellen der Pflegediagnose(n) ⇒ Festlegung der Pflegeziele ⇒ Planung der Pflegemaßnahmen ⇒ Durchführung der Pflegemaßnahmen ⇒ Evaluation

Ärzte: Informationssammlung ⇒ Anordnung/Durchführung nichtinvasiver Diagnostik (Labor; Ultraschall) ⇒ Anordnung/Durchführung invasiver Diagnostik ⇒ *ab hier a)* ⇒ Stellen der endgültigen Diagnose ⇒ Planung und Durchführung der Therapie ⇒ Evaluation oder *b)* ⇒ Stellen der Diagnose nicht sicher möglich ⇒ Planung und Durchführung eines Therapieversuchs ⇒ Evaluation

Aufgabe 2 🕮

1. Sorgfältige Vorbereitung und Information des Patienten (z.B. Nüchternlassen), korrekte Vorbereitung der Probengewinnung (z.B. Hautdesinfektion); 2. Besondere Transportbedingungen genau einhalten (z.B. Versand in speziellen Nährmedien, Licht geschützte Behälter, kalt oder warm). Auch die Aufbewahrung der Proben kann zu diesem Punkt gezählt werden (z.B. Lagerung auf der Station im Kühlschrank); 3. Verwechslungsgefahr von Probenmaterial nicht unterschätzen, genaue Kennzeichnung (mit Etiketten) vornehmen.

Aufgabe 3 B

(Sie erscheinen im Röntgenbild hell)

Aufgabe 4 🕮

2. Spiegelung des Bronchialbaums: nachher auf Atembeschwerden und Blutungen achten;
3. Dickdarmspiegelung: vorher Abführmaßnahmen wie klinikintern üblich durchführen; nachher auf Blutungen und Zeichen einer Darmperforation (cave: Sepsisgefahr!) achten; 4. Bauchhöhlenspiegelung: wie präoperative Vorbereitung; nachher 4 – 6 Std. flach auf dem Rücken lagern; nach Biopsien Punktionsstellen mit Sandsack komprimieren; 6 Std. Nahrungskarenz; Vitalzeichen (inkl. Temperatur) kontrollieren; auf Nachblutungen achten; ggf. Analgetikagabe nach Arztanordnung;
5. Enddarmspiegelung: vorher Abführmaßnahmen wie klinikintern üblich durchführen; nachher auf Blutungen achten;
6. Blasenspiegelung: vorher Dauerkatheter entfernen; nachher auf spontane Miktion achten; ggf. Blasenstand abtasten; auf Blut im Urin achten;
7. Magenspiegelung (häufig im Zusammenhang mit einer Betrachtung der oberen Dünndarmabschnitte/evtl. mit Betrachtung und röntgenologischen Beurteilung der Gallenwege): vorher evtl. Entschäumer geben (z.B. Endo-Paractol® auf Arztanordnung); nachher bes. auf Veränderung des Abdomens achten; nach ERCP auf Arztanordnung Amylase im Blut kontrollieren;

Aufgabe 5

1. Auch vor einer Oberbauchsonographie muss der Patient nüchtern bleiben, da sich die Ernährung auch auf den Füllungszustand der Gallenblase auswirkt;
2. Nach einer Sonographie sind keine besonderen Nachsorgemaßnahmen erforderlich.

Kapitel 10

Aufgabe 1 🕮

1 a, 2 b

Aufgabe 2

1. Verfärbung (lokal/total) ⇒ Flecken auf Tabletten;
2. Konsistenzveränder-

ungen ⇒ nicht aufschüttelbare Suspensionen/verklebte Kapseln; 3. Beimengungen in Flüssigkeiten ⇒ Trübungen/Flocken in Infusionslösungen; 4. Geruchsveränderungen ⇒ ranzige Salben

Aufgabe 3

1. Patient; 2. Medikament; 3. Dosierung/Konzentration; 4. Applikationsart; 5. Zeitpunkt

Aufgabe 4 🕮

Schlucklähmungen, Speiseröhrenkrebs, Bewusstlosigkeit, Prä- und postoperativ, Magersucht

Aufgabe 5 🕮

1 b, 2 f, 3 h, 4 a, 5 d, 6 c, 7 e, 8 g

Aufgabe 6 🕮

siehe Tab. unten

Aufgabe 7

a) Stimmen die Angaben auf dem Etikett des Medikaments mit den Anordnungen des Arztes überein? b) Wurde das Medikament korrekt gelagert? c) Ist das Verfallsdatum noch nicht Überschritten? d) Ist die Ampulle unbeschädigt und ungeöffnet? e) Ist das Medikament in Farbe und Konsistenz unverändert?

Aufgabe 8 🕮

1 b, 2 a, 3 c

Aufgabe 9

d, f, g

Aufgabe 10 a

Aufgabe 11 🕮 b

Die Aufgaben 10.10 und 10.11 beruhen auf folgenden Grundregeln:
1 ml entspricht 20 Tropfen und 1 Tropfen/Minute = 3 ml/Stunde

Aufgabe 12

1. Allgemeinzustand des Patienten (Körpergewicht, Durst- und Hungergefühl, Hautturgor, Ödeme, Schleimhautbeschaffenheit, Unverträglichkeitsreaktionen); 2. Zustand der Einstichstelle; 3. Vitalzeichen, insb. Puls, RR, Temperatur, Atmung; 4. Bei ZVK: ZVD; 5. evtl. Flüssigkeitsbilanzierung und Blutuntersuchungen nach Arztanordnung;
6. Genaue Dokumentation (Bezeichnung, Menge, Zumischung, Einlaufbeginn, Abeichungen und Unterbrechungen, Komplikationen, alle durchgeführten Pflegemaßnahmen, alle von der Norm abweichenden Beobachtungen)

Aufgabe 13 🕮

1. Schädelverletzungen; Rückenoperationen; Wirbelsäulen- oder Bekkenfrakturen; 2. Zur Entspannung der Bauchmuskeln bei Bauchschmerzen; Bauchverletzungen;
3. Zur Atemerleichterung; zum Essen und Trinken; Herz- und Lungenerkrankungen; 4. Hypovolämischer Schock; Akute Blutungen; Kreislaufversagen; Legen eines ZVK; 5. Arterielle Durchblutungsstörungen; nach Gefäßoperationen im arteriellen

Kapitel 10, Aufgabe 6

Ventroglutäale Injektion nach von Hochstetter	
Der Patient liegt auf der linken Seite	Der Patient liegt auf der rechten Seite
Der Patient liegt entspannt auf der Seite und zieht die Knie leicht an. Bei Verbrennungen, Wirbelsäulenerkrankfungen oder -verletzungen sowie anderen Erkrankungen, bei denen sich der Patient nicht drehen kann oder darf, ist die ventroglutäale Injektion auch in Rückenlage möglich Die Pflegekraft steht hinter dem Patienten	
Beim Rechtshänder ertastet der Zeigefinger der linken Hand, beim Linkshänder der Mittelfinger der rechten Hand die Spina iliaca anterior superior und bleibt dort liegen	Beim Rechtshänder ertastet der Mittelfinger der linken Hand, beim Linkshänder der Zeigefinger der rechten Hand die Spina iliaca anterior superior und bleibt dort liegen
Beim Rechtshänder gleitet der Mittelfinger der linken Hand, beim Linkshänder der Zeigefinger der rechten Hand etwa 7 cm entlang der Crista iliaca	Beim Rechtshänder gleitet der Zeigefinger der linken Hand, beim Linkshänder der Mittelfinger der rechten Hand etwa 7 cm entlang der Crista iliaca
Die Hand wird so gedreht, dass der eine Finger auf der Spina iliaca anterior superior liegen bleibt und der andere Finger vom höchsten Punkt der Crista iliaca um ca. 2 cm nach unten rutscht, so dass der Handteller in Richtung Trochanter maior liegt	
Die Spitze des Dreiecks zwischen Zeige- und Mittelfinger ist der Injektionsort. Die Pflegekraft desinfiziert die Haut in diesem Dreieck und führt dann die Injektion durch. Nimmt sie die Hand vor der Injektion weg, kann sie den Injektionsort mit Daumennagel oder Tupferreibungen (Haut rötet sich) bzw. mit gefärbten Desinfektionsmittel markieren	

!

System; 6. Zur Förderung des venösen Rückstroms; nach Venenoperationen; bei Venenentzündungen; 7. Entlastungslage (z.B. bei Dekubitus); Korrekturlage (z.B. bei Kontraktur); ARDS; 8. Bei Bewusstlosigkeit (Freihalten der Atemwege); bei Erbrechen (zur Verhinderung von Aspiration); 9. Hemiplegie; nach Lungenoperationen; ungeeignet zur Dekubitusprophylaxe, da die Trochanteren hohem Druck ausgesetzt sind; 10. Dekubitusprophylaxe und -therapie; zum Essen und Trinken bei Dekubitus im Sakralbereich; 11. Zum Verbandwechsel im Rücken- und Sakralbereich, wenn keine zweite Pflegekraft vorhanden ist; ARDS

Aufgabe 14

1. Medizinische Rehabilitation: a; 2. Berufliche Rehabilitation: c; 3. Soziale Rehabilitation: b

Aufgabe 15

Aromatherapie = Verwendung von natürlichen Duftstoffen (meist in Form von ätherischen Ölen) zu therapeutischen Zwecken.

Aufgabe 16 🕮

1. Angstzustände, depressive Verstimmung; Prellungen; Nervosität und innere Unruhe; Schlafstörungen; Schmerzen; 2. Fieber; Unkonzentriertheit, nachlassende Gedächtnisleistung; Verdauungsstörungen, Übelkeit, Erbrechen; 3. Angstzustände, depressive Verstimmung; Fieber; Nervosität, innere Unruhe; 4. Nachlassende Gedächtnisleistung, Antriebsschwäche; Kreislaufschwäche; Rheumatische Beschwerden; 5. Depressive Verstimmung; Fieber

Kapitel 11

Aufgabe 1

1, 2, 4 und 5 sind richtig; 3 ist falsch, da nicht alle Medikamente obligatorisch vor einer Operation abgesetzt werden dürfen.

Aufgabe 2 🕮

siehe Abb. unten

Aufgabe 3 🕮

1. Ggf. Patientenzimmer vorwärmen; 2. Bettenplatz richten (Platz schaffen; Besucher aus dem Zimmer bitten; Klingel vorhanden und funktionstüchtig?); 3. Lagerungshilfsmittel bereitlegen; 4. Blutdruckapparat, Stethoskop und Überwachungsblatt bereitlegen; 5. Pflegeutensilien vorbereiten (Nierenschale, Zellstoff, Urinflasche, Steckbecken, Zubehör für die Mund- und Nasenpflege); 6. Sauerstoffgerät, Beatmungsbeutel, Absauggerät und anderes Notfallzubehör bereitstellen; 7. Ggf. ZVD-Set, Infusionspumpen, Perfusoren und Materialien für eine Blutentnahme vorbereiten

Kapitel 11, Aufgabe 2

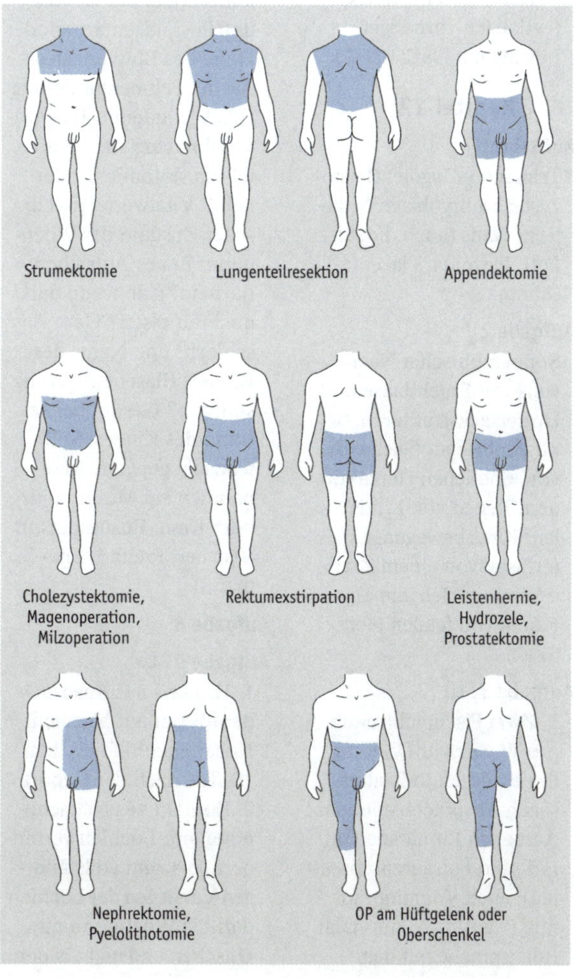

!

Aufgabe 4 📖

1. Hypertonie; 2. Atonie; 3. Harnverhalt; 4. Aspiration; 5. Fieber; 6. Embolie; 7. Laryngospasmus; 8. Herzinsuffizienz; 9. Singultus;

Lösungswort: MOBILISATION

Aufgabe 5 📖

7, 12, 2, 13, 8, 5, 6, 11, 10, 3, 1, 4, 9

Aufgabe 6 📖

1 b, 2 d, 3 c, 4 a

Aufgabe 7 a

Bei den Antworten 3 und 4 müssen die Wischrichtungen vertauscht werden; Aussage 4: Die wundaufliegende Kompresse sollte zunächst belassen und dann vorsichtig mit einer Pinzette entfernt werden (evtl. nach vorheriger Lösung mit NaCl 0,9 %).

Kapitel 12

Aufgabe 1

Trimenon; Zygote; Blastozyste; Embryoblast; Nidation; Fetus (auch: Foetus, Fet); Plazenta; Plazentaschranke;

Aufgabe 2

Sonographischer Nachweis von Fruchtblase und Dottersackstrukturen; Sonographischer Nachweis von kindlichen Herzaktionen; Tasten von Kindsteilen; Kindsbewegungen (ertastet von einem Arzt oder einer Hebamme); Hören von fetalen Herztönen

Aufgabe 3 📖

1. Zwei Fischmahlzeiten pro Woche zur Deckung des erhöhten Jodbedarfs (nach Absprache mit dem Arzt auch Einnahme von Jod- und Folsäurepräparaten); auch Vitaminpräparate (v.a. Vit.-A) nur nach Rücksprache mit dem Arzt; 2. 1,5 – 2 l pro Tag; Mineralwasser und ungesüßte Kräutertees; 3. Umstellung von drei großen auf 5 – 6 kleinere Mahlzeiten am Tag; 4. Eine vegetarische Ernährung mit Milch, Milchprodukten und Eiern ist bei sorgfältiger Auswahl der übrigen Lebensmittel möglich (die Gefahr einer Eisenmangelanämie ist aber erhöht)

Aufgabe 4 c

Aufgabe 5

Vor Vollendung der 37. SSW

Aufgabe 6

1 b, 2 c, 3 d, 4 a, 5 e, 6 f

Aufgabe 7 📖

Name und Alter der Frau; Anzahl vorheriger Geburten; Verlauf der Geburt und Postplazentarperiode; Höhe des Blutverlustes; Art der Schmerzlinderung (PDA?, Pudendusblock?); Verabreichte Arzneimittel; Episiotomie ja oder nein? Vitalwerte; psychischer Zustand der Wöchnerin; Erstes Aufstehen (ja/nein?); ab wann darf die Frau essen? Geschlecht und Name des Kindes; Blasenentleerung spontan? Gesundheitszustand des Kindes; Stillwunsch; geplante Maßnahmen bei Mutter und/oder Kind; Bezugsperson (Partner, Freund, Ehemann)

Aufgabe 8 d

Aufgabe 9 📖

1. Hinweis auf Anspruch der Mutter auf häusliche Hebammenhilfe bis zum 10. Tag nach der Geburt; 2. Kontakt des Neugeborenen mit Lochien verhindern; bis zum vollständigen Versiegen der Lochien darf die Wöchnerin nur Duschen und nicht baden; Reihenfolge bei der Körperpflege: „Erst Brust, dann Bauch"; 3. Die erste Menstruation bei nicht stillenden Wöchnerinnen ist nach ca. 5 – 10 Wochen zu erwarten; bei stillenden Müttern ist keine Vorhersage möglich; 4. Nach Versiegen des Wochenflusses (ca. 6 Wochen) ist wieder Geschlechtsverkehr erlaubt; Innere Bereitschaft seitens der Frau sollte vorhanden sein; Stillen bietet keinen ausreichenden Schutz zur Empfängnisverhütung; 5. Nach 4 – 6 Wochen (bei problemlosem Verlauf); 6. Es wird empfohlen, ca. ein halbes Jahr zu warten (bei sectio caeserea: 1 Jahr); 7. In der 4. – 6. Lebenswoche des Kindes steht die „U3" beim Kinderarzt an; die „U2" (3. – 10. Lebenstag) wird meistens noch im Krankenhaus durchgeführt

Aufgabe 10 📖

Aussage 4 ist falsch ⇒ Kühlen ist die Maßnahme der Wahl (mittels Quark, Alkoholumschlägen oder Eisbeuteln); Bei beginnender Abszesseinschmelzung kann zur Abszessreifung auch Rotlicht zur Wärmetherapie angewendet werden (Arzt-/Hebammenbefund abwarten)

Kapitel 13

Aufgabe 1

1. Organleistungen; 2. Wasserbedarf; 3. Infektionsschutz; 4. Allergien; 5. verfügbar, preiswert; 6. Rückbildung; 7. Beziehung

Aufgabe 2

Aussage 2 ist falsch (Rechtshänder halten den Säugling mit der linken

!

Hand, um die rechte Hand für die Reinigung frei zu haben)

Aufgabe 3 c

Das Fiebersenkende Mittel der Wahl ist Paracetamol und wird immer vom Arzt angeordnet; Durchgeschwitzte Kleidung und Bettwäsche ist sofort zu wechseln;

Aufgabe 4

1 b, 2 c, 3 a

Aufgabe 5

1 c, 2 b, 3 a

Aufgabe 6

1. Mumps; 2. Dreitagefieber; 3. Roeteln; 4. Windpocken; 5. Ringelroeteln; 6. Masern

Lösungswort: PFLEGE

Aufgabe 7

- Nichts falsches versprechen
- Einfach, kurz und kindgerecht erläutern, warum die Medizin wichtig ist
- Verständnis für die Sorgen und Ängste des Kindes zeigen
- Rasch und entschlossen handeln (keine langen Medikamentenvorbereitungen vor den Augen des Kindes)
- Dem Kind nicht die Wahl lassen, ob es das Medikament will (es ist für die Besserung wichtig und muss deshalb eingenommen werden)
- Details der Arzneimittelgabe können mit dem Kind ausgehandelt werden (mit welchem Fruchtsaft soll das Medikament genommen werden? Welche Belohnung gibt es anschließend?)
- Säfte und Tropfen niemals in die Trinkflasche geben (ungenaue Kontrolle der eingenommenen Menge; besser: mit Löffel, Dosierbecher oder Spritze geben);
- Bittere Tropfen auf einem Stück Zucker zum Einnehmen geben
- Tabletten auf einen Löffel geben und mit etwas Flüssigkeit auflösen (evtl. Tee oder Saft nachtrinken lassen)
- Zäpfchen können mit etwas Wasser gleitfähiger gemacht werden (nach einer Zäpfchengabe die Pobacken des Kindes noch 1 – 2 min. zusammendrücken)
- Zäpfchengabe bei älteren Kindern: Schamgefühl beachten (evtl. Zäpfchen selbständig einführen lassen)

Aufgabe 8

6, 3, 4, 1, 2, 5

Kapitel 14

Aufgabe 1

1. Der Begriff „biologisches Alter“ ist durch den Begriff „biografisches Alter“ zu ersetzen; 2. Der Begriff „soziales Alter“ muss durch den Begriff „biologisches Alter“ ersetzt werden.

Aufgabe 2

1. Laut und deutlich sprechen, den Patienten dabei ansehen; 2. Auf die tägliche Trinkmenge achten (1,5 – 2 l); 3. Frühzeitig auf sämtliche prophylaktische Maßnahmen achten; falls möglich: Mobilisation; 4. Bewegungsabläufe gemeinsam üben; 5. Pneumonieprophylaxe; alle weiteren Prophylaxen, soweit erforderlich; 6. Umgebungstemperatur und Kleidung entsprechend anpassen; 7. Organisation der Krankenhausabläufe auf die notwendigen Ruhepausen des Patienten hin abstimmen; 8. Gespräche anbieten/durchführen; einfühlsame Körperkontakte; 9. Speisen gut würzen und appetitlich anrichten; 10. Pflege individuell auf die entsprechende Hautpartie abstimmen ⇒ Hautpflege (PH 7.4.2)

Aufgabe 3

1. Uhren in ausreichender Anzahl und Größe im Zimmer; Kalender mit großen Zahlen im Zimmer; Tag-Nacht-Rhythmus bewusst gestalten; Mahlzeiten als Orientierung (Abendessen nicht vor 18 Uhr; über das Wetter sprechen; 2. Fotos von Mitarbeitern auf der Station aushängen; Stadtplan/Lageplan aushängen; Toilettenräume eindeutig kennzeichnen; neu aufgenommenen Patienten in Ruhe alle Örtlichkeiten zeigen; Bettnachbarn persönlich vorstellen; Patientenzimmer eindeutig kennzeichnen (evtl. mit Bildern/Symbolen oder großen Zahlen); das Bett besonders kennzeichnen (z.B. durch persönliche Kleidung); Möglichkeit zum Aufhängen eigener Fotos bieten (z.B. Pinwand); grundsätzlich: je mehr dargestellt wird, desto größer sollten die Darstellungen sein; 3. Patienten stets mit Namen ansprechen; vor Betreten des Zimmers anklopfen; die Möglichkeit geben, sich im Spiegel zu betrachten (v.a. bei bettlägerigen Patienten); Fotos von Angehörigen mitbringen und an einem geeigneten Ort sichtbar platzieren; persönliche Kleidung tragen und wenn möglich komplett anziehen lassen;

4. Stets in allgemein verständlicher Sprache sprechen; Nachfragen, ob das Gesagte auch verstanden wurde; Auf Signale achten, die Unverständnis vermuten lassen; wohldosierte Informationen geben (Unterscheidung in wichtiges und weniger wichtiges); Scheinbar „Verrücktes" zulassen, solange es nicht schadet; Geselligkeit fördern ohne persönliche Grenzen zu überschreiten; Privat- und Intimsphäre achten, v.a. beim Waschen, beim Toilettengang und bei der Inkontinenzversorgung; Situationen nicht bagatellisieren.

Aufgabe 4 🕮 c, f

⇒ passen eher zur Multiinfarkt-Demenz

Aufgabe 5

Bezugspersonen; Anweisungen; wiederholen; Zeit geben; Gewohnheiten; Mimik, Gesten

Kapitel 15

Aufgabe 1 🕮

1. Medizinisches Fachgebiet, das sich im Gegensatz zur kurativen Medizin nicht mit der Beseitigung einer Krankheit, sondern mit der Linderung der Beschwerden befasst;
2. Interdisziplinäre Wissenschaft, die sich mit den Problemen des Sterbens und des Todes befasst. Sie liefert eher Gedanken, Ideen und Theorien als gesicherte Ergebnisse.

Aufgabe 2

1. Aufklärung; 2. Betreuung (nicht im juristischen Sinn gemeint); 3. Mitbestimmung; 4. Bestimmung

Aufgabe 3 🕮

1 a, 2 b

Aufgabe 4 🕮

Schmerz; Schwäche; Appetitlosigkeit; Obstipation; Übelkeit und Erbrechen; Schmerzender Mund und Schluckbeschwerden; Atemnot; Husten; Schlafstörungen; Verwirrtheit und weitere psychische Symptome

Aufgabe 5 c

Aufgabe 6

1 c, 2 d, 3 b, 4 a

Aufgabe 7

Alle Aussagen sind richtig

Kapitel 16

Aufgabe 1 🕮

1. „Euphorie" und „Manie" ist zu ersetzen durch „Angst" und „Depression"; 2. „Nordeuropäer" ... Satz streichen; 3. „Das Schreien eines Kindes" kann durchaus eine Schmerzäußerung sein

Aufgabe 2 🕮

1. Viszeral; 2. Toleranz; 3. Somatisch; 4. Akut; 5. Psychogen; 6. Chronisch; 7. Neurogen

Lösung:
ERNST NEHMEN

Aufgabe 3

1 e, 2 d, 3 f, 4 a, 5 b, 6 c

Aufgabe 4 🕮

Lokalisation des Schmerzes; Art des Schmerzes (stechend, brennend, ziehend ...); Zeitpunkt und Auslöser des Schmerzes; Dauer des Schmerzes; Stärke und Intensität des Schmerzes; Begleitsymptome; Bisherige Therapie; Psychosoziale Parameter

Aufgabe 5

1. Teil: a, c, d, f

2. Teil: keine strikte Lösungsvorgabe, allerdings finden sich in Kap. 17 PH die korrekten Hinweise zum Vorgehen

Aufgabe 6

Nr. 4 ist falsch: eine Zunahme der Medikation bedeutet nicht automatisch eine Verschlechterung der Krankheit

Aufgabe 7 🕮

Berührung; Vibrationstherapie; Kälte; Wärme; Massage, Training; Lebensgefühl

Kapitel 17

Aufgabe 1

1. Durchblutungsstörungen oder Blutungen des Gehirns; Entzündungen des Gehirns oder der Hirnhäute; Schädel-Hirn-Verletzungen (z.B. infolge eines Sturzes); Hirntumoren und Hirnmetastasen; Zerebrale Krampfanfälle;
2. Schwere Ateminsuffizienz; Vergiftungen; Stoffwechselentgleisungen; Schwere Organfunktionsstörungen (z.B. Niere, Leber); Schock; Herzinfarkt;

Def.: Schwere Bewusstseinsstörung, bei der der Mensch nicht ansprechbar ist. Verlust der Fähigkeit zur zeitlichen und räumlichen Orientierung. Keine Reaktion auf Fragen zur Person oder auf taktile Reize.

Aufgabe 2

A = Atemwege freimachen; B = Beatmung; C = Circulation (Kreislauf) herstellen; D = Defibrillation, Drugs (Medikamente)

Aufgabe 3

Bedeutung der Begriffe wie in Lösung 17.2; Maßnahmen: A ⇒ evtl. mechanische Reinigung von Mund und Rachen; Überstrecken des Kopfes; evtl. Esmarch – Handgriff; B ⇒ Mund-zu-Nase- oder Mund-zu-Mund-Beatmung; C ⇒ Herzdruckmassage; D ⇒ bei entsprechender Ausbildung Defibrillation

Aufgabe 4 📖

1. Mind. 20 Beatmungen/min. und mind. 100 Kompressionen/min.; 2. 20 Beatmungen/min. und 100 Kompressionen/min.; 3. Wie beim Erwachsenen (siehe Aufgabestellung)

Aufgabe 5

1 a, 2 b

Aufgabe 6

1 c, 2 b, 3 a

Kapitel 18

Aufgabe 1 📖

Keine starre Lösungsvorgabe; Mögliche Inhalte können aber aus Kap. 18.2.1 PH entnommen werden.

Aufgabe 2

1. Wassersaeule; 2. Thoraxschublehre; 3. MMHG; 4. Messvorgang; 5. Schwankungen; 6. Nullpunkt; 7. Rechten

Lösungswort: NACHSORGE

Aufgabe 3

Arzt und weitere Pflegende benachrichtigen; Vitalzeichen und Hautfarbe kontrollieren und dokumentieren; Patienten beruhigen; Patienten absolute Bettruhe einhalten lassen und körperliche Anstrengung untersagen; Beengende Kleidung entfernen; Patient nach Wunsch lagern; Fenster öffnen; Auf Arztanordnung Sauerstoffgabe und Nitroglycerin Spray verabreichen; ggf. durch eine zweite Pflegekraft EKG anmelden oder durchführen; ggf. Materialien zur Blutentnahme richten

Aufgabe 4

1. Hypercholesterinaemie; 2. Disposition; 3. Diabetes; 4. Adipositas; 5. Hypertonie; 6. LDL; 7. Stress

Aufgabe 5 d

Aufgabe 6 📖

1. Wunschkost, kochsalzarm, evtl. Beschränkung der Trinkmenge, mehrere kleine eiweißreiche Speisen, darmtätigkeitsanregende Speisen anbieten (Laktulose/Weizenkleie); 2. Langandauernde Kälteeinwirkung vermeiden (peripherer Gefäßwiderstand ⇑), bei Stauungsleber: lokal feuchte Wärme; 3. körperliche Schonung, evtl. Bettruhe, Lagerung mit erhöhtem Oberkörper; 4. Anteilnahme, Zeit für Gespräche nehmen

Aufgabe 7

Ursachen Linksherzinsuffizienz: Arterielle Hypertonie; Klappenfehler; KHK; Herzinfarkt; Rhythmusstörungen;

Ursachen Rechtsherzinsuffizienz: Linksherzinsuffizienz; Klappenfehler; Lungenerkrankungen;

Symptome Linksherzinsuffizienz: Belastungs-, Ruhedyspnoe, Orthopnoe; Rasselgeräusche über Lunge, Husten; Lungenödem; Zyanose; Einsatz der Atemhilfsmuskulatur;

Symptome Rechtsherzinsuffizienz: Gestaute, erweiterte Halsvenen; Ödeme (Bauch, Unterschenkel, Füße); Gewichtszunahme; Leber- und Milzvergrößerung; Aszites; „Magenbeschwerden“;

Gemeinsame Symptome: Eingeschränkte Leistungsfähigkeit, Schwäche und Ermüdbarkeit; Nykturie; Tachykardie bei Belastung, Herzrhythmusstörungen; Herzvergrößerung, Pleura- und Perikarderguss; Im Spätstadium niedriger Blutdruck

Aufgabe 8

Bettruhe; Körperpflege; Blutkulturen; Venenverweilkanülen; Schwitzen; kühl

Kapitel 19

Aufgabe 1

1. Teilgebiet der Inneren Medizin, das sich mit den Erkrankungen von Arterien, Kapillaren, Venen und Lymphgefäßen befasst. Hierin eingeschlossen sind Prophylaxe, Diagnostik, konservative Therapie, Indikationsstellung zu operativen und interventionellen Therapieverfahren und Rehabilitation des Patienten; 2. Teilgebiet der Chirurgie; umfasst die Diagnostik und die operative Therapie von Gefäßerkrankungen einschließlich der Gefäßverletzungen und Gefäßfehlbildungen. Die weiteren Aufgaben sind die postoperative Nachsorge und die Rehabilitation des Patienten.

Aufgabe 2 📖

Keine starre Lösungsvorgabe. Hier können wieder viele Antworten möglich sein. Die konkreten Inhalte finden sich aber in Kap. 19.2.1 PH. Dort sind auch mögliche Pflegeziele benannt (in Tab. 19.8, S. 673).

Aufgabe 3 D

bei diesen Patienten dürfen keine ATS angezogen werden oder auch die Beine gewickelt werden, da dieses die Durchblutungsstörung noch verstärken würde.

Aufgabe 4

1: Tieflagerung der Extremität (dringender Verdacht auf arteriellen Gefäßverschluss)

4: Hochlagerung (wahrscheinlichste Ursache ist eine Thrombose)

Aufgabe 5 🕮

1. Arterioskleroseentwicklung aller Gefäße mit unterschiedlichem Schweregrad und entsprechenden Folgeerscheinungen; 2. Von Netzhautblutung bis zur völligen Erblindung; 3. Linksherzhypertrophie; KHK; 4. Arteriosklerotische Schrumpfniere mit Niereninsuffizienz bis hin zum Nierenversagen; 5. Wichtigste Komplikation: Schlaganfall

Aufgabe 6 🕮

1. Pain; 2. Paleness; 3. Parasthesia; 4. Paralysis; 5. Prostration; 6. Pulslessness (Übersetzung: Gefühlsstörungen)

Aufgabe 7

1, 2, 3, 5

Aufgabe 8

Lungenembolie; Thromben; Thrombolysetherapie; Kontraindikationen; Thrombektomie; Antikoagulation; Cumarine

Kapitel 20

Aufgabe 1

1 a, 2 b (auch Mischformen sind möglich.)

Aufgabe 2

Atmung; Puls; Blutdruck; Bewusstseinslage; Haut; Nasenschleimhaut; Mundschleimhaut; Sauerstoffdosierung; Sondenlage; Aqua-dest.-Menge

Aufgabe 3

Grad I: Atemnot nur bei größeren körperlichen Anstrengungen (z.B. Treppensteigen)

Grad II: Atemnot schon bei mäßiger körperlicher Anstrengung (z.B. langsames Gehen auf ebener Strecke)

Grad III: Atemnot bereits bei geringen körperlichen Anstrengungen (z. B. An- und Auskleiden)

Grad IV: Atemnot auch in Ruhe (= Ruhedyspnoe)

Aufgabe 4 🕮

1. Zu Beginn: engmaschig Blutdruck, Puls und Atmung überwachen; 2. Pleuradrainage auf Nachblutung und Dichtigkeit beobachten; 3. Nach Arztanordnung, aber: genaue KBO „Schmerz" und entsprechende Weitergabe der Infos; 4. OK ⇑, später: Lagerungswechsel (Rücken und gesunde Seite) möglich; 5. OP-Tag: Bettkante; 1. Post OP Tag: 2 x tgl. aufstehen/im Sessel sitzen; 6. Beginnt, sobald der Patient wach ist; unterstützen b. Abhusten, auffordern zum tiefen Durchatmen, Atemgymnastik/Atemübungen; SMI Trainer 2 stdl.; evtl. Inhalationen mit Sekretolytika; 7. Das Schultergelenk der operierten Seite ist besonders anfällig; 8. OP-Tag: i. d. R. übernehmen die Pflegenden die Körperpflege; ab 1. Post-OP-Tag (je nach Zustand des Patienten): Mithilfe im Bett oder am Waschbecken; 9. Frühestens 6 std. Post-OP: Tee, danach rascher Kostaufbau (keine blähenden Speisen wg. möglichem Zwerchfellhochstand)

Aufgabe 5

2, 3, 5, 6 sind richtig

Aufgabe 6

Schnarchen; Feuchte Rasselgeräusche; trockene Rasselgeräusche; expiratorischen Stridor; Singultus (= Schluckauf)

Aufgabe 7 🕮

1. Azetongeruch; 2. Ammoniakgeruch; 3. Foetor hepaticus; 4. Fäulnisgeruch; 5. Eitergeruch; 6. Foetor urämicus

Aufgabe 8

Beschreibung:

1. Erniedrigung des O_2-Gehalts in einzelnen Körperregionen oder im Gesamtorganismus; 2. Erniedrigung des p_aO_2 unter 70 mmHg; 3. Erniedrigung des p_aCO_2 unter 35 mmHg; 4. Erhöhung des p_aCO_2 auf über 45 mmHg

Ursache:

1. Durchblutungsstörungen, Anämie, Hypoxämie; 2. altersabhängig; 3. Hyperventilation oder metabolische Azidose mit respiratorischer Kompensation; 4. Respiratorische Insuffizienz mit Hypoventilation oder metabolische Alkalose mit respiratorischer Kompensation

Aufgabe 9 d

Aufgabe 10

Teil 1: Husten und Auswurf an den meisten Tagen von mindestens drei Monaten zweier aufeinanderfolgender Jahre.

Teil 2: 1 c, 2 a, 3 b

Aufgabe 11

1. Geschlossen; 2. Symptomatisch; 3. Offen; 4. Idiopatisch; 5. Spontan; 6. Iatrogen

Lösungswort: ATEMNOT

Aufgabe 12

„Zur Analgesie ..."
⇒ keine i. m. Injektionen
„Nach zwei Tagen ..."
⇒ keine Mobilisation in der Frühphase

!

Kapitel 21

Aufgabe 1 📖

Beeinträchtigte Nahrungsaufnahme; Beeinträchtigte Stuhlausscheidung; Pflege von Patienten mit Schmerzen; Onkologische Pflege; Pflege vor und nach Magen-Darm-Operationen

Aufgabe 2 📖 1, 2, 3

Aufgabe 3

1. Regelmäßige Lagekontrolle der Sonde (Markierung auf der Sonde beachten); 2. Menge, Geruch, Konsistenz, Beimengungen, Aussehen (evtl. Auffangbeutel austauschen); 3. Fixationsstelle täglich wechseln (bei empfindlicher Haut evtl. mehrfach täglich); beim Pflasterwechsel Sonde gut festhalten; 4. Nasenlöcher täglich mit warmwassergetränkten Watteträgern austupfen und mit Nasensalbe pflegen; Soor- und Parotitisprophylaxe durchführen (verringerter Speichelfluss); bei Schonatmung außerdem Pneumonieprophylaxe

Aufgabe 4

1. Geschieht bereits durch Einführen des Darmrohres; einlaufende Spülflüssigkeit dehnt die Darmwand ⇒ Erregung der Dehnungsrezeptoren ⇒ verstärkte Peristaltik im Dickdarm und Rektum; 2. Je kühler die Spülflüssigkeit, desto größer der thermische Reiz. Eine Temperatur der Spülflüssigkeit von 32 – 32 °C hat abführende Wirkung, kann aber auch Schmerzen und Krämpfe verursachen (daher: eher Spülung mit körperwarmer Flüssigkeit); 3. Wenn mit Zusätzen gespült wird: (z.B. Glycerin, Rizinusöl oder Kochsalz auf Arztanordnung), üben diese einen chemischen Reiz auf die Darmschleimhaut aus ⇒ diese reagiert mit verstärkter Sekretion oder zieht osmotisch Wasser an

Aufgabe 5

2: falsch, da die Beutelsysteme sonst nicht haften.

4: falsch, da diese Substanzen Allergien auslösen können.

Aufgabe 6 📖

siehe Tab. unten

Aufgabe 7

1 d, 2 b, 3 c, 4 a,
Def.: Symptomenkomplex mit akuten, starken Bauchschmerzen, Abwehrspannung des Abdomens und Kreislaufbeeinträchtigung. Erfordert unverzügliche Diagnostik.

Aufgabe 8 📖

1 c, 2 d, 3 a, 4 b

Aufgabe 9 📖

Vitalzeichen; Temperatur; Allgemeinbefinden; Schmerzen; Magensonde (Lage der Sonde, Menge und Aussehen des Sekrets); ZVK; Infusionen; Flüssigkeitsbilanz; ZVD; Wunddrainagen Verbände; Pleuradrainage (Sekretmenge);

Später: Kostaufbau und Verträglichkeit der Kost

Aufgabe 10 📖

1. Halbsitzende Lagerung; Überstreckung des Kopfes vermeiden (keine Anastomosenbelastung); 2. Frühestmögliche Mobilisation – Frühmobilisation ist aber oft nicht möglich;

Kapitel 21, Aufgabe 6

Komplikation	Ursache	Pflegemaßnahme
Krämpfe	• Zu kaltes Wasser • Zu starker Wasserdruck	• Durchflussregler schließen • Patienten zum ruhigen und tiefen Atmen anhalten • Behälter tiefer hängen • Körperwarmes Wasser verwenden
Darmverletzung (Leitsymptom: plötzliche massive Schmerzen	• Normales, vorne „spitzes" Darmrohr, das sich durch die Darmwand bohrt	• Sofort Arzt benachrichtigen • Prophylaxe: Nur spezielles Darmrohr mit Konus verwenden
Zu geringer Rückfluss von Spülflüssigkeit	• Spülzeit nicht synchron mit Entleerungszeit des Darmes • Geänderte Ernährungsgewohnheiten	• Urinausscheidung überprüfen, da die Flüssigkeit über den Darm resorbiert und dann über die Nieren ausgeschieden wird • Spülzeitpunkt und Ernährung überprüfen
Probleme beim Wassereinfluss	• Falsche Richtung des Konus • Anspannen der Bauchdecke	• Konuslage überprüfen • Patienten entspannte Haltung einnehman lassen
Rückfluss von Stuhl ins Schlauchsystem	• Wassermenge kann sich nicht so schnell im Darm verteilen	• Wasser langsamer einlaufen lassen • Evtl. Spülung kurz unterbrechen

3. Ausreichende Schmerzmedikation beachten (Schonatmung; Pneumonieprophylaxe: Kap. 7.2.4 PH); Soor- und Parotitisprophylaxe sind besonders wichtig (trockene Mundschleimhaut bei liegender Magensonde und parenteraler Ernährung); Tee zum Mundausspülen anbieten; 4. Die Zieldrainagen werden am 2. postoperativen Tag gekürzt und am 5. – 6. postoperativen Tag gezogen, Redondrainagen am 2. – 3. Tag (Umgang mit Drainagen: Kap. 11.4.7 PH); Fadenentfernung zwischen dem 7. und 10. Tag; 5. Engmaschige Kontrolle der Sekretmenge (auch auf Leckagen ⇒ Arztinfo); Entfernung der Drainage, wenn die Lunge auch 12 Stunden nach Abklemmen der Drainage entfaltet bleibt und die Drainage weniger als 100 ml Sekret/24 h fördert; 6. Lagedauer ca. 5 – 7 Tage; Ziehen der MS, wenn röntgenologisch gesichert ist, dass die Dichtigkeit der Anastomosen gegeben ist (Gastrografinschluck); Keine Manipulationen an der MS, da sie auch zur Schienung dient; 7. Von Haus zu Haus unterschiedlich; oft beginnt der Kostaufbau, wenn der Gastrografinschluck die Dichtigkeit der Anastomosen bestätigt hat (ca. 5. – 7. postoperativer Tag); Beginn mit Tee (schluckweise), später Brei und Schleim; dann weiterer langsamer Kostaufbau

Bei Entfernung eines Magenteils ist mit Refluxösophagitis zu rechnen (Kap. 21.4.2 PH)

Aufgabe 11
1 a, 2 b

Aufgabe 12 3
Nur bei perforierter Appendizitis oder präoperativ nicht nüchternen Patienten wird eine Magensonde gelegt.

Aufgabe 13 🕮 d

Aufgabe 14 🕮
Rektums; Klysma; Nachblutungen; Obstipationsprophylaxe; Bauchpresse

Kapitel 22

Aufgabe 1 c

Aufgabe 2
1. Diagnose: Klärung eines Aszites unbekannter Ursache; 2. Entlastung des Organismus/Drainage bei Peritonitis oder Abszess; g) und i) werden zur Leberpunktion/-biopsie benötigt

Aufgabe 3 3, 6

Aufgabe 4 🕮
1. Absolute Alkoholkarenz; 2. Vitaminreiche, kochsalzarme, ausgewogene Mischkost; 3. Darmsterilisation: orale Antibiotikagabe; Lactulose per Os; hohe Reinigungseinläufe; 4. Dekubitus-, Thrombose-, Infektions- und Kontrakturenprophylaxe; 5. Blutungen/Verletzungen/Vorsicht b.d. Mundpflege

Aufgabe 5 🕮
Von oben nach unten: Enzephalopathie; Spider naevi; Ösophagusvarizen; Gynäkomastie; Milzvergrößerung; Pfortaderhochdruck; Caput medusae; Aszites; Reduzierte Bauch- und Schambehaarung; Palmarerythem

Aufgabe 6
I: Apathie; Unruhe; Schlafrhythmusumkehr; Merk- und Sprachstörungen; Apraxie; Veränderungen der Handschrift; Asterixis (Flapping Tremor); II: Lethargie; Benommenheit; Desorientiertheit; Asterixis (Flapping Tremor); III: Zunehmende Bewusstseinstrübung; Hyperreflexie; Leichter Foetor hepaticus; IV: Koma; Starker Foetor hepaticus

Aufgabe 7 🕮
Waagrecht:
1. Blutzuckerkontrolle; 2. Intensivstation; 3. Alkoholverzicht; 4. Kostaufbau; 5. Fettarm; 6. Insulingabe; 7. Oberkoerperhoch; 8. Infusionen; 9. Rasur; 10. Allgemeinbefinden

Senkrecht:
1. Bauchumfang; 2. Vitamine; 3. Reinigungseinlauf

Aufgabe 8
1 b, 2 c, 3 a

Aufgabe 9
1. „feuchte Wärme“ (korrekt: Eisblase auf ärztliche Anordnung); 2. „die Kost rasch ...“ (korrekt: langsamer Kostaufbau)

Kapitel 23

Aufgabe 1 🕮
Links von oben nach unten: Hypothalamus; Hypophyse; Schilddrüse; Thymus; Nebenniere; Ovarien; Hoden

Rechts von oben nach unten: Epiphyse; Nebenschilddrüsen; Langerhansinseln im Pankreas

Aufgabe 2 🕮
Puls (Tachykardie?); RR; Temperatur; Psychischer Zustand (Unruhe?); Schlaf; Bewusstsein; Motorik (Tremor? Hyperaktivität?); Ausscheidungen (Durchfälle?); Haut; Rachen (Angina als Hinweis auf Agranulozytose?); Gewicht

!

Aufgabe 3 📖

1: a, b, e, g;
2: c, d, f, h

Aufgabe 4 📖

2, 5, 6, 4, 3, 1

Aufgabe 5 📖

Alter; Marktangebot; Werbung; Soziales Umfeld; Finanzielle Situation bzw. Möglichkeiten; Persönliche Geschmacksvorlieben; Erziehung; Tradition; Familiäre Gewohnheiten; Beruflicher Alltag; Freizeit und Freizeitgestaltung

Aufgabe 6

2 ⇒ sind leicht zu erlernen; 3 ⇒ Auswahl ist von den persönlichen Bedürfnissen und Vorlieben des Patienten abhängig

Aufgabe 7

1 a, 2 b

Aufgabe 8

a) 1. Kühlende Alkohol-Umschläge und Ruhigstellung des betroffenen Gelenks wirken im akuten Gichtanfall beschwerdelindernd; 2. Insbes. bei der Behandlung mit Urikosurika muss der Patient viel trinken. Die tägliche Urinmenge sollte 2 l betragen, um Harnsäuresteinbildung vorzubeugen;
3. Urinalkalisierung (z.B. mit Uralyt-U®) kann bei erhöhtem Harnsäureanfall angezeigt sein ⇒ Urinkontrollen mit Indikatorpapier; 4. Extreme körperliche Anstrengung und Unterkühlung können Anfälle hervorrufen;
5. Purinarme Ernährung; Fleisch nur in kleinen Portionen; Keine Innereien, Wild, Sardinen und Fleischextrakte; auch Kaffee sollte gemieden werden; Als Eiweißträger sind Milch, Milchprodukte sowie Eier (bei normalem Blutcholesterinspiegel) geeignet; 6. Bei Übergewicht: Gewichtsreduktion; keine radikalen Fastenkuren (erhöhen den Harnsäurespiegel)

b) Klinische Manifestationsform der Hyperurikämie, äußert sich insbesondere in Gichtanfällen mit starken Gelenkbeschwerden. Betrifft in 95 % Männer, v.a. solche mit Übergewicht, Fettstoffwechselstörungen, Diabetes mellitus und Hypertonus

Kapitel 24

Aufgabe 1 📖 d

1 ⇒ Aufklärung ist Arztsache; 5 ⇒ Auch in dieser Phase können und sollten die Patienten zu aktiver Mitarbeit motiviert werden.

Aufgabe 2

Wunschkost anbieten; Mahlzeiten v.d. Angehörigen mitbringen lassen; Bei nicht gestörter Verdauung: ballaststoff-, vitamin- und eiweißreiche hochkalorische Kost; Pat. Mit Strahlentherapie des Bauchraumes: leiht verdauliche, ballaststoffarme Kost; 5 – 6 kleine Mahlzeiten pro Tag; Patienten nicht zum Essen zwingen ⇒ evtl. Mahlzeit zurückstellen und später erwärmen; Abwehrgeschwächten Patienten keine stark verkeimten Lebensmittel, wie z.B. Blattsalate, anbieten; Patienten mit erhöhter Blutungsgefahr keine scharfkantigen Lebensmittel, wie z.B. Nüsse, reichen. Wenn die orale Kalorienzufuhr nicht ausreicht, kann sie durch orale Zusatznahrung/ Sondennahrung ergänzt werden;

Aufgabe 3 📖

1. Einmalrasierer; Hautdesinfektionsmittel; Lokalanästhetikum; Objektträger (mit Namensfeld); Deckgläschen; 5 ml Spritze mit 2 ml Natriumzitrat; Ampullensäge; Abwurfbehälter; Sandsack; 10 ml Spritzen mit Kanülen; Skalpell; Handschuhe; Lochtuch; Tupfer; Verbandsmaterial; für die Beckenkammbiopsie: Yamshidi-Stanznadel; verschließbarer Glaszylinder oder Plastikröhrchen mit Fixierlösung (für die Knochenmarkbiopsie); 2. Evtl. Prämedikation verabreichen; Patienten informieren; auf Blasenentleerung achten; alle Schritte erläutern; auf Schmerzhaftigkeit beim Ansaugen von Knochenmark hinweisen; daher auf Abwehrbewegungen des Patienten achten; Zugluft im Punktionsraum vermeiden;
3. Beckenkammbiopsie: Seitenlagerung mit angewinkelten Knien oder Bauchlagerung (mit Rolle unter dem Bauch); ansonsten Rückenlagerung;
4. Patienten beruhigen; evtl. Material anreichen;
5. Punktionsstelle komprimieren; Pflasterverband anlegen; evtl. Sandsack zur Kompression auflegen; Patienten zwei Stunden lang Bettruhe einhalten lassen; auf Nachblutungen achten; bei Kurznarkose: Vitalzeichenkontrolle und Patienten zwei Stunden nüchtern lassen

Aufgabe 4

Angehörige; Krankenhausumgebung; Ärztliches- und Pflegepersonal; Infusionsbestecke und Verweilkatheter; i.v. Lösungen und Blutprodukte; Invasive ärztliche Maßnahmen; Steroid-Therapie; Nahrungsmittel; Alter; Haut-/Schleimhautverletzung

Aufgabe 5

1 b, 2 c, 3 a

Aufgabe 6 a

Aufgabe 7 🕮

Teil A:

1. Manuelle Lymphdrainage; eine Sonderform der Streichmassage;
2. Hautpflege;
3. Kompression durch Kompressionsstrümpfe, -handschuhe oder -ärmel;
4. Bewegungstherapie

Teil B: ⇒ Keine Injektionen oder Blutdruckmessungen an der betroffenen Extremität.

Kapitel 25

Aufgabe 1 1 b, 2 a

Def.: Sammelbezeichnung für viele verschiedene Erkrankungen, die sich in Beschwerdebild, Verlauf und Prognose sehr unterscheiden. Beinhaltet die nicht verletzungsbedingten Erkrankungen des Stütz- und Bewegungsapparates. Dabei können Gelenke, Sehnen, Bänder und Muskeln einzeln oder in Kombination betroffen sein.

Aufgabe 2

3 ⇒ Medikamente früh morgens einnehmen lassen; nach ca. 1 Stunde ist die Beweglichkeit deutlich verbessert; 4 ⇒ Gelenke vor besonderen Belastungen rechtzeitig kühlen; (Kontraindikationen beachten)

Aufgabe 3 c

Aufgabe 4 c

Aufgabe 5 🕮

1. Richtig/sinnvoll; 2. Richtig/sinnvoll; 3. Falsch ⇒ Kann über längere Zeit ausprobiert werden, da Fleisch eine Fettsäure enthält, die im Körper zu Prostaglandinen, also entzündungsvermittelnden Botenstoffen, umgebaut wird; 4. Richtig ⇒ Vitamin E fängt Sauerstoffradikale ab, die Gelenke angreifen. Auch Fischöl ist in diesem Zusammenhang günstig.

Aufgabe 6 a

Aufgabe 7 🕮

Körpertemperatur (Fieber?); Haut; Schmerzen; Urinausscheidung; Ödementwicklung (Niereninsuffizienz?); evtl. Sammelurin; Körpergewicht (Wassereinlagerung ⇒ rasche Gewichtszunahme); Blutdruck; Puls (Herzinsuffizienz?); Atmung; (Neben-)Wirkungen der Arzneimittel

Kapitel 26

Aufgabe 1 🕮

Skelett; Diaphyse; Epiphyse; Metaphyse; Osteoblasten; Osteoklasten; Osteozyten; Ossifikation

Aufgabe 2

Mobilisationsbeginn: so früh wie möglich; wann und wie ein Patient mobilisiert werden darf, entscheidet der Arzt.

Aufgabe 3

1. Trotz Operation instabile Wirbelsäule ⇒ Patienten müssen mit gerader WS liegen; entweder flache Bauch- oder Rückenlage; 2. Der Patient kann zum Betten auf die Seite gedreht werden, dabei sollte er sich möglichst „steif im Rücken" machen; 3. Der Patient kann in der Regel in Seiten- und Rückenlage gelagert werden; Unmittelbar postoperativ aber meist noch flache Rückenlagerung; 4. Der Patient kann in der Regel nach einigen Tagen mit stabilitätserhöhenden Hilfsmitteln (Korsett, Bandagen, Mieder) aufstehen; 5. Der Patient kann in den ersten postoperativen Tagen ohne Hilfsmittel aufstehen.

Aufgabe 4 🕮 c

Aufgabe 5 🕮

1. Patienten nach Schmerzen, Engegefühl, Druckstellen und Gefühlsstörungen befragen; 2. Auf Hautfarbe, Schwellung von Finger oder Zehen und Gipsränder sowie Bruchstellen achten;
3. Hauttemperatur erfühlen. Evtl. Fußpulse tasten. Zehen, Finger, Hand, Fuß im Gips bewegen lassen. Prüfen, ob die Beugung/Streckung auch gegen Widerstand möglich ist

Aufgabe 6

1 c, 2 b, 3 a

Aufgabe 7

1. Hier reicht Krankengymnastik aus: Muskelaufbau, Haltungsschule mit regelmäßigem und konsequentem Eigentraining; 2. Zusätzlich zu 1: Anpassung eines Korsetts, das den überwiegenden Teil des Tages und nachts getragen werden muss;
3. Insbesondere bei zu erwartender weiterer Progredienz und Erfolglosigkeit der konservativen Verfahren: Operation mit dem Ziel, die verkrümmte Wirbelsäule durch knöcherne Versteifung zu stabilisieren

Aufgabe 8 🕮

1. Hochlagerung nach Anordnung des Operateurs mittels Schaumstoffschiene; 2. Kühlung des Knies

!

mit speziellen Kühlelementen; 3. Frühmobilisation, Belastung des operierten Beines gemäß den Anordnungen des Operateurs. Oft darf der Patient am zweiten postoperativen Tag voll belasten (Arztanordnung); 4. Schulung des Patienten im Gebrauch den notwendigen Gehstützen, die er auch nach der Krankenhausentlassung bis zur Vollbelastung benutzen soll; 5. Bewegungsübungen des operierten Beines durch den Physiotherapeuten ab dem ersten postoperativen Tag

Kapitel 27

Aufgabe 1 🕮

10, 3, 5, 2, 7, 1, 6, 8, 4, 13, 14, 15, 9, 12, 16, 11, 18, 17

Aufgabe 2

1. Leichte Abduktion und Außenrotation; 2. 30 – 45°-Beugung; 3. ca. 90°-Stellung; 4. Freie Lagerung (Kissen oder Gelmanschette); 5. ca. 40 – 60 cm; 6. 10 – 15 %

Aufgabe 3 🕮

Hochlagerung des betroffenen Beins mittels Schaumstoffschiene; ggf. Überwachung der Redon-Drainage; Kühlung des betroffenen Knies mittels Eisbeutel oder spezieller Kühlelemente; Beobachtung: Durchblutung, Motorik und Sensibilität des betroffenen Beins; Verabreichung der verordneten Arzneimittel (Analgesie); In der Regel Mobilisation mit Vollbelastung am ersten postoperativen Tag

Aufgabe 4

Keimbesiedlung; unzureichende Ruhigstellung; Nekrosen; Wundtaschen; Hämatome; Fremdkörper in der Wunde; Spannung der Wundränder; schlechte Durchblutung; Stoffwechselstörungen, z.B. Diabetes mellitus; Vitaminmangel; schwere Allgemeinerkrankungen; bestimmte Medikamente

Aufgabe 5 🕮

Def.: Verrenkung; Pathologische Verschiebung zweier durch ein Gelenk verbundener Knochen mit vollständigem Kontaktverlust der gelenkbildenden Knochenenden, meist mit Verletzung des Kapsel-Band-Apparates einhergehend.

2 a, 1 b, 1 c, 2 d, 2 e, 1 f, 2 g

Aufgabe 6 e

es ist eine absolute Immobilisation des Verletzten anzustreben

Aufgabe 7 🕮

1. Ggf. Benutzung eines Spezialbettes; 2. Das gesamte Bett schräg stellen („schiefe Ebene"); 3. Gerade; 4. Immer zu Zweit/„en bloc" drehen; 5. Isometrische Spannungsübungen; Aktive Bewegungsübungen in Rükken- und Bauchlage; Aufstehen mit gerader Wirbelsäule; Gehen mit Gehwagen

Aufgabe 8 c

Kapitel 28

Aufgabe 1

1. Protozoen; 2. Viren; 3. Bakterien; 4. Insekten; 5. Prionen; 6. Pilze

Aufgabe 2 🕮

2. Lagerung: in den Schleusen; möglich sind Kittel zum Einmalgebrauch oder zur Mehrfachverwendung; 3. Müssen Mund und Nase bedecken; werden vom Personal und von Besuchern zum Eigenschutz getragen; der Patient trägt diese bei unvermeidbaren Transporten; 4. Diese werden streng patientenbezogen eingesetzt und bleiben im Zimmer; die Krankenakte wird außerhalb des Zimmers aufbewahrt und auch zur Visite nicht mit hineingenommen; 5. Verpackung in speziell gekennzeichneten Textilsäcken verpackt; bei nasser Wäsche: zusätzlich mit einer Plastiktüte; 6. Bei möglicher Tröpfchen- oder Schmierinfektion wird das Geschirr zunächst in der Patienteneinheit desinfizierend abgewaschen

Separate Nasszelle/Steckbeckenspülgerät in der Patienteneinheit; Abwasser muss nicht desinfiziert werden (in der BRD: Vorhandensein von Kanalisation und Kläranlage); bei tuberkulösem Sputum: in Einwegbehältern zur Desinfektion oder Verbrennung geben.

Aufgabe 3

Korrekt sind die Aussagen 2 – 4.

1: Gleichmäßige Verteilung über 24 Stunden, z.B. 6, 14 und 22 Uhr; 5: Allergien sind verhältnismäßig häufig, daher: gezielte Hautbeobachtung

Aufgabe 4

Muli**t**resistente **S**taphylokokkus **A**ureus (Stämme) Auch die Singularform ist bei der Beantwortung korrekt.

Aufgabe 5 🕮

Patienten isolieren; Schutzkittel, Mund-Nasenschutz und Handschuhe bei Betreten des Zimmers anziehen; korrekte Händehygiene; Patientennahe Flächen täglich desinfizieren; Haut und Haare des Patienten zur Keimreduktion an drei aufeinander folgenden Tagen mit speziellen Präparaten waschen; Mund-Rachenpartien mehrmals täglich mit einem Schleimhautantiseptikum, Nasenvorhöfe mit Antibiotikasalbe behandeln; Gebrauchsgegenstände desinfizieren; Abstriche entnehmen; ggf. Umgebungsuntersuchungen durchführen

Aufgabe 6 3, 5

Aufgabe 7

Vitalzeichen; Bewusstsein; Temperatur; Flüssigkeitsbilanz; Allgemeinzustand; Hautbeschaffenheit; Ausscheidungen (Erbrochenes, Stuhl, Urin); Schmerzen

Aufgabe 8 d

⇒ der Patient ist bei vollem Bewusstsein und registriert seinen Zustand sowie alle Äußerungen, daher: auf den Patienten eingehen und stets informieren.

Aufgabe 9

1. Kein Waschen der befallenen Parteien, nur mit den verordneten Mitteln versorgen; 2. Wiederholung der Lokaltherapie am Abend lindert die Beschwerden; 3. Nur leichte, möglichst luftdurchlässige Verbände anlegen; 4. Der Patient sollte Bettruhe einhalten und sich möglichst schonen; 5. Schmerzen lassen sich medikamentös (Arztanordnung) oder durch Wärmezufuhr lindern; 6. Beim Waschen Handschuhe tragen, desinfizierende Waschzusätze verwenden; korrekte Händedesinfektion; 7. Allgemeine Krankenbeobachtung, je nach Ausprägung der Krankheit auch engmaschig; V.a. auf einen Befall motorischer Nerven (z.B. N. facialis) achten.

Aufgabe 10

1. Übertragbaren Erkrankungen soll vorgebeugt werden; 2. Infektionen sollen frühzeitig erkannt werden; 3. Die Weiterverbreitung von Infektionen soll verhindert werden.

Aufgabe 11

3, 4, 8

Kapitel 29

Aufgabe 1

1 c, 2 b, 3 d, 4 a

Aufgabe 2 🕮

Männliche Homo- oder Bisexuelle mit häufig wechselnden Partnern, insb., wenn sie Analverkehr ohne Kondom praktizieren; Drogenabhängige, wenn sie Injektionsbestecke gemeinsam benutzen; Patienten, die vor 1986 Blut(-produkte) erhalten haben; Prostituierte, die ohne Kondom arbeiten; Kinder infizierter Mütter; viele weitere Personen, die keiner speziellen Risikogruppe angehören.

Aufgabe 3

A) Human immunodeficiency virus = Humanes Immundefizienz-Virus;
B) Acquired immune deficiency syndrome = Erworbenes Immundefektsyndrom

Aufgabe 4 🕮

Tragen von Latexhandschuhen bei jedem Kontakt mit Körperflüssigkeiten; Vermeiden von Verletzungen mit gebrauchten Instrumenten, insb. Kanülen

Aufgabe 5

Unbedingt eine zuverlässig Methode der Empfängnisverhütung wählen, denn Zytostatika führen auch in kleinsten Mengen gehäuft zu Fehlbildungen.

Kapitel 30

Aufgabe 1 🕮

1. Keine handelsüblichen Mittel (sind oft schädlich); eher alkalifreie Waschlotionen (pH < 7) oder solche, die dem Säureschutzmantel der Haut entsprechen (pH ca. 5,7); 2. Keine luftundurchlässige synthetische Kleidung und auf Wolle verzichten, eher Baumwollprodukte tragen; 3. Hier entscheidet der Arzt; evtl. kann unter Auslassung der betroffenen Hautpartien geduscht werden; auch therapeutische Bäder mit Teer-, Öl- oder desinfizierenden Zusätzen werden häufig verordnet; 4. Diese wird diskret überwacht, v.a. bei Kindern; Bett- und Patientenwäsche stets sauber halten; evtl. mehrmals täglich Bettwäschewechsel

Aufgabe 2

Nach Absprache mit dem Arzt: Hautpflegemittel wie verordnet; nicht zu lange und zu warm baden, auf Rückfettung der Haut achten; kühle Raumtemperatur; leichte Bettdecke; Bauwollhandschuhe tragen lassen; keine harten Kleidungsstücke; keine ungeeigneten Seifen und Reinigungsmittel; keine Vorhaltungen nach „Kratzorgien“; evtl. Psychotherapie (bei psychogenem Pruritus)

Aufgabe 3 🕮

1 c, 2 b, 3 d, 4 e, 5 a

!

Aufgabe 4

3 ⇒ auch nach dem Auftragen des Präparates ist eine Krankenbeobachtung wichtig, eine Beurteilung ist aber nur möglich, wenn die Haut vor dem Auftragen beurteilt wird;
5 ⇒ Zügiges Arbeiten, denn eine bestehender Juckreiz nimmt meistens nach Abnahme eines Verbandes zu.

Aufgabe 5 🕮

1. Schwangerschaft; heißes Wetter; Sonneneinstrahlung; 2. Verletzungen; systemische Infektionen; Deutliche Gewichtszunahme; Kälte; Alkoholkonsum; Seelische Belastungen

Konsequenzen: Beratung des Patienten hinsichtlich förderlicher und schädlicher Faktoren; Versuchen, diese Faktoren abzustellen bzw. zu minimieren.

Aufgabe 6 c

Aufgabe 7

1 a, 2 b

Kapitel 31

Aufgabe 1

1. „Patienten mit Nierentumoren ..." ⇒ Dialyse ist bei diesen Patienten keine lebensrettende Maßnahme; 2. „Hypokalzämie" durch „Hyperkaliämie" ersetzen; 3. „Patienten unter Nierenersatztherapie ..." ⇒ streichen! Diese Patienten haben eine strenge Trinkmengenbeschränkung

Aufgabe 2

14 – 18 Ch
12 – 14 Ch
8 – 10 Ch

Ch = Charriere;
1 Ch = 1/3 mm

Aufgabe 3

4, 9, 11, 5, 7, 13, 1, 6, 2, 12, 3, 8, 10

Aufgabe 4

1, 3, 4, 5

Aufgabe 5

4 ist falsch
korrekt: unverzügliche Arztinfo; dieser spült den Katheter an

Aufgabe 6

1. richtig, richtig, richtig
2. richtig, falsch, falsch
3. richtig, richtig, richtig

Aufgabe 7 c

Aufgabe 8

Nierenfunktion; Entwicklung eines Nierenversagens verstehen; Einflussfaktoren, Symptome und Komplikationen kennen; Diagnostik und Selbstdiagnostik verstehen und ausführen können: Harnausscheidung, Körpergewicht, Ödeme, Blutdruck; Grundsätze der Therapie kennen: Dialyse, Transplantation; Mit Arzneimitteln und ihren Nebenwirkungen umgehen können; Mit mangelnder Belastbarkeit und Flüssigkeitsreduktion umgehen lernen; Auf Haut- und Mundpflege achten; Grundsätze der Diät berücksichtigen: eiweiß- und elektrolytkontrolliert, hochkalorisch, kohlenhydrat- und ballaststoffreich

Aufgabe 9

1 c, 2 e, 3 b, 4 d, 5 f, 6 a

Aufgabe 10 🕮

1. Vitalzeichen/Einstichstelle (Verband) kontrollieren; 2. 24 h Bettruhe, die ersten sechs Stunden in flacher Rückenlage (Entlastung des Nierenlagers); 3. 2 h Nahrungs- und Flüssigkeitskarenz, danach Patienten zum reichlichen Trinken (2 – 3 l/Tag) animieren; 4. größere körperliche Anstrengungen in den ersten 1 – 2 Wochen vermeiden

Aufgabe 11

1. Unterstützung b. d. Körperpflege; Thrombose-, Pneumonie-, Dekubitus- und Kontrakturenprophylaxe je nach Schweregrad der Erkrankung; 2. Engmaschige Kontrollen von RR, Puls, Gewicht und Temperatur. Genaue Beobachtung des Urins; 3. Abhängig vom Krankheitsbild: Reduktion von Kochsalz-, Flüssigkeits- und Eiweißzufuhr bei Hypertonie und/oder Ödemen;
4. Nach der Krankenhausentlassung zunächst nur leichte körperliche Tätigkeiten.

Aufgabe 12

Nr. 4 ist falsch ⇒ Maßnahme greift eher beim akuten Nierenversagen

Aufgabe 13

1. Legen eines Katheters zur Feststellung der Stunden-Urinmenge; Menge, Aussehen und spezifisches Gewicht des Urins feststellen; ZVD- und Gewichtskontrollen; 2. An den Flüssigkeitsverlust angepasst; Mundpflege mit häufigem Ausspülen; Lutschen von Eiswürfeln kann die Situation erleichtern; 3. Natrium- und Eiweißarm, kalorisch ausreichend; 4. Gesprächsbereitschaft signalisieren; beruhigendes Vorgehen; dem Patienten zur Seite stehen; 5. Entgegengesetzt dem Stadium der Oligurie/Anurie: reichlich trinken; 6. kräftig gesalzene, kaliumreiche Kost; bei Wiederkehr der Nierenfunktion: schrittweise die Eiweißzufuhr anheben

Aufgabe 14 🕮

Täglich RR-Kontrolle; 2 – 3 mal wöchentlich Gewichtskontrolle; ggf.

Flüssigkeitsbilanzierung; Maßnahmen zur Thromboseprophylaxe ergreifen (schnelle Ödemausschwemmung erhöht die Thrombosegefahr); Auf Exsikkosezeichen achten; ggf. dürfen die Patienten nur in Begleitung aufstehen; Mehrfache Blutzuckerkontrollen durchführen; Diuretika morgens verabreichen (Nachtruhe ermöglichen); Auf Zeichen einer Hypokaliämie achten (Muskelkrämpfe, Herzrhythmusstörungen, Obstipation); Puls- und EKG-Kontrollen (auf Anordnung) durchführen

Kapitel 32

Aufgabe 1

Materialien: Händedesinfektionsmittel; Zwei Paar Einmalhandschuhe; Abwurfbeutel; Einmalunterlage; Stecklaken; Messbecher mit Spülflüssigkeit (z.B. warmes Wasser oder Kamillenlösung); Einmalwaschlappen; Einmaltücher oder Handtuch; Frische Vorlagen; Einmalslips

Weitere Vorbereitungen: Patienteninformation; Fenster schließen; evtl. Zimmer vorwärmen; Sichtschutz (oder Mitpatientinnen aus dem Zimmer bitten); Schild an der Tür „Bitte nicht stören"

Aufgabe 2

Nur 1 und 4 sind sinnvoll; 2: Mobilisation i.d.R. am OP – Tag; 3: Je nach Verfassung und Wünschen der Patientin; 5: Ziel ist eine spontane Blasenentleerung

Aufgabe 3 🕮

1. Auf Wärme im Untersuchungsraum achten; Arbeitsplatz sauber?; Sichtschutz; ausreichend Einmalmaterial (Vorlagen, Slips) bereitstellen; 2. Alle sterilen Instrumente und Untersuchungsmaterialien bereitstellen; komplettes Spekulasortiment vorhanden?; elektrische Geräte checken (Sonographiegerät, Kolposkop); 3. Information über Art und Ablauf der Untersuchung; Zur Blasenentleerung auffordern; Hilfe auf den Untersuchungsstuhl; evtl. beruhigendes Einwirken während der Untersuchung; 4. Beim Absteigen vom Untersuchungsstuhl helfen; Tücher zum Abwischen von Gleitmittel anbieten; evtl. Hilfe beim Ankleiden; Aufräumen des Untersuchungsraumes; Reinigen der Geräte; Weiterleiten des Untersuchungsmaterials

Aufgabe 4

Def.: Röntgenkontrastdarstellung der Gebärmutterhöhle und der Eileiter.

Ind.: Wird im Rahmen der Sterilitätsdiagnostik durchgeführt.

Aufgabe 5 d

Aufgabe 6 🕮

Lymphödems; Abduktion; Nachblutungen; Kontrakturenprophylaxe; Pneumonie; Thromboseprophylaxe; Ringelblumensalbe; Johanniskrautöl

Aufgabe 7 🕮

Rücksichtnahme auf das seelische Befinden; Zeit für Gespräche nehmen; Trauer zulassen; Zeiten des Rückzuges gewähren; Überschießende Reaktionen der Patientinnen nicht persönlich nehmen; Verständnis aufbringen; evtl. Kontakt zu Gleichbetroffenen Patientinnen herstellen; Kontakt zu Selbsthilfegruppen anbieten; Kontakt zum Klinikseelsorger oder Psychologen (falls gewünscht) herstellen

Aufgabe 8

Weiterhin körperliche Schonung; schweres Heben und Tragen vermeiden; Leistungssport zunächst meiden; Beckenbodengymnastik weiter fortführen; nachstationäre Hilfen schon im Krankenhaus organisieren; Kontakt zu Mitbetroffenen/Selbsthilfegruppen schaffen

Aufgabe 9

Anzahl der ungewollten Schwangerschaften pro 100 Frauenjahre = Anzahl der Frauen die schwanger werden, wenn 100 Paare die Methode ein Jahr lang anwenden.

Aufgabe 10

1 c, 2 d, 3 a, 4 e, 5 b

Kapitel 33

Aufgabe 1 🕮

Für ausreichende Beleuchtung sorgen; Türrahmen farblich markieren; Zimmernummern plastisch hervorheben; Räumlichkeiten ausführlich vorstellen, abgehen und evtl. ertasten lassen; Tisch und Stühle ohne ausgestellte Beine bevorzugen; möglichst eine Flurseite frei lassen; auf durchgehende Griffe und Halteleisten achten; bewegliche Gegenstände feststellen; Inventar und persönliche Sachen am gewohnten Platz lassen; sicheres Schuhwerk anziehen (lassen); Patienten vor nassen Böden warnen; Bettklingel griffbereit anbringen und evtl. ertasten lassen

!

Aufgabe 2

1 – 3 sind richtig; 4 nur bedingt: besser, man fährt in eine Augenklinik

Aufgabe 3 📖

C O N J U N C T I V A

Aufgabe 4

Nach Gasfüllung des Glaskörperraumes: Bauch- oder Seitenlagerung des Patienten (bewirkt ein gutes Anlegen der Netzhaut an den Lösungsstellen); Übelkeit, Erbrechen, Verstopfung und Husten bekämpfen bzw. Vorbeugen, da diese zu einem erhöhten Augeninnendruck führen können; Schmerzen ernst nehmen (können Hinweis auf ein akutes Glaukom sein); Augenverband regelmäßig auf Nachblutungen und korrekten Sitz kontrollieren; weitgehende Ruhigstellung des Auges ist förderlich: Patienten dementsprechend informieren; kein Bücken (eher in die Hocke gehen); nicht am Auge reiben oder drücken; nicht zu viel lesen oder fernsehen

Aufgabe 5 c

Aufgabe 6

Ursachen und Komplikationen verstehen; Therapieansätze kennen; Symptome kennen und kontrollieren können (Kopfschmerzen, Sehverlust, Übelkeit, Tränenfluss); Augeninnendruck-Erhöhung meiden (Anstrengung, pressen, heben drücken); Umgang mit Augentropfen und -salben beherrschen; Wirkungen und Nebenwirkungen der Medikamente kennen; Notfallplan kennen; mit beeinträchtigter Sehschärfe zurechtkommen

Kapitel 34

Aufgabe 1

Sekretansammlungen, Schwellungen, Atmung, hilfreich, sicherheitsvermittelnd, angstabbauend, Schluckstörungen, Schmerzen, Aufbaukost, Getränke, Sprechstörungen, Schreibtafeln, Kommunikation

Aufgabe 2 📖

Tuben, Flaschen und Pipetten nur für jeweils einen Patienten benutzen und peinlich sauber halten; Kontaminationen des Präparates (und damit eine erneute Infektion des Patienten) unbedingt vermeiden; Lagerungshinweise und Verfalldatum genau beachten und einhalten; Tropfen sind nach dem Öffnen nur sehr begrenzt haltbar (Beipackzettel beachten); auf der Flasche das Anbruchdatum vermerken

Aufgabe 3 e

⇒ Aussage 3 wäre richtig, wenn statt „Laryngoskop" der Begriff „Otoskop" eingesetzt werden würde.

Aufgabe 4

1. „... auf die Stirn zu legen." (korrekt: in den Nacken); 2. „... Schmerzmittel, wie z.B. ASS ..." (korrekt: keine gerinnungshemmenden Analgetika verabreichen, Gefahr der Nachblutung)

Aufgabe 5 📖

Mobilisation: OP-Tag (abends): Sitzen am Bettrand; in Begleitung einer Pflegeperson zur Toilette gehen. Vorsicht bei Kreislaufproblemen oder bei einem Spontannystagmus.

Lagerung: richtet sich grundsätzlich nach der OP/Arztanordnung; i.d.R: Oberkörper ⇑; bei Operationen im Bereich Pharynx/Larynx: Kopf darf nicht abknicken (Unterstützung mit Kissen/Kopf anheben nur mit Unterstützung einer Hand im Nacken)

Aufgabe 6

Arm und Unterarm der operierten Seite in Rücken- und Seitenlagerung immer so lagern, dass Hand und Unterarm höher als der Ellbogen liegen (Unterstützung des Lymphabflusses); Ruckartige Kopfdreh- und Kopfnickbewegungen (z.B. beim Aufstehen) vermeiden; Eingeschränkte Beweglichkeit des Arms beachten: Unterstützung bei den ATL, v.a. bei „Sich waschen und kleiden"; Frühzeitige Krankengymnastik einleiten, um Kontrakturen der betroffenen Halsseite zu vermeiden. Neck dissection = Entfernung der Halslymphknoten bei bösartigen HNO-Tumoren

Aufgabe 7 📖

1. Patient in Rückenlage bringen und den Kopf zurücklegen lassen; nach Applikation der Tropfen soll der Patient noch 2 Minuten so liegen bleiben; 2. Wärmebehandlung, Ohrspülung und weitere fiebersenkende Maßnahmen; 3. V.a.: Temperatur und Allgemeinbefinden; Verschlechterung des Allgemeinbefindens ca. 2 – 3 Wochen nach einer Otitis media acuta sowie Druckschmerz hinter dem Ohr, Rötung und Abstehen der Ohrmuschel weisen auf eine Mastoiditis hin.

Aufgabe 8 📖

1. Halbsitzende oder seitliche Lagerung; keine ruckartigen Bewegungen; 2. Bei Lokalanästhesie und stabilen Kreislaufverhältnissen: sofortige Mobilisation; bei Intubationsnarkose: nach 4 – 6 Stunden erstes Aufstehen; mittelfristig: zunächst noch Anstrengungen meiden, die den Blutdruck erhöhen; auch Bücken etc. sollte noch vermieden werden; 3. Regelmäßige Inspektion der Mundhöhle auf Nachblutungen; Kälte von innen (kalte Getränke) und von außen (Eiskrawatte) wirken schmerzlindernd und mindern das Nachblutungsrisiko; 4. Post-OP: nach 4 – 6 Stunden kalten Tee anbieten; anschließend üblicher Kostaufbau (flüssig, breiig, fest); Vorsicht mit scharfen Gewürzen, Obst (Säure) und scharfkantigen Nahrungsmitteln; 5. Mundhygiene am 1. postoperativen Tag nur mit Wasser (kein Mundwasser, nicht gurgeln); ab dem 2. postoperativen Tag auch Zahncreme;
6. 30 Minuten vor den Mahlzeiten Analgesie wie verordnet; keine salizylathaltigen Arzneimittel (z.B. Aspirin®), da sie die Blutungsneigung erhöhen

Aufgabe 9

1. richtig, richtig, richtig
2. falsch, falsch, richtig
3. richtig, richtig, richtig

Aufgabe 10 📖

5, 9, 6, 2, 4, 7, 1, 10, 3

Kapitel 35

Aufgabe 1 📖

1. Sichere Kleidung, feste Schuhe; 2. Ausreichend Stützmöglichkeiten bieten (Haltegriffe, feste Tische); 3. Sichere Möbel mit abgerundeten Ecken, keine wackligen Möbelstücke; 4. Bewegliche Möbelstücke blockieren (Bett, Rollstuhl); 5. Auf genügend Platz zum Manövrieren achten; 6. Wahrnehmungsgestörte Patienten auf Gefahrenquellen aufmerksam machen;
7. Häufig gebrauchte Fähigkeiten eintrainieren

Aufgabe 2

1 b, 2 a

Aufgabe 3

Senkrecht:
1. Akalkulie; 3. Apraxie;
4. Agnosie; 6. Ataxie

Waagrecht:
2. Alexie; 5. Agraphie;
6. Aphasie

Aufgabe 4

Patienten nach seinem Befinden fragen; Vitalzeichen kontrollieren; Aufmerksame Beobachtung auf Kopfschmerzen, Sensibilitätsstörungen und Auffälligkeiten (ggf. Arzt informieren); Material entsorgen; Liquor rasch ins Labor transportieren; Patienten zu reichlichem Trinken animieren (ca. 1 l in den ersten 1 – 2 Stunden nach der Punktion)

Aufgabe 5

1. Fett und Haarsprayreste können die Registrierung behindern; 2. Eine Unterzuckerung kann das EEG beeinflussen. Ebenso aber auch Cola, Kaffee oder Tee; 3. Verschiedene Arzneimittel können das EEG beeinflussen. Evtl. müssen manche vom Arzt vorher abgesetzt werden; 4. Angst nehmen, Sicherheit bieten

Aufgabe 6 📖

Grundlage ist das Konzept der normalen Bewegung. Ziel ist es, dass der Patient eine normale Körperhaltung und möglichst viele physiologische Bewegungsabläufe wieder erlernt.

Aufgabe 7 📖

Lagerung auf der stärker betroffenen Seite; regelmäßiger Lagerungswechsel; Bewegung unter Integration beider Körperseiten; Neglectbehandlung; aktivierende Pflege

Aufgabe 8 C

Aufgabe 9

Arzt benachrichtigen; Patienten nicht alleine lassen; Sicherheit gewährleisten (Stühle und andere Gegenstände wegräumen); keine orale Flüssigkeitsgabe; Arzneimittel nach ärztlicher Anordnung verabreichen; Patienten nach dem Anfall in die stabile Seitenlage bringen; nach Erbrechen: Mund auswischen; ggf. Guedel-Tubus und Intubationsbesteck richten; Anfallstyp und -verlauf beobachten und anschließend dokumentieren.

Aufgabe 10

Serie von epileptischen Anfällen über mehr als 20 Minuten ohne zwischenzeitliche Erholung des Patienten; Letalität: 5 – 10 %

Aufgabe 11

1. Regelmäßige Durchführung der mit dem Physiotherapeuten einstudierten Übungen; v.a. bei Ataxie und Intentionstremor: technische Hilfen bereitstellen; 2. Bei Bettlägerigen: Bobath-Lagerung gegen die Spastik; 3. Ggf. Thrombose-, Kontrakturen- und Dekubitusprophylaxe bei Bettlägerigen; bei hohen Glukokortikoiddosen: Pneumonie- und Infektionsprophylaxe;

!

4. Blasen- und Darmtraining analog zum Vorgehen bei akuter Querschnittslähmung; eher intermittierend einmalkatheterisieren oder Anlage eines suprapubischen Dauerkatheters; reichlich zu trinken anbieten

Aufgabe 12 🕮
Zunehmende Kopfschmerzen; Sehstörungen; Hirnnervenstörungen: eingeschränkte Augenbeweglichkeit, Sehen von Doppelbildern; psychische Veränderungen (Antriebslosigkeit, Gedächtnisstörungen); Übelkeit; Nüchternerbrechen nach dem Aufstehen; Schluckauf; zerebrale Krampfanfälle

Aufgabe 13
I: Bewusstlosigkeit < 5 Min.; Amnesie; vegetative Störungen (Kopfschmerzen, Schwindel, Übelkeit, Erbrechen); vollständige Rückbildung aller Symptome innerhalb von 5 Tagen; II: Bewusstlosigkeit 5 – 30 Min.; nachweisbare leichte organische Hirnschäden; völlige funktionelle Rückbildung oder Defektheilung mit geringen bleibenden Störungen innerhalb von 30 Tagen; III: Bewusstlosigkeit > 30 Min.; Substanzschädigung des Gehirns, teils schwere neurologische Störungen, evtl. Störungen der Vitalfunktionen durch Hirnstammbeeinträchtigung, stets Defektheilung mit bleibenden Funktionsstörungen; IV: Lang anhaltende Bewusstlosigkeit, danach schwere neurologische Defekte mit dauerhafter Pflegebedürftigkeit des Patienten; oft apallisches Syndrom

Kapitel 36

Aufgabe 1 🕮
1. Der Patient soll sich selbst und seine Umgebung realistisch einschätzen können; 2. Der Patient soll Verantwortung für sein Leben übernehmen können; 3. Der Patient soll befähigt werden, unter möglichst normalen Bedingungen weiterzuleben

Aufgabe 2 C

Aufgabe 3
1. Keine Gespräche mit Angehörigen ohne Erlaubnis des Patienten führen; 2. Reine Befragungen ohne jede eigene Mitteilung über den Patienten müssen die seltene Ausnahme bleiben; 3. Keine Auskünfte über Patienten am, Telefon erteilen

Aufgabe 4 🕮
1. Nichtwissen von Datum, Tag, Monat, Jahr, Jahreszeit; 2. Nichtwissen des Ortes, an dem man sich aufhält (z.B. Stadt, Krankenhaus, Büro); 3. Nichtwissen der Situation, in der man sich befindet (z.B. Patient im Krankenhaus); 4. Nichtwissen, wer man ist (z.B. Name, Vorname, Geburtsdatum)

Aufgabe 5 🕮
1 c, 2 a, 3 d, 4 b

Aufgabe 6 🕮
Droge (Anhängigkeitspotential und Wirkungen der Droge); Persönlichkeit (bisherige Persönlichkeitsentwicklung, genetische Faktoren); auslösende Faktoren (Lebenskrisen, Verlust von Angehörigen, Arbeitslosigkeit); Verfügbarkeit der Drogen (Supermarkt, medizinisches Versorgungssystem, illegaler Erwerb); soziales Umfeld (Familie, Gesellschaft, Arbeit, Freunde und Bekannte)

Aufgabe 7
Unbeherrschbares Verlangen eines Menschen, sich eine bestimmte Substanz immer wieder zuzuführen oder eine bestimmte Tätigkeit immer wieder auszuführen, obwohl er sich selbst oder anderen dadurch schadet.

Aufgabe 8
Engmaschige Überwachung (inkl. aller Vitalzeichen, Bewusstseinszustand etc.); Arztinfo; bei höherem Fieber: Fiebersenkende Maßnahmen; Mineralwasser oder Tee nach Belieben (Patient muss trinken können); Patienten zur Toilette begleiten (Sturzgefahr); ggf. Fixierung vorbereiten, um eine Infusionstherapie einzuleiten; Selbstverletzungen verhindern (evtl. Sitzwache)

Aufgabe 9 🕮
Antriebssteigerung durch Arzneimittel bei weiter bestehender depressiver Verstimmung; plötzliche, unerklärliche Ruhe und Freude („präsuizidale Aufhellung"); Testament schreiben; Sachen verschenken; Arzneimittel sammeln; heftige Schuldvorwürfe oder Schuldwahn; Aussagen über Sinnlosigkeit des Lebens; über Suizid reden , besonders bei Angabe konkreter Vorstellungen und Pläne; Bericht über drängende Impulse, sich umzubringen; Angabe von Stimmen, die den Suizid empfehlen

Kapitel 37

Aufgabe 1 e

Aufgabe 2 c

Aufgabe 3
länger; Muskelrelaxans; Atemstillstand; Vitalfunktionen; abgeklungen

Aufgabe 4 e

Aufgabe 5
vor; alle; Verfallsdatum; Notfall; großer; Patienten

Aufgabe 6 c

Aufgabe 7 c

Aufgabe 8
3 a, 2 b, 4 c, 6 d, 5 e, 1 f

Aufgabe 9
1 g, 2 i, 3 h, 4 e, 5 a, 6 b, 7 d, 8 f, 9 c, 10 j

Aufgabe 10
Intubation; Laryngoskops; Stimmbänder; Tubus; fehlendes; Komponenten; Atmung

Aufgabe 11 a

Aufgabe 12
1. Herzfunktion; 2. Blutdruck; 3. Atmung; 4. Urinausscheidung; 5. Drainagen; 6. Bewusstsein

Lösungswort: AUFWACHRAUM

Kapitel 38

Aufgabe 1
spezielle Überwachung des Patienten; lückenlose Beobachtung des Kranken; sichere Bedienung der Geräte; Assistenz bei der Diagnostik; Hilfe bei der Reanimation; Unterstützung bei den ATL

Aufgabe 2
1 f, 2 e, 3 b, 4 j, 5 h, 6 c, 7 i, 8 a, 9 g, 10 d

Aufgabe 3
5, 6, 7, 1, 3, 8, 4, 2

Aufgabe 4
A 4 b, B 3 a, C 5 d, D 1 e, E 2 c

Aufgabe 5
Patienten beruhigen und hinlegen; Beine hochlagern; Sauerstoffgabe; Blutungen stillen; Zugänge legen; Katecholamine verabreichen; bei Bedarf Schmerzmedikamente und Sedativa; Infusionstherapie

Aufgabe 6
1. Blut geht vermehrt in die Beine (Schwerkraft) und versackt teilweise, die zirkulierende Menge verringert sich und das Herz wird somit entlastet;
2. Ausgleich des Defizits, das z.B. durch Bradykardie entstanden ist; 3. Verringerung der zirkulierenden Blutmenge (s. 1);
4. s. 3 + 1; 5. s. 3 + 1;
6. Unterstützung der Pumpleistung des Herzens

Aufgabe 7
1 + 3 + 4

Aufgabe 8
gewogen; entfernt; rasiert; Prognose; Abstrich; Urinausscheidung; Infusionstherapie; Wärmeverlust; Inhalationstrauma

Aufgabe 9
Transplantation – hochgelagert – bewegt – rosa – Blasen – abgetupft

Aufgabe 10
Vergiftung mit Säuren oder Laugen; vorausgegangene Magen-OP; Ösophagusvarizen; V.a. Ösophagus- oder Magenperforation; Blutungen aus dem Magen-Darm-Trakt; ausgeprägte Herzinsuffizienz

Aufgabe 11
1. Apparate; 2. Diurese; 3. Prophylaxen; 4. Blutgerinnung; 5. Relaxierung; 6. Nierenfunktion; 7. Medikamente; 8. Katecholamine; 9. Psyche; 10. Atmung; 11. Beatmung; 12. Trauma; 13. Katheter; 14. Monitoring; 15. Herzfrequenz; 16. Temperatur; 17. Koma; 18. Lagerung

Didaktische Anmerkungen zu einzelnen Aufgaben

Aufgabe 1.1 Auch andere Definitionen von Pflege sind richtig (PH, Kap. 1.1). Eine weitere Möglichkeit ist die Beschreibung der Faktoren des Metaparadigmas der Pflege *(Person, Umwelt, Gesundheit und Pflege).*

Aufgabe 1.4 Bei dieser Aufgabe bietet sich im unterrichtlichen Geschehen auch ein längeres „Forschungsprojekt" an. Dieses kann gemeinsam geplant und dann arbeitsteilig bearbeitet werden (siehe auch das Bsp. „passierte Kost" (PH, S. 14). Ggf. kann bei entsprechender Begründung auch vom vorgegebenen Ablauf abgewichen werden, wenn z.B. nach der Interpretation eine neue Zielformulierung notwendig wird.

Aufgabe 2.1 Diese Aufgabe eignet sich besonders direkt zu Beginn der Ausbildung. Für die SchülerInnen kann die Aufgabe auch umgestellt werden, etwa in der Form: *Wie sollte das „ideal organisierte Krankenhaus" Ihrer Meinung nach aufgebaut/strukturiert sein?*

Aufgabe 2.3 Im Unterricht sollten auch andere mögliche Einteilungen der Pflegemodelle und Pflegetheorien thematisiert werden.

Aufgabe 2.5 Bei Schülern im 3. Ausbildungsjahr kann auch versucht werden, einen eigenen Pflegestandard zu entwickeln (nach entsprechender Durcharbeitung der Thematik im Unterricht).

Aufgabe 3.1 Alle Einflussfaktoren des Kapitels 3.1.2 PH sind korrekt. Auch eigene Erfahrungen von Krankenhausaufenthalten können geschildert und eingetragen werden.

Aufgabe 3.3 Diese Thematik eignet sich besonders gut für Rollenspiele, die pflegerische Alltagssituationen aufgreifen.

Aufgabe 3.5 Methodisch können im Unterricht die Elemente des szenischen Spiels, wie etwa das „Standbild", sehr gut eingesetzt werden. (vgl. auch „Erfahrungsbezogener Unterricht" von Ingo Scheller).

Aufgabe 4.2 Durch die Diskussion wird eine intensive Auseinandersetzung mit dem Thema ermöglicht. Eine weitere Variante dieser Aufgabe sieht so aus: die gesuchten Personengruppen werden als Hilfe durch entsprechende Symbole/Grafiken dargestellt und müssen beschriftet werden.

Aufgabe 6.3 Bei der Bearbeitung dieses Themas im Unterricht empfiehlt sich auch stets eine Besichtigung der zentralen Sterilisationseinheit eines Krankenhauses.

Aufgabe 7.1 Erläuterung: PH Kap. 7 (S. 136); ganzheitliche Sichtweise bedeutet in diesem Zusammenhang, dass eine ATL niemals für sich allein, sondern immer im Kontext mit anderen ATL betrachtet werden muss.

Aufgabe 7.2 Es sind auch viele weitere, aus persönlicher Erfahrung geprägte Antworten möglich.
Hier können die Elemente der Pflege und die der Entwicklungspsychologie sinnvoll kombiniert werden – im Idealfall immer mit direkten Beispielen aus dem pflegerischen Alltag.

Aufgabe 7.3 Hier findet man nur die wichtigsten Parameter, die sich an den ATL orientieren. Auch weitere Antworten sind möglich.

Aufgabe 7.8 Die praktischen Maßnahmen eignen sich wieder hervorragend für einen erfahrungsbezogenen Unterrichtsansatz. Hier können die Schüler erst einmal an sich selbst und gegenseitig die Wirkung ausprobieren. Positiver Nebeneffekt: Empathieförderung.

Aufgabe 7.10 Die in der Praxis am häufigsten benutzten Gefäße können und sollten im Rahmen einer Partnerarbeit aufgesucht werden.

Aufgabe 7.11 Die angegebenen Normalwerte sind als Richtwerte zu betrachten. Kleinere Abweichungen (bis etwa 5 Schläge/Min.) sollten als korrekte Lösung auch anerkannt werden.

Aufgabe 7.13 Bei einer aufwändigeren Projektarbeit würde sich die eigenständige Entwicklung einer Thrombosegefahreinschätzungsskala anbieten. Als Vorbild können hier die bekannten Skalen zur Einschätzung des Dekubitus- und Pneumonierisikos dienen.

Aufgabe 7.14 Die meisten dieser „Bausteine" können wieder ideal im Unterricht an sich selbst oder am Partner ausprobiert werden.

Aufgabe 7.17 Im Unterricht kann auch eine Checkliste erstellt werden, die dann auf Ihre Validität hin in der Praxis mit einem entsprechenden Praxisauftrag überprüft wird.

Aufgabe 7.19 Die Erstellung eines Grundrisses kann auch in die gesamte „bautechnische" Thematik eingebettet werden (Krankenzimmer, Patientenbett, Pflegestation). In arbeitsteiligen Gruppen kann so ein „Idealkrankenhaus" geschaffen werden.

Aufgabe 7.21 Auch hier sind nur die wichtigsten Störungen/Einschränkungen aufgeführt. Im Unterricht und während der Themenbearbeitung können durchaus mehr Folgeerscheinungen gefunden werden, die auch richtig sein können.

Aufgabe 7.23 Diese drei Faktoren können im erfahrungsorientierten Unterricht in vielfältiger Art- und Weise simuliert werden.

Aufgabe 7.25 Auch hier können wieder viele weitere Antworten richtig sein.
Im Unterricht könnte analog zu den Einschätzungsskalen im Bereich Dekubitus und Pneumonie eine eigene Skala zur Einschätzung des Kontrakturenrisikos erstellt werden.

Aufgabe 7.26 Hier werden nur die wichtigsten Ziele des Kinästhetikkonzeptes aufgeführt. Bei der Erarbeitung der sechs kinästhetischen Konzepte werden dann auch weitere Einzelziele deutlich.
Alle Unterrichte im Bereich Kinästhetik sollten unbedingt mit zahlreichen Übungen gestaltet werden. Diese Übungen werden zunächst an sich selbst und später an einem gesunden Partner „ausprobiert". Erst dann sollte der Transfer in die pflegerische Praxis erfolgen (unter ständiger Begleitung und Anleitung).

Aufgabe 7.28 Hier bietet es sich wieder an, die Übungen selbst auszuprobieren. Es empfiehlt sich auch eine enge Kooperation (evtl. Team-teaching) mit Mitarbeitern aus dem Bereich der Physiotherapie.

Aufgabe 7.31 Die angegebenen Werte sind statistisch ermittelte Durchschnittswerte. Kleinere Abweichungen sind durchaus möglich, die Gesamttendenz im Vergleich sollte aber erhalten bleiben.

Aufgabe 7.35 Hier ist die einfachste Durchführungsmethode beschrieben. Auch andere Varianten eines Wadenwickels sind möglich (im Rahmen von alternativen und komplementären Pflegemethoden wird z.B. häufig mit Zwischentüchern gearbeitet). Klinik- und schulübliche Nuancierungen beachten!
Im Unterricht sollte den Schülern auf jeden Fall die Möglichkeit gegeben werden, einen Wadenwickel anzulegen (Empathieförderung durch Selbsterfahrung).

Aufgabe 7.38 Im fächerübergreifenden oder fächerintegrativen Unterricht können an dieser Stelle auch die möglichen verursachenden Krankheiten inkl. pflegerischer und medizinischer Interventionsmöglichkeiten thematisiert werden.

Aufgabe 7.39 Methodisch können diese beiden Varianten im Unterricht als Rollenspiel dargestellt werden, um die Unterschiede, sowie die Vor- und Nachteile herauszuarbeiten.

Aufgabe 7.41 Diese schwierige Thematik sollte idealer weise in einem psychologisch reflektierten Rahmen „unterrichtet" werden. Auch müssen unbedingt konkrete Fallbeispiele aus dem Pflegealltag und aus dem persönlichen Erfahrungsbereich herangezogen werden.

Aufgabe 8.1 Hier sind nur die wichtigsten Kategorien aus der Abb. 8. PH als Lösung angegeben. Natürlich sind auch alle weiteren Faktoren, so wie sie ab Kap. 8.1 PH detailliert beschrieben werden, korrekt.

Aufgabe 8.4 Hier bietet sich wieder eine fächerintegrative bzw. fächerübergreifende Bearbeitung der Inhalte an. Das gilt für den gesamten Bereich der allgemeinen Krankheitslehre.

Aufgabe 9.1 Anhand dieser Aufgabenstellung (die im übrigen nicht wörtlich beantwortet werden muss) können die berufspolitischen Aspekte sehr gut aufgearbeitet und/oder wiederholt werden. Was macht Pflege aus? Wo gibt es Eigenständigkeiten? Wie sollte eine kreative und effektive Teamarbeit aussehen?

Aufgabe 9.2 Hier sind nur die wichtigsten Grundregeln genannt. Je nach Untersuchungsart können aber noch eine Menge mehr Spezialregelungen in Frage kommen. Diese können im Unterricht anhand eines konkreten Beispiels thematisiert werden.
Auch ein Besuch im Zentrallabor einer Klinik bietet sich in diesem Zusammenhang an. So werden den Auszubildenden die verschiedenen Verfahren plastisch vor Augen geführt.

Aufgabe 9.4 Der Begriff „Spiegelung" wird hier synonym mit dem fachlich korrekten Ausdruck „endoskopische Untersuchung der ..." verwendet.
Die beschriebenen Vorgehensweisen sind in der Pflegepraxis in dieser Art und Weise häufig anzutreffen. Davon abweichend können immer auch klinikspezifische Vor- und Nachbereitungsmaßnahmen üblich sein.

Aufgabe 10.1 Im Pharmakologie- und auch im Pflegeunterricht sollte dieser Kreislauf detaillierter und anhand von konkreten Beispielen besprochen werden.

Aufgabe 10.4 Hier sind nur einige wichtige Beispiele aufgeführt. Vielleicht finden sich im Unterricht mehr davon. Optimal wäre dann eine Aufarbeitung mit entsprechenden pflegerischen „Gegenmaßnahmen"/Strategien. Im Idealfall wird diese Unterrichtseinheit in enger Kooperation mit dem zuständigen Ernährungsberater/Diätassistenten durchgeführt.

📖 **Aufgabe 10.5** Die pflegerisch relevanten Injektionsorte müssen natürlich intensiver besprochen werden, v.a. hinsichtlich möglicher Komplikationen.

📖 **Aufgabe 10.6** Diese Inhalte müssen immer praktisch in der Schule eingeübt werden. Hier sollte nicht nur eine Methode favorisiert werden, vielmehr gilt es, alle Varianten vorzustellen. Das Aufsuchen der Injektionsorte eignet sich immer für einen handlungsorientierten Unterricht.

📖 **Aufgabe 10.8** Neben den fachlichen Inhalten kann diese Aufgabe dazu genutzt werden, die berufspolitischen und rechtlichen Aspekte einer venösen Blutentnahme durch das Pflegepersonal zu thematisieren. An diesem Beispiel lassen sich Aspekte der Professionalisierung und der eigenen Berufsidentifikation hervorragend ableiten.

📖 **Aufgabe 10.11** Das medizinische Rechnen sollte im Unterricht anhand zahlreicher Beispiele (durchaus auch in Klausurform) eingeübt werden. Die Bedeutung von Fehlberechnungen und Fehldosierungen muss dabei unbedingt verdeutlicht werden.

📖 **Aufgabe 10.13** Hier sind die in der Pflege gebräuchlisten Anwendungsbeispiele aufgeführt. Je nach individueller Situation können auch Abweichungen davon möglich sein.
Im Unterricht sollten alle Lagerungsvarianten eingeübt werden (im Idealfall auch mit Verknüpfung der *Kinästhetik*).
Für die Praxis bietet sich hier ein „Praxisauftrag" an, in dem die Vorbereitung, Durchführung und Nachbereitung einer speziellen Lagerungsvariante (je nach Einsatzgebiet der/des Auszubildenden) thematisiert und auch evaluiert wird.

📖 **Aufgabe 10.16** Alle Inhalte zum Thema „Aromatherapie" lassen sich im Unterricht hervorragend in einem erfahrungsorientierten Ansatz erarbeiten. Neben der gezielten Anwendung von ätherischen Ölen kann auch ein ganzer „Duft- und Spürgarten" aufgebaut werden, in dem die Schülerinnen und Schüler mit allen Sinnen Erfahrungen sammeln können (immer mit ausgeschaltetem visuellen Sinn ⇒ Augen verbinden). Dadurch wird ein hohes Maß an echter Empathiefähigkeit gefördert.

📖 **Aufgabe 11.2** Tipp für den Unterricht: Probieren Sie einmal aus, einen prall aufgeblasenen Luftballon mit Rasierschaum einzuseifen und anschließend mit den kliniküblichen Einmalrasierern zu rasieren.

📖 **Aufgabe 11.3** Hier sind nur die wichtigsten und gebräuchlichsten Vorbereitungsmaßnahmen aufgeführt. Die speziellen Maßnahmen richten sich immer nach der Operationsart und dem individuellen Pflegebedarf des Patienten, sowie nach klinikinternen Standards.

📖 **Aufgabe 11.4** Ausführliche Begründungszusammenhänge sind in der Tab. 11.59 PH (S. 439) zu finden.

📖 **Aufgabe 11.5** Wie bei allen Handlungsketten muss natürlich die Information des Patienten vor der eigentlichen Pflegemaßnahme erfolgen.

📖 **Aufgabe 11.6** Auch die hygienisch korrekte Reihenfolge beim Verbandwechsel kann in diesem Zusammenhang thematisiert werden (welche Wunden zuerst? Welche zuletzt?).
Die grundsätzliche Vorgehensweise eines Verbandwechsels sollte im handlungsorientierten Unterricht ebenfalls eingeübt werden.

📖 **Aufgabe 12.3** Hier sind nur die wichtigsten Tipps aufgeführt. Es gibt sicherlich noch zahlreiche mehr.

Im Unterricht „Ernährungslehre“ lässt sich das vergleichend – analytische Verfahren ideal demonstrieren, wenn man gemeinsam mit den Schülerinnen und Schülern ein Frühstück veranstaltet, bei dem sowohl „ganz gesunde“ als auch „ganz ungesunde“ Anteile mitgebracht werden. Diese müssen (nach dem Frühstück) natürlich differenziert betrachtet werden.
Ein Beratungsgespräch kann auch als Rollenspiel gestaltet und später dann als Praxisauftrag mit den „echten“ Schwangeren eingeübt werden (natürlich nur nach entsprechender Anleitung und Begleitung).

Aufgabe 12.7 In der Grafik ist nur für die wichtigsten Parameter Platz gelassen worden. Trotzdem kann im Unterricht auch eine Checkliste für ein Übergabegespräch erstellt werden. Diese Checkliste sollte dann auch im echten Praxiseinsatz auf Validität hin überprüft werden (nach Absprache mit den zuständigen Abteilungen/Mentoren ausprobieren).

Aufgabe 12.9 Diese Empfehlungen beziehen sich in erster Linie auf einen komplikationslosen Verlauf von Geburt und Wochenbett im Rahmen eines stationären Krankenhausaufenthaltes.
Bei auftretenden körperlichen und/oder psychischen Krankheitszeichen von Mutter und/oder Kind kann sich der Ablauf und damit auch der Beratungsbedarf grundlegend verändern. Das gilt ebenso für die (teil-) ambulante Entbindung, die mittlerweile in vielen Kliniken angeboten wird.

Aufgabe 12.10 Hier können wieder die alternativen und komplementären Pflegemethoden exemplarisch thematisiert werden. Das Thema „Wickel und Auflagen“ sollte aber in einer besonderen Unterrichtseinheit behandelt und eingeübt werden.

Aufgabe 13.4 Anhand derartig (leichter) Aufgabenstellungen können die Inhalte des Unterrichtes „Sprache und Schrifttum“ aufgegriffen und wiederholt oder auch vertieft werden.

Aufgabe 13.7 Hier können sowohl sehr konkrete Tipps, als auch grundsätzliche Strategien eingetragen werden. Die verschiedenen Abstraktionsebenen müssen dann im Unterricht differenziert betrachtet werden.
Das exemplarische Prinzip kann so für einen Transfer genutzt werden, z.B. für den Bereich der „Arzneimittelgabe in der Geriatrie/Psychiatrie“.

Aufgabe 14.2 Die angegebenen Lösungen sind nur als Vorschläge zu betrachten. Es können viele weitere richtige Maßnahmen genannt werden. Schülerinnen und Schüler höheren Semesters können auch eine umfassende Pflegeplanung schreiben.

Aufgabe 14.3 Derartige Themen bieten immer eine gute Möglichkeit zum Erfahrungsaustausch. Viele Schülerinnen und Schüler haben positive und weniger positive Umgangsformen in der Praxis kennen gelernt. Diese Erfahrungen sollten genutzt werden, um durch die „Ressource Schüler“ als Bindeglied zwischen Theorie und Praxis echte Verbesserungen für den Stationsalltag zu erreichen (Achtung: Schüler nicht zu „Wasserträgern“ der Schule missbrauchen!).

Aufgabe 14.4 Transfer der gefunden Lösung auf ein anderes Krankheitsbild wird gefördert.

Aufgabe 15.1 Weiterführende Frage: Wie arbeiten die verschiedenen Wissenschaftszweige und Berufsgruppen in Ihrer Klinik bezüglich der Begleitung Sterbender zusammen? Welche Berufs- und Personengruppen sind beteiligt?

Welche Erfahrungen haben Sie selbst schon mit Sterbenden gemacht (im beruflichen und/oder im privaten Bereich)?

Aufgabe 15.3 Die weiterführenden Fragen sollten in Ruhe (am besten in ganztägiger Seminarform) vertieft werden. Dabei sollen alle Meinungen zugelassen werden, sie müssen aber in einen Begründungszusammenhang gestellt werden. Später muss dann auch der Berufsauftrag einer professionellen Pflegekraft thematisiert werden.

Aufgabe 15.4 Hier sind wieder nur die wichtigsten Symptome aufgeführt – es können natürlich auch weitere genannt werden, die ebenfalls korrekt sein können.
Die Pflegestrategien werden in Kurzform auch in Kap. 15.4.2 PH angesprochen.
Eine weitere Möglichkeit der Auseinandersetzung mit dem Thema ist das Erstellen eines Pflegestandards (Kap. 2.7.4 PH), der dann auf die individuellen Bedürfnisse des Patienten abgestimmt werden muss.

Aufgabe 16.1 Die Aufforderung, erfahrungsbezogen über eigene Schmerzen/Schmerzpatienten zu diskutieren, kann dazu anregen, sich in die Rolle eines Patienten hineinzuversetzen (Empathie als Schlüsselqualifikation zur Förderung der Human- und Sozialkompetenz).

Aufgabe 16.2 Alle Kreuzworträtsel können auch dazu dienen, selbst einmal solche zu erstellen. Probieren Sie es aus – es ist gar nicht schwer.
Auch für eine Gruppenarbeit (z.B. am Ende einer Unterrichtsreihe) eignet sich ein KWR. Die schnellste Gruppe kann dann auch belohnt werden.

Aufgabe 16.4 Eine genauere Ausdifferenzierung findet sich in Kap. 16.3.1 PH. Ergänzend kann auch mit den Schülerinnen und Schülern ein Schmerzprotokoll erstellt werden. Dieses kann auf Validität in der Praxis überprüft werden („reales Lernen" fördert die Motivation);
Positiv ist auch immer das Team-Teaching bei diesem Thema in Kooperation mit Mitarbeitern aus der Schmerzambulanz/Schmerzklinik (an größeren Kliniken durchaus ein fester Bestandteil).

Aufgabe 16.7 Alle Techniken sollten im Unterricht in Partnerarbeit erprobt und eingeübt werden. Nach entsprechender fachlicher Anleitung wird so die Empathiefähigkeit der Schülerinnen und Schüler gefördert.
Auch im Zusammenhang mit ganz anderen (teilweise auch sehr theoretischen) Unterrichtsthemen können einzelne Elemente zur Entspannung immer wieder einen positiven Effekt hervorrufen.

Aufgabe 17.4 Die hier angegebenen Zahlen sind Richtwerte. Zieht man andere Quellen zu Rate, können auch leichte Abweichungen der Zahlen angegeben werden.

Aufgabe 18.1 Eine eindeutige Lösungsvorgabe macht hier wenig Sinn, da man das spezielle Krankheitsbild und die individuelle Situation des Patienten nicht kennt. Dennoch können grundsätzliche Pflegestrategien abgeleitet werden, die dann im Einzelfall für den Patienten individuell gestaltet werden müssen.
Für die in der Kardiologie eingesetzten Schülerinnen und Schüler kann ein solcher „Pflegeplan" genutzt und in der Praxis überprüft werden.

Aufgabe 18.6 Auch hier gibt es keine starren Lösungsvorgaben, die angebotenen Lösungen sind aus Kap. 18.6 PH entnommen.

Aufgabe 19.2 Anhand eines konkreten Fallbeispieles (am besten eines „realen" Patienten aus der Praxis) können diese Inhalte in einen individuellen Pflegeplan eingebaut werden. Dieser Pflegeplan sollte dann auch mit dem Patienten besprochen und umgesetzt werden (⇒ „reales Lernen" fördert die Motivation und bezieht die Pflegepraxis mit ein).

Aufgabe 19.5 Auch hier sind wieder die wichtigsten potenziellen Komplikationen genannt. Im Einzelfall sind auch weitere Spätschäden nicht ausgeschlossen.
Je nach Ausbildungsstand sollten auch die Symptome der aufgeführten Komplikationen sollten genannt werden können, damit die korrekten Sofortmaßnahmen eingeleitet werden können.
Die pathophysiologischen Zusammenhänge der genannten Komplikationen werden auf S. 682 PH ebenfalls kurz genannt, sollten aber im Rahmen der „Krankheitslehre Innere Medizin" eingehender behandelt werden.

Aufgabe 19.6 In diesem Zusammenhang bietet es sich an, das Thema der Fachsprache und der internationalen Entwicklung auf dem Pflegemarkt zu thematisieren.
Immer mehr Fachhochschulen und Volkshochschulen bieten mittlerweile Kurse in „Nursing English" an.

Aufgabe 20.4 Auch hier sind viele Lösungen richtig. Die vorgegebenen Lösungen beziehen sich auf das Kap. 20.2.3 PH

Aufgabe 20.7 Hier sollte im Unterricht erfahrungsbezogen vorgegangen werden. Was lösen derartige Gerüche auch beim Pflegenden aus? Im Unterricht „Scham und Ekel" unbedingt aufarbeiten.

Aufgabe 21.1 Hier sind nur die wichtigsten Pflegebereiche aufgeführt. Je nach Erkrankung und/oder individueller Situation des Patienten kommen auch viele weitere Problembereiche in Frage.

Aufgabe 21.2 Im Unterricht kann nach Absprache mit den Schülerinnen und Schülern gegenseitig das Legen einer Magensonde geübt werden. Achtung: diese Art des erfahrungsbezogenen Unterrichtes fördert zwar ein hohes Maß an Empathie, sollte aber immer auf absolut freiwilliger Basis erfolgen.

Aufgabe 21.6 Die Vernetzung der pflegerischen Inhalte mit denen der Krankheitslehre (Pathophysiologie) fördert einen fächerübergreifenden bis fächerintegrativen Unterricht.

Aufgabe 21.8 Trotz der immer mehr automatisierten und logistisch perfektionierten krankenhausinternen Zusammenarbeit mit dem Labor, sollte das Grundverständnis für die Untersuchungsmethoden gefördert werden.

Aufgabe 21.9 Die meisten Parameter passen auch in den Bereich der allgemeinen perioperativen Pflege. Dennoch ist diese Aufgabe an dieser Stelle sinnvoll, da das Arbeitsbuch ja nicht stets von vorne bis hinten kontinuierlich durchgearbeitet wird.

Aufgabe 21.10 Wie in Aufgabe 21.9 sind hier postoperative Pflegemaßnahmen nach derartig speziellen Operationen angesprochen. Da derartige Patienten i.d.R. auf einer Intensivstation überwacht werden, können auch die Inhalte der Intensivpflege hier thematisiert werden.
Die in der Lösung angegebenen Zeitpunkte (z.B. beim Ziehen der Drainagen) sind als Richtwerte zu betrachten und können je nach Klinik und Arztanordnung auch variieren.

🕮 **Aufgabe 21.13** Die Aufgaben 21.12 und 21.13 sind wieder typische „Lernfragen", fördern aber dennoch beim Schüler die Fähigkeit, Aufgabenstellung und mögliche Antwortkombinationen genau durchzulesen und zu erfassen. Trotz des umstrittenen pädagogischen Nutzens müssen derartige Aufgabenstellungen gerade in der Phase vor dem schriftlichen Examen eingeübt werden.

🕮 **Aufgabe 21.14** Hier kann wieder ein umfassender postoperativer Pflegeplan/Pflegestandard erstellt werden, der dann im Praxistransfer auf seine Validität hin geprüft werden sollte (reales Lernen fördert beim Lernenden die Motivation).

🕮 **Aufgabe 22.4** Auch hier gibt es wieder nicht die absolut einzig richtige Lösung; häufig sind Alternativen möglich.

🕮 **Aufgabe 22.5** Aus salutogenetischer Sicht, bzw. aus Sicht der Prävention sollten hier pflegerisch typische Beratungsbereiche thematisiert werden. Leitfragen dazu:
Wie kann ein solches Beratungsgespräch mit einem Patienten ablaufen? Welche Inhalte sollten angesprochen werden? Wer sollte daran beteiligt werden? Was kann das Ziel eines solchen Gespräches sein.

🕮 **Aufgabe 22.9** Auch an dieser Stelle können die Inhalte des Faches „Terminologie/ Sprache und Schrifttum" gut wiederholt und vertieft werden. Nicht zuletzt deshalb, weil gerade die in der Aufgabe angesprochenen Fachbegriffe häufig falsch oder unsauber vermischt benutzt werden.

🕮 **Aufgabe 23.1** Vor jeder Unterrichtseinheit der Pflege bei bestimmten Erkrankungen macht es Sinn, die anatomisch-physiologischen Zusammenhänge zu wiederholen bzw. zu erarbeiten. Idealerweise werden die Inhalte fächerübergreifend oder sogar fächerintegrativ unterrichtet.

🕮 **Aufgabe 23.2** Auch die postoperativen Pflegemaßnahmen nach einer Schilddrüsenoperation sollten in diesem Zusammenhang besprochen werden (Kap. 22.4.3 PH); Evtl. kann auch wieder ein postoperativer Pflegeplan/ Pflegestandard erstellt werden.

🕮 **Aufgabe 23.3** Auch hier sollte der Beratungsaspekt der Patienten und Ihrer Angehörigen im Vordergrund stehen. Die Inhalte der Gesundheitsberatung werden gerade in unserem Gesundheitssystem (Verlagerung in den ambulanten Sektor) immer mehr zunehmen. Im Rollenspiel kann ein solches Beratungsgespräch eingeübt werden.

🕮 **Aufgabe 23.4** Hier sind nur die manuell wichtigsten Aspekte aufgeführt. Natürlich sind Inhalte wie z.B. Patienteninformation, hygienische Händedesinfektion, Hautdesinfektion, sowie die Vor- und Nachsorge des Arbeitsplatzes auch hier obligatorischer Bestandteil der Pflegehandlung.

🕮 **Aufgabe 23.5** Hier sind nur die wichtigsten Bereiche aufgeführt, es können aber auch weitere Antworten „richtig" sein, die aus dem persönlichen Erfahrungsbereich der Schülerinnen und Schüler stammen.

🕮 **Aufgabe 24.1** Alle Inhalte des Kapitels 24 können und sollten im Rahmen eines (mehrtägigen) Seminars aufgearbeitet und frei thematisiert werden. Dabei ist die Auseinandersetzung mit dem eigenen Tod ein wichtiger Bestandteil. Für eine Unterrichtsunterstützung eignet sich oft die Zusammenarbeit mit Psychologen, Supervisoren und auch Seelsorgern.

🕮 **Aufgabe 24.3** Alle Lösungsangaben sind standardisierte Vorgaben, so wie sie in vielen Kliniken üblich sind. Es sind aber auch andere Vorgehensweisen möglich, die klinikintern bedingt sind.

🕮 **Aufgabe 24.7** Die Technik der manuellen Lymphdrainage kann im Teamteaching mit einem Physiotherapeuten erarbeitet und unterrichtet werden. Der handlungs- und erfahrungsbezogene Unterrichtsansatz beinhaltet dabei ein gegenseitiges Einüben in Gruppen- bzw. Partnerarbeit.

🕮 **Aufgabe 25.5** Gerade die Aspekte der Ernährung können individuell stark variieren. Besonders bedeutsam sind hier die Gewohnheiten und Erfahrungswerte der Patienten. In Zusammenarbeit mit Oecotrophologen lässt sich aber oft eine Beschwerdelinderung erreichen.

🕮 **Aufgabe 25.7** Auch alle allgemeinen Beobachtungsparameter sind hier korrekt, allerdings deuten gerade unklare Fieberschübe zusammen mit Gelenkbeschwerden und/oder Hautveränderungen auf einen SLE hin.

🕮 **Aufgabe 26.1** Ein korrekter Umgang mit der medizinischen Terminologie ist Voraussetzung für viele pflegerische Tätigkeiten, z.B. für eine genaue Dokumentation. In dieser Aufgabe wird das exemplarisch an den anatomisch – physiologischen Inhalten durchgeführt.

🕮 **Aufgabe 26.4** Die genauen Inhalte zum Thema „Darmstimulation nach abdominellen Eingriffen“ können in PH, Kap. 11.4.5 wiederholt werden.

🕮 **Aufgabe 26.5** In Absprache mit der chirurgischen Ambulanz oder Poliklinik lässt sich oft ein Unterricht vereinbaren, der es den Schülerinnen und Schülern erlaubt, auch einmal selbständig einen Gipsverband anzulegen.

🕮 **Aufgabe 26.8** Alle allgemeinen postoperativen Pflegemaßnahmen, insbesondere der Bereich der postoperativen Krankenbeobachtung, gehören auch in die Beantwortung dieser Frage.

🕮 **Aufgabe 27.1** Wenn entsprechende Begründungen genannt werden, kann bei einzelnen Punkten auch von dieser kleinschrittigen Handlungskette abgewichen werden.

🕮 **Aufgabe 27.3** Auch die allgemeinen postoperativen Pflegemaßnahmen können hier eingetragen werden und korrekt sein. Vielleicht lässt sich im Klassenverband ein spezieller Pflegeplan für diese Patientengruppe zusammenstellen; auch die Erarbeitung und Entwicklung eines Pflegestandards ist sinnvoll.

🕮 **Aufgabe 27.5** Die pflegerischen (Erst-)Maßnahmen bei einem Patienten mit einer Luxation sollten unbedingt in diesem Zusammenhang thematisiert werden.

🕮 **Aufgabe 27.7** Auch hier sind wieder alternative Antworten möglich. Wichtig ist jeweils, ob und wie die jeweilige Pflegemaßnahme begründet wird.

🕮 **Aufgabe 28.2** Auch hier sind wieder alternative Antworten möglich, wenn die jeweilige Pflegemaßnahme begründet wird.
Inhalte der Krankenhaus- und Individualhygiene kommen hier zum Tragen, aber auch der Bereich der Abfallentsorgung wird hier mit thematisiert.
In diesem Zusammenhang kann die „ökologische Kompetenz“ der Schülerinnen und Schüler gefördert werden.

📖 **Aufgabe 28.5** Die in der Lösung angegebenen Medikamente sind nur auf Arztanordnung hin zu verabreichen; das gilt ebenfalls für Abstriche, die in vielen Kliniken angeordnet werden müssen.

📖 **Aufgabe 29.2** Beim gesamten Unterricht mit dem Thema AIDS und HIV zeigen sich die örtlichen Drogenberatungsstellen immer sehr kooperativ und sind oft gegen einen geringen Betrag zu einer präventiven Unterrichtsgestaltung bereit. Ideal auch im Teamteaching durchführbar.

📖 **Aufgabe 29.4** Wichtig: Bei normalen alltäglichen Kontakten, wie z.B. Händeschütteln, besteht keine Ansteckungsgefahr.

📖 **Aufgabe 30.1** Wenn in diesem Zusammenhang ein konkretes Fallbeispiel bearbeitet wird, lässt sich ein individueller Pflegeplan anhand aller ATL erstellen; Oft ist es möglich, von in der Dermatologie eingesetzten Schülerinnen und Schülern eine „reale Patientenbeschreibung" zu erhalten (Daten natürlich anonymisiert) ⇒ reales Lernen fördert und steigert die Motivation.

📖 **Aufgabe 30.3** Wenngleich die Diagnose einer Krankheit ärztliches Metier ist, sollten doch die Differenzierungen bei diesen wichtigen Infektionskrankheiten auch beim Pflegepersonal bekannt sein.

📖 **Aufgabe 30.5** Die Interdisziplinarität wird auf diese Art und Weise gefördert. Der Beratungsaspekt nimmt in vielen Handlungsfeldern der Pflege an Bedeutung zu, nicht zuletzt wegen der neuen Aufgaben und Chancen der Pflegenden auch durch die aktuelle Gesetzgebung („ambulant vor stationär").

📖 **Aufgabe 31.10** Auch hier sind wieder viele alternative Lösungen möglich, die sich z.B. auf die allgemeine postoperative Pflege beziehen können.

📖 **Aufgabe 31.14** Hier ist wieder eine Auswahl der wichtigsten Beobachtungskriterien als Lösung vorgegeben.

📖 **Aufgabe 32.3** Viele der hier genannten Maßnahmen gehören auch in den ärztlichen Aufgabenbereich, jedoch sollten die Abläufe in Funktions- und Operationsabteilungen Hand in Hand gehen.

📖 **Aufgabe 32.6** Die in dieser Aufgabe erforderlichen Begriffe sind zwar allesamt wichtige pflegerische Bestandteile, jedoch sollten gerade die psychischen Belastungen der Patientinnen im Unterricht thematisiert werden. Das kann in Form von realen Fallbeispielen und später auch im Rollenspiel thematisiert werden (Thema: Beratungsgespräch einer Pflegenden mit einer Patienten nach einer Brustamputation).

📖 **Aufgabe 32.7** Die „ultimativ-richtige" Antwort gibt es in dieser Aufgabe nicht. Vielmehr sollten gemeinsam Beratungsansätze erarbeitet werden.
Hier kann wieder auf den beruflichen oder auch privaten Erfahrungsbereich der Schülerinnen und Schüler gesetzt werden: Häufig haben sie schon mit derartigen Patientinnen und ihren psychischen Bedürfnissen zu tun gehabt.

📖 **Aufgabe 33.1** Alle praxisbezogenen Unterrichte in diesem Zusammenhang eignen sich wieder hervorragend für einen erfahrungsorientierten Unterrichtsansatz: Augen verbinden und einfache ATL verrichten lassen (alternativ: Chemie-Schutzbrille mit Kreme einstreichen ⇒ suggeriert ein eingeschränktes Gesichts- und Blickfeld). Dabei sollen die Schülerinnen und Schüler genau auf ihre Empfindungen achten und diese später in Gruppen oder im Plenum diskutieren.

Aufgabe 33.3 Diese Applikationsform kann ideal im Unterricht nachgestellt werden (etwa mit NaCl oder mit künstlicher Tränenflüssigkeit). Dabei muss natürlich wieder auf das freiwillige Vorgehen und absolute Hygiene geachtet werden.

Aufgabe 34.2 Die Applikationsart von Medikamenten kann mit „ungefährliche" aber hygienisch einwandfreien Präparaten im erfahrungsbezogenen Unterricht eingeübt werden.

Aufgabe 34.5 Hier sind wieder zahlreiche andere Antworten möglich, die z.B. aus der allgemeinen postoperativen Pflege stammen könnten;

Aufgabe 34.7 Auch eine Ohrspülung kann im Unterricht (in Absprache mit dem HNO-Dozenten) demonstriert werden; evtl. sind auch gegenseitige Übungen (unter Aufsicht) möglich, hier aber wieder auf die absolute Freiwilligkeit achten.

Aufgabe 34.8 In dieser Aufgabe gelten wieder alle allgemeinen postoperativen Pflegemaßnahmen, die ebenfalls genannt werden können.

Aufgabe 34.10 Bei entsprechender Begründung kann auch von dieser Schrittfolge abgewichen werden. Auch die verwendeten Medikamentennamen sind nur als exemplarisch zu betrachten und können, je nach klinkinternen Standards, stark variieren.

Aufgabe 35.1 Hier kann eine neurologische Erkrankung im Rahmen der Selbsterfahrung nachgestellt werden: Probieren Sie mit geschienten oder ruhiggestellten Extremitäten diverse ATL aus. Tauschen Sie dann Ihre Erfahrungen im Klassenverband aus.
In der Lösungsvorgabe sind wieder die gängigsten Maßnahmen aufgeführt, wobei viele weitere auch richtig sein können.

Aufgabe 35.6 Das Bobath-Konzept kann nur im gemeinsamen Unterricht mit entsprechend ausgebildeten Trainern (evtl. auch aus dem Bereich der Physiotherapie) erlernt werden. Die ständige Anwendung in der Praxis durch das gesamte therapeutische Team ist hier eine Grundvoraussetzung.

Aufgabe 35.7 Eine ausführlicher Beschreibung und Erläuterung findet sich in Kap. 35.5.6 PH; hier sind die wichtigsten Maßnahmen in Kurzform beschrieben.

Aufgabe 35.12 Die entsprechenden pflegerischen Maßnahmen beim Auftreten derartiger Symptome sollten im Unterricht thematisiert werden.

Aufgabe 36.1 Die Antworten in dieser Aufgabe können wegen der freien Frageformulierung auch anders ausfallen, aber trotzdem richtig sein.

Aufgabe 36.4 Auch die in Tab. 36.18 PH (S. 1379) beschriebenen Erscheinungsformen sind als Lösung korrekt.

Aufgabe 36.5 Diese Zuordnung gilt immer nur für die jeweils aktuelle Krankheitsphase, da im Laufe einer schizophrenen Erkrankung die verschiedensten Symptombilder auftreten können. Außerdem sind die Übergänge zwischen den verschiedenen Formen oft fließend.

Aufgabe 36.6 Hier sind die in erster Linie in Frage kommenden Faktoren aufgezählt, ohne dabei eine Rangfolge vorzugeben. Auch weitere, von den Schülerinnen und Schülern genannte Faktoren können dabei richtig sein.

Aufgabe 36.9 Falls es trotz aller Maßnahmen zu einem Patientensuizid kommen sollte, muss ein multiprofessionelles Team (inkl. Supervision) diesen im Pflegeteam aufarbeiten.